中国传统手法治疗骨折图鉴

主 编 程 延

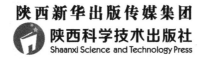

陕西新华出版传媒集团

陕西科学技术出版社

Shaanxi Science and Technology Press

图书在版编目（CIP）数据

中国传统手法治疗骨折图鉴/程延主编. —西安：陕
西科学技术出版社，2018.12

ISBN 978 - 7 - 5369 - 7423 - 4

Ⅰ.①中… Ⅱ.①程… Ⅲ.①骨折—中医治疗法—
图解 Ⅳ.①R274.1 - 64

中国版本图书馆 CIP 数据核字（2018）第 261263 号

中国传统手法治疗骨折图鉴

程 延 主编

责任编辑	孙雨来
封面设计	曾 珂

出 版 者　陕西新华出版传媒集团　陕西科学技术出版社
　　　　　西安市曲江新区登高路 1388 号陕西新华出版传媒产业大厦 B 座
　　　　　电话（029）81205187　传真（029）81205155　邮编 710061
　　　　　http://www.snstp.com

发 行 者　陕西新华出版传媒集团　陕西科学技术出版社
　　　　　电话（029）81205180　81206809

印　　刷	北京虎彩文化传播有限公司
规　　格	889mm×1194mm　16 开本
印　　张	20
字　　数	462 千字
版　　次	2018 年 12 月第 1 版
	2018 年 12 月第 1 次印刷
书　　号	ISBN 978 - 7 - 5369 - 7423 - 4
定　　价	238.00 元

《中国传统手法治疗骨折图鉴》

编 委 会

主　编　程　延
副主编　张丽心　田子军　褚晨宇
编　委　（按姓氏笔画为序）
　　　　王柏平　田子军　张丽心
　　　　赵晓芸　胡卫涛　崔小荣
　　　　程　延　褚晨宇　魏　兵

序　言

中医药学是中华民族优秀的科学和文化瑰宝，是我国各族人民在长期生产生活和同疾病作斗争中逐步形成并不断丰富发展的医学科学，经数千年积淀、总结和理论与实践的升华，具有完整的、独特的理论和技术方法体系。中医治疗骨与关节损伤疾病历史悠久，经过历代医家不懈的理论探索、临床实践和创新，发展成中医药学中重要的一个分支——中医骨伤科，现已形成了一套独具中医特色的理论体系和治疗方法。中医学及中医骨伤科为中华民族的繁衍和发展、人们的健康作出了巨大贡献。

手法治疗是指医师运用指、掌、腕、臂等或辅以器械在患者体表及损伤部位进行的各种相对规范的动作技巧操作，以达到治病、疗伤、强身、复康的目的。是中医骨伤科独具特色的治疗方式，无论是骨折、脱位或是筋伤，对大部分骨伤科疾病均可使用，方法简便、疗程短、痛苦小，起效迅速而安全，并且医疗费用低和肢体功能恢复好，集中体现了中医药的优势，千百年来深受广大人民群众的信赖和欢迎。

手法治疗是在闭合条件下进行的：第一，它最大限度地减少了对人体造成的二次损伤；第二，手法操作技术存在一定的难度，尤其对骨折、脱位的治疗，如古人所述"知其体相，识其部位，一旦临证，机触于外，巧生于内，手随心转，法从手出"。所以要求术者更要"自心其情，法之所施，使患者不知其苦"（清·吴谦《医宗金鉴·正骨心法要旨》），即要求医者需具备较高的操作技术、熟练的操作技巧和慈悯的人文情怀；第三，由于社会、经济的进步，人们劳动生活方式、观念的改变，骨伤科疾病谱、手法治疗适应证均随之变化，特别是现在高能量暴力导致的粉碎、复杂骨折与关节损伤伴神经、血管的损伤等，手法不一定适合。因此，手法治疗时选择符合的适应证是保证手法疗效、发挥手法特色和优势的前提。

为使手法治疗这一中医特色更好地得到普及与提高，作者不自量力编撰此书，力求简洁明了，采用图谱的形式，冀能为广大读者提供一本简单、规范、实用的手法治疗读本。本书编著者均为从事中医、中西医骨伤科临床工作多年的一线医生，积累了丰富的骨伤科疾病手法治疗经验，本书是编著者手法治疗骨伤科疾病的临床经验总结，同时也参考了骨伤科治疗的相关资料。在编写过程中，根据临床经验和体会，我们选取了手法治疗疗效可靠、可操作性较高的骨伤科病种，删减了不适合手法治疗、效果不确定的疾病，旨在为从事中医骨伤科疾病手法治疗的临床医师提供参考，尤其对基层医疗机构的中医骨伤科医师，希望能帮助他们解决日常工作中遇到的问题，并由此总结适合自己的手法治疗技巧和适应证。

由于编写时间仓促和编著者自身经验、能力有限，本书中内容错误、纰漏和疏漏不可避免，衷心希望同行专家、广大临床医师、读者给予批评、指正。

编者

2018 年 6 月

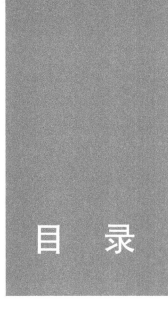

目 录

上 篇

下 篇

附　篇

▶上 篇

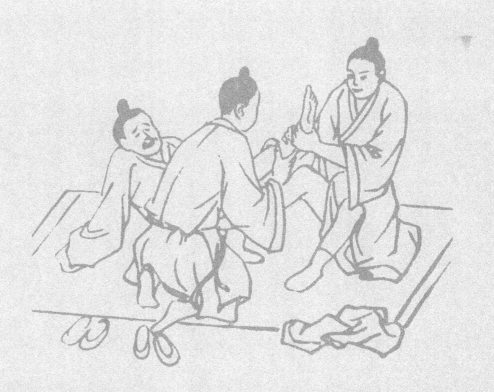

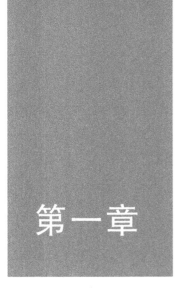

第一章

中医骨伤科及骨伤科手法

第一节　中医骨伤科及骨伤科手法简史

中医骨伤科是一门防治骨与关节及其周围筋肉损伤与疾病的学科，古属"疡医"范畴，又称"接骨""正体""正骨""伤科""正骨科"等，从起源、发展，至今已有数千年。中医骨伤科历史悠久，源远流长，是中华各族人民长期与损伤及筋骨疾患作斗争中、在生活与生产实践中积累的经验总结，具有丰富的学术内容和卓著的医疗成就，是中医学一个重要组成部分，为我国人民的健康事业作出了巨大的贡献，对中华民族的繁衍昌盛和世界医学的发展产生了深远的影响。中医骨伤科也是一门独立的理论与实践性很强的学科，其中不少治疗方法是世界最早的发明创造，代表了当时世界的先进水平。

中医骨科学在各个时期的发展：

远古至原始氏族社会时期　人类一出现，为了生存，就不可避免地需要"拼命"去寻找、猎取食物，随着意识的发展，学会了劳动。在漫长的无论是本能的猎取食物还是劳动中，四肢作为活动与劳动的使用器官，受到损伤不可避免。中华民族是世界上最古老、最有创造性的民族之一。170万年前，"元谋猿人"就在我国西南地区的土地上生活、劳动和发展着；60多万年前，"北京猿人"已能制造粗糙的石器和原始骨器工具，人们在其居住的山洞里发现了很厚的灰烬与用火烧过的兽骨，说明他们已学会了用火；20万年前，"河套人"时期石器有了很大进步，并发明了人工取火。古人们用火取暖和烤炙食物，在与火相处中发现热物贴身可以缓解或解除某些伤痛，由此可能产生了原始的"热熨"疗法；在与自然灾害及飞禽猛兽斗争中经常造成创伤，古人发现在伤处抚摸、按压可以减轻症状，经过长期摸索、实践，形成了一些简易的"理伤按摩"手法；对伤口施以某些树叶、草茎及矿石粉等，逐渐发现具有止血、止痛、消肿、排脓、生肌、敛疮等作用，这些可能是外治法的起源。

至旧石器时代晚期和新石器时代，古人已经能够制作一些较精细的工具，如砭刀、骨针、石镰等。《山海经·东山经》记载："高氏之山，其上多玉，其下多箴石。"后世郭璞注解时认为，箴石"可以为砭针治痈肿者"。旧石器晚期（约1.8万年前）的"山顶洞人"遗址中发现有骨针、骨锥和其他骨制尖状器具。仰韶文化时期（约公元前5000—前3000

年）已有石镰——外形似近代的镰刀，可以砭刺、切割。《史记·扁鹊仓公列传》记载："上古之时，医有俞跗，治病不以汤液醴酒，镵撬石、挢引、案扤毒熨，一拨见病之应，因五脏之输，乃割皮解肌、诀脉、结筋。"说明新石器时代近似外科手术的器械——砭镰已产生，并出现了外伤科名医俞跗。

夏商时期　夏代的生产工具主要是石器，用以治病的是石针、骨针。龙山文化遗址发现了很多陶制的酒器。《战国策·魏二》曰："帝女令仪狄作酒而美，进之禹。"说明夏代已有人工酿酒。酒可通血脉、行药势，并止痛、消毒，对治疗创伤很有意义。商代冶炼技术有很大发展，不仅有刀、针、斧、锛、矢等青铜器，现今且还发现了炼铜遗址和铜范。青铜器的广泛使用，使医疗工具也有了改进和提高，砭石逐渐被金属刀针代替。据《韩非子》记载，古人"以刀刺骨"。相传商初伊尹发明"汤液"，《甲乙经·序》曰："伊尹……撰用神农本草以为汤液。"考古发现藁城台西商代遗址有30多种药用种仁，其中有活血化瘀的桃仁。《神农本草经》曰："桃仁主瘀。"由上可知，商代已应用活血药内服治疗跌打损伤。商代后期，从甲骨卜辞和器物铭文中发现记载的疾病有几十种，其中骨伤科的即有"疾手、疾肘、疾胫、疾止、疾骨"等。

西周、春秋战国时期　我国的农业社会已较繁盛，政治、经济、科技、文化有了新发展，有了医政的设制和医疗的分科。《周礼·天官·冢宰》记载："医师掌医之政令，聚毒药以共（供）医事"，医生分为"食医""疾医""疡医"和"兽医"。其中疡医"掌肿疡、溃疡、金疡、折疡之祝药、劀杀之齐。凡疗疡，以五毒攻之，以五气养之，以五药疗之，以五味节之"。疡医就是外伤科医师。周代疡医已能运用"祝""劀""杀"等疗法治疗外伤疾病。《礼记·月令孟秋》载："命理瞻伤、察创、视折、审断，决狱讼必端平。"蔡邕注："皮曰伤，肉曰创，骨曰折，骨肉皆绝曰断。"说明当时已把损伤分成4种不同类型，同时采用"瞻""察""视""审"4种诊断方法。这既是法医学起源的记述，又是中医骨伤科诊断水平的标志。《周礼·卷九》把医生分为食医、疾医、疡医和兽医4类，这是我国乃至世界医学最早的医学分科，其中"疡医"即属于医学骨科范畴，是中医骨伤科发展史上新的标志。

马王堆汉墓的医学帛书有《足臂十一脉灸经》《阴阳十一脉灸经》《阴阳脉死候》《五十二病方》和《帛画导引图》等，据考证认为系属战国时代的文献，为现存较早的医学著作，保存了当时诊治骨折、创伤及骨病的丰富经验，包括手术、练功及方药等。《足臂十一脉灸经》记载了"折骨绝筋"（即闭合性骨折）；《阴阳脉死候》记载了"折骨裂肤"（即开放性骨折）；《五十二病方》载有52种病，共103个病名，涉及内、外、伤、妇、儿、五官诸科。其中有"诸伤""胻伤""骨疽""骨瘤"等骨伤科病症，同时还描述了"伤痉"的临床表现，这是对创伤后严重并发症——破伤风的最早记载。《五十二病方》记载了金伤、刀伤、外伤出血等多种外伤疾病，以及止痛、止血、洗涤伤口、防止创伤瘢痕的治法与方药，其中水银膏治疗外伤感染，是世界上应用水银于外伤科的最早记载。《帛画导引图》还绘有导引练功图谱与治疗骨伤科疾患的文字注释。这个时期，"诸子蜂起，百家争鸣"，政治、经济、文化显著发展，也推动了医学进步。在临证医学发展的基础上，从医药临床实践提高到理论方面的总结，完成了祖国医学经典著作《内经》《难经》和《神农本草经》。《黄帝内经》是我国最早的一部医学典籍，较全面、系统地阐述了人体解剖、生理、病因、病机、诊断、治疗等基础理论，奠定了中医理论体系。《内经》中已有系统的人体解剖学知识，如《灵枢·骨度》对人体头颅、躯干、四肢各部骨骼的长短、大小、广狭标记出测量的尺寸，同时通过尸体解剖获取这方面知识，如《灵枢·经水》曰："若夫八尺之士，皮肉在此，外可度量切循而得之，其死可解剖而视之。"《内经》对人体的骨、脉、筋、肉及气血的生理功能都有精辟的论述，如《灵枢·经脉》曰："骨为干，脉为营，筋为刚，肉为墙。"《灵枢·邪客》曰："营气者，泌其津液，注之于脉，化以为血，以荣四末，内注五脏六腑。"人体外部皮肉筋骨与体内五脏六腑关系密切，《内经》阐发的肝主筋、肾主骨、肺主皮毛、脾主肌肉、心主血脉及气伤痛、形伤肿等基础理论，一直指导着骨伤科的临床实践。《内经》还阐述骨病的病因病机，《灵枢·刺节真邪》曰："热胜其寒，则烂肉腐肌为脓，内伤骨，内伤骨为骨蚀……有所结，深中骨，气因于骨，骨与气并，日以益大，则为骨疽。"《素问·痹论》曰："风寒湿三气杂至，合而为痹也。"《素问·痿论》还将痿证分为痿躄、脉痿、筋痿、肉痿、骨痿5痿分别加以论述。《素问》指出"气伤形、形伤肿、肝主筋、肾主骨、脾主四肢肌肉"等重要理论，至今还指导着中医骨伤科的理论研究和临床实践。此外，《吕氏春秋·季春纪》认为："流水不腐，户枢不蠹，动也；形气亦然，形不动则精不流，精不流则气郁。"主张用练功疗法治疗足部"痿躄"，为后世骨伤科动静结合理论奠定了基础。

汉代 骨伤科临床医学得到发展。西汉初期，名医淳于意留下的"诊籍"记录了两例完整骨伤科病案：一则是坠马致伤，一则是举重致伤。西汉中期《居延汉简》的"折伤部"记载了骨折创伤的治疗医案。外伤科名医华佗既能用方药、针灸治病，又能用外伤科手术疗伤，临床经验极为丰富。他首创"麻沸散"，在无痛条件下进行死骨剔除术、剖腹术等。他还创立了"五禽戏"，倡导科学功能锻炼，对世界医药学的发展和现代医疗体育作出了重大贡献。东汉末年，张机著的《伤寒杂病论》，是我国最早的临床医学巨著。他在《内经》《难经》的理论基础上，以六经论伤寒，以脏腑论杂病，总结了汉代以前的医学成就。根据临床经验，创立了理、法、方、药结合的辨证论治方法，并记载了牵臂法人工呼吸、胸外心脏按压等复苏术。

晋代 葛洪著《肘后救卒方》记载了颞下颌关节脱位口内整复方法："令人两手牵其颐已，暂推之，急出大指，或咋伤也。"这是世界上最早的颞颌关节脱位整复方法，直到现在还普遍沿用。葛洪还倡导用竹板局部外固定治疗骨折，操作要领是："裹折伤处，以竹片夹裹之，令遍病人，急缚勿令转动。"（《外台秘要·肘后疗腕折》辑引《肘后救卒方》）书中还首先记载用竹片夹板固定骨折："疗腕折、四肢骨破碎及筋伤蹉跌方：烂捣生地黄熬之，以裹折伤处，以竹片夹裹之。令遍病上，急缚，勿令转动。"他论述了开放性创口早期处理的重要性，对腹部创伤肠断裂采用桑白皮线进行肠缝合术；还记载了烧灼止血法，并首创以口对口吹气法抢救猝死病人的复苏术。

南北朝时期 龚庆宣著《刘涓子鬼遗方》，是我国现存最早的外伤科专著。它较详尽地论述了金疮和痈疽的诊治，对创口感染、骨关节化脓性疾病采用外消、内托、排脓、生肌、灭瘢等治法；运用虫类活血药治疗金疮；提出骨肿瘤的诊断和预后；记述了"阴疽"（似髋关节结核）、"筋疽"（似脊柱结核）的证候。并收载了34首治疗伤科疾患的方剂。

隋代　隋代按摩术盛行。巢元方著《诸病源候论》，为我国第一部病理学专著。其中，"金疮病诸候"精辟论述了金疮化脓感染的病因病理，提出清创疗法四要点：清创要早，要彻底，要正确地分层缝合，要正确包扎，为后世清创手术奠定了理论基础，在治疗开放性骨折、清除异物、结扎血管止血、分层缝合等方面的论述，都达到了很高的水平。"中风候"和"金创中风痉候"对破伤风的症状描写得非常详细，提出它是创伤后的并发症。"金疮伤筋断骨候""金疮筋急相引痛不得屈伸候""腕折破骨伤筋候"等论述了"伤筋"的证候、治疗方法及其预后，指出筋断"可连续"。"箭镞金刃入肉及骨不出候""金疮久不瘥候"对创口不愈合的病因病理有较深刻的认识，强调了去碎骨和清除异物的重要性。"附骨疽候"指出成人的髋关节、膝关节与儿童的脊椎、膝关节是附骨疽的好发部位。此书"金疮伤筋断骨候"中记载了神经麻痹、循环障碍和功能障碍的症状，指出受伤后立即清创缝合，才能达到良好愈合的基本理论。

唐代　著名医药学家孙思邈著《备急千金要方》，继承前代医药各家经验并加以创新。对于骨伤科疾病，他提倡首先当复苏、止痛，用大麻根叶止痛、热土熨等物理疗法。重危创伤用烧烙法处理伤口，用蒲黄、阿胶、当归、大黄、侧柏、生地等服用以治内伤出血。用补血和活血化瘀法治跌伤昏厥症。推广小夹板局部固定骨折和按摩复位法。创用葱管导尿法。用瞿麦丸内服治疗箭镞入骨肉不出，从而免除了手术之苦。孙思邈还将疔疮归纳分类为13种，要求及早诊治，并广泛采用单验方。记载了颞颌关节脱位整复后应采用蜡疗和热敷，以助关节功能的恢复。他还采用热敷和热熨治疗损伤瘀肿。王焘著《外台秘要》主张用毡做湿热敷，以减少损伤肢节的疼痛。蔺道人著《仙授理伤续断秘方》是我国现存最早的一部骨伤科专著，分述骨折、脱位、内伤3大类证型；总结了一套诊疗骨折、脱位的手法，如相度损处、拔伸、用力收入骨、捺正等；它介绍了骨折治疗的"复位、固定、功能锻炼和药物治疗"的原则以及一些整骨手法，如揣摸、捻捺、拔伸、搏、捺、转动等。强调复位前要先用手摸伤处，以识别骨折移位情况，采用拔伸、捺正等方法复位，复位后将软垫加在肢体上，然后用适合肢体外形的杉树皮夹板固定，固定后的肢体要进行适当的活动，提出了正确复位、夹板固定、内外用药和功能锻炼的治疗大法，对筋骨并重、动静结合的理论也作了进一步阐发。该书还首次描绘了髋关节脱位，将其分为"从裆内出"（前脱位）和"从臀上出"（后脱位）两种类型，利用手牵足蹬法进行复位；介绍了"肩胛骨出"（肩关节脱位）的椅背复位法，论述了利用杠杆原理，采用"椅背复位法"整复肩关节脱位。该书还重点介绍了骨折损伤的内外用药40余方和用药方法，为伤科辨证、立法、处方奠定了良好的基础。

宋代　宋代"太医局"设立"疮肿兼折疡科"。《洗冤集录》是法医宋慈著的我国现存最早的法医学专著，对全身骨骼、关节结构描述较详细，还记载了人体各部位损伤的致伤原因、症状及检查方法。医官王怀隐等编成《太平圣惠方》，其中"折伤""金疮"属骨伤科范畴；提出了"补筋骨，益精髓，通血脉"的骨折治疗思想，用柳木夹板固定骨折；提倡淋、熨、贴、熻、膏摩等外治法治疗损伤。太医局编辑的《圣济总录》折伤门总结了宋以前骨伤科医疗经验，强调骨折、脱位复位的重要性。张杲著《医说》记载了随军医生"凿出败骨"治疗开放性胫腓骨骨折成功的病案，并介绍了采用"脚踏转轴"及"竹管搓滚"舒筋练功疗法。许叔微著《普济本事方》记载了用苏合香丸救治跌伤重症。《夷坚志》记载了邢氏同种异体骨移植颌骨成功病例。

元代 在医制十三科中，除了金疮肿科之外，又成立了正骨科。李仲南著《永类钤方》中"风损伤折"是中医骨伤科专篇，他首创过伸牵引加手法复位治疗脊柱屈曲型骨折，记载道："凡腰骨损断，先用门扇一片，放斜一头，令患人覆眠，以手捍止，下用三人拽伸，医以手按损处三时久。"此外，还创制了手术缝合针"曲针"，用于缝合伤口，至今仍有临床意义。危亦林著《世医得效方》，继承了唐蔺道人骨伤科经验，系统地整理了元以前伤科成就，论述了肩、髋、膝、踝等关节脱位及其整复手法，使骨折和脱位处理原则和方法更加完善；首创用悬吊法整复治疗脊柱骨折，是世界上采用此法治疗脊柱骨折第一人，比国外 Davis（1927 年）始用相同方法早 580 余年。

明代 明朝太医院制度分为十三科，伤科分为接骨、金镞两科。到隆庆五年（1571年）改名为外科和正骨科（又名正体科）。朱棣的《普济方》辑录了15世纪以前的正骨技术，强调手法整复的重要性，记录了15个部位的骨折与脱位，介绍了整复颈椎骨折和脱位的"快速牵引法"，发明了"屈伸、动摇和揣捏"整复手法及用超关节固定及"抱膝圈固定"治疗髌骨骨折，还提出了鉴别髋关节后脱位和前脱位的"粘膝不能开"和"不粘膝"的诊断方法。王肯堂著《证治准绳·疡医准绳》对骨折亦有较精辟的论述，如对肱骨外科颈骨折采用不同体位固定，若向前成角畸形，用手巾悬吊腕部置于胸前；若向后成角，则应置于胸后。该书还把髌骨损伤分为脱位、骨折两类，骨折又分为分离移位或无移位两种，分离移位者，主张复位后用竹箍扎好，置膝于半伸屈位。该书对骨伤科的方药还进行了由博而约的归纳整理，深为后世所推崇。异远真人著《跌损妙方》记载全身57个穴位，总结了一套按穴位受伤而施治的方药，其"用药歌"在骨伤科亦广为流传。薛己的《正体类要》共2卷，上卷论正体主治大法及记录治疗骨伤科内伤验案65则；下卷介绍诸伤方71首。薛氏重视整体疗法，如序曰："肢体损于外，则气血伤于内，营卫有所不贯，脏腑由之不和"，强调突出八纲、脏腑、气血辨证论治，用药主张以补气血、补肝肾为主，行气活血次之，其"气血学说"和"平补法"对后世产生了巨大影响。陈士铎《辨证录》等书则论述了骨折用药的理论根据，阐明和强调了伤科疾病局部与整体的辩证关系。

清代 清代是中医骨伤科和骨伤科手法发展的全盛时期，出现了一大批骨伤科专著，其中吴谦著《医宗金鉴·正骨心法要旨》，系统地总结了清以前骨伤科经验，对人体各部骨度、内外治法、所用方药均较详尽地记述，理论与实践结合，图文并茂。该书把正骨手法归纳为"摸、接、端、提、按、摩、推、拿"八法，并对其作用、适应证和手法技巧提出了较高的要求；介绍了运用手法治疗腰腿痛等伤筋疾患和使用"攀索叠砖法"整复胸腰椎骨折脱位，并强调复位之后要在腰背部骨折处垫枕，以保持脊柱处于过伸位，从而维持复位的效果。钱秀昌著《伤科补要》，较详细论述了骨折、脱位的临床表现及诊治方法，如髋关节后脱位采用"屈髋屈膝拔伸复位法"复位。该书载有医疗器具固定图说、周身各部骨度解释、伤科脉诊及大量方剂。胡廷光著《伤科汇纂》收集了清代以前有关骨伤科的文献，结合其临床经验加以整理，是一本价值较高的骨伤科专著，系统地阐述了各种损伤的证治，记载了骨折、脱位、筋伤的检查、复位法，附录许多治验医案，并介绍了大量骨伤科处方及用药方法。赵竹泉著《伤科大成》等都对各种损伤进行了详尽的论述。此外，还有赵廷海著《救伤秘旨》、邹鸿举著《伤科妙术》等，都从理论上丰富了中医伤科学的治疗内容。

中华人民共和国成立后，在党和国家中医、中西医结合方针、政策的正确指引下，中医骨伤科整骨手法得到进一步的继承和空前发展。其中，值得一提的是，1958年，我国著名骨伤科专家方先之、尚天裕等虚心学习著名中医苏绍三正骨经验，博采各地中医骨伤科之长，运用现代科学知识和方法，总结出新的正骨八大手法，研制成功新的夹板外固定器材，同时配合中药内服、外治及传统的练功方法，形成一套中西医结合治疗骨折的新疗法。其编著的《中西医结合治疗骨折》一书，提出"动静结合""筋骨并重""内外兼治""医患合作"治疗骨折的四项原则，总结出"手摸心会、拔伸牵引、旋转回绕、屈伸收展、成角折顶、端挤提按、夹挤分骨、摇摆触碰、对扣结合、按摩推拿"的整骨十法，成功研制出一套新夹板固定器材和功能锻炼方法，开创了我国中医和中西医结合治疗骨折的新局面，使骨折治疗提高到一个新水平，在国内外产生重大影响。代表作有《中国接骨学》，石筱山《正骨疗法》《平乐郭氏正骨法》《魏指薪治伤手法与导引》，郑怀贤《伤科疗法》，杜自明《中医正骨经验概述》，梁铁民《正骨学》《刘寿山正骨经验》《林如高正骨经验》等。

第二节　古代整骨手法与夹缚固定

一、靠背椅式整复肩关节脱位方法

"凡肩胛骨出，相度如何整？用椅当圈住肋，仍以软衣被盛簟。使一人捉定，两人拔伸，却坠下手腕，又着曲着手腕绢片缚之。"（唐代蔺道人《仙授理伤续断秘方·医治整理补接次第口诀》）

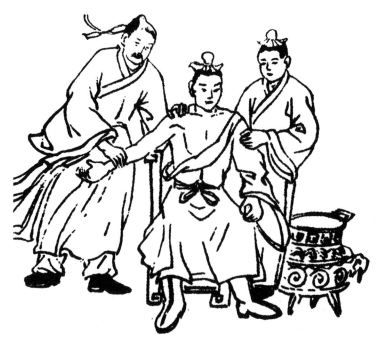

图1-2-1　靠背椅式整复肩关节脱位方法

二、手牵足蹬法整复髋关节脱位方法

"凡胯骨，从臀上出者，可用三两人，挺定腿拔伸，乃用脚入。如胯骨从裆内出，不可整矣。"（唐代蔺道人《仙授理伤续断秘方·医治整理补接次第口诀》）

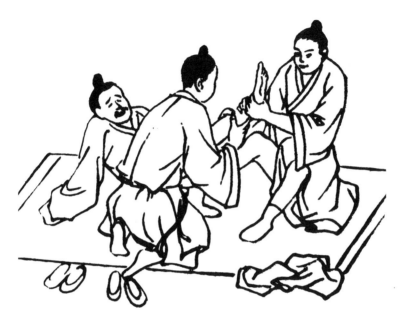

图1-2-2 手牵足蹬法整复髋关节脱位方法

三、悬吊法整复脊椎骨折方法

"背脊骨折法：凡剉脊骨不可用手整顿，须用软绳从脚吊起，坠下身直，其骨使自归窠。未直则未归窠，须要坠下，待其骨直归窠。"（元代危亦林《世医得效方·正骨兼金镞科·秘论》）

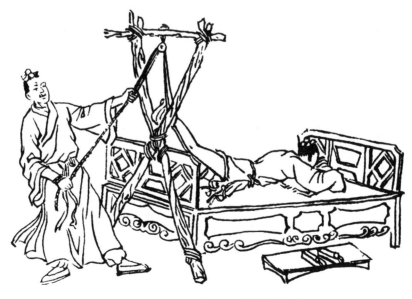

图1-2-3 悬吊法整复脊椎骨折方法

四、悬吊法整复髋关节脱位方法

"可用软棉绳从脚缚倒吊起，用手整骨节，从上坠下，自然归窠。"（元代危亦林《世医得效方·正骨兼金镞科·秘论》）

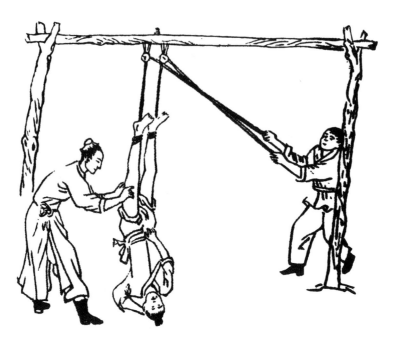

图1-2-4 悬吊法整复髋关节脱位方法

五、脊椎骨折杉树皮固定方法

"用大桑皮一片，放在背皮上，杉树皮两三片，安在桑皮上，用软物缠夹定，莫令屈。"（元代危亦林《世医得效方·正骨兼金镞科·秘论》）

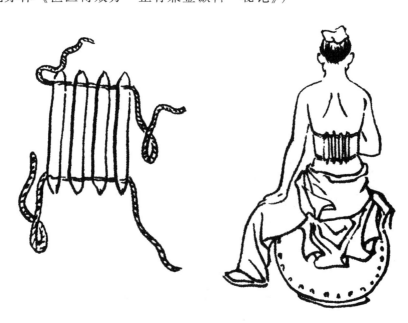

图1-2-5 脊椎骨折杉树皮固定方法

六、手牵足蹬法整复肩关节脱位方法

"左肩脱落者,用左脚蹬定。右肩落者,右脚蹬。用软绢卷如拳大,抵于腋窝内,用人脚蹬定。挈病人手腕近肋,用力倒身扯拽,可再用手按其肩上,用力往下推之。如骨如臼,用软绢卷如拳大,垫于腋下。"(明代朱棣《普济方·折伤门·接骨手法》)

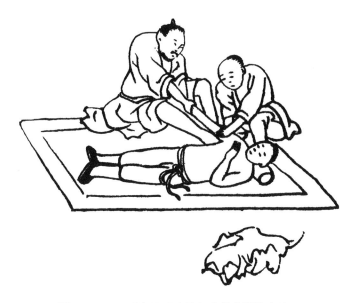

图 1-2-6 手牵足蹬法整复肩关节脱位方法

七、抱膝圈固定方法

"其膝盖骨跌剉开者,可用竹箍箍定,敷药夹定,要四缚之;膝盖不开者,接直,用贴药夹一月。若肿痛,却用针刀去血……若膝骨跌出臼,牵合不可太直,不可太曲;直则不见其骨棱,曲则亦然,只可半直半曲,以竹箍箍住膝盖,以帛缚之。"(明代朱棣《普济方·折伤门》)

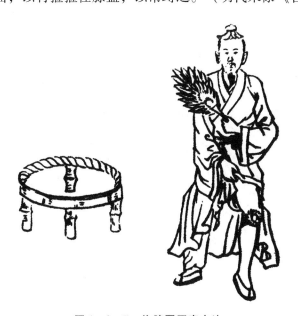

图 1-2-7 抱膝圈固定方法

八、整复下颌关节脱位

"双落难言语，单错口不齐。倩人头扶直，莫教面朝低。先从大指捺，然后往上挤。须分错与落，托法辨东西。"

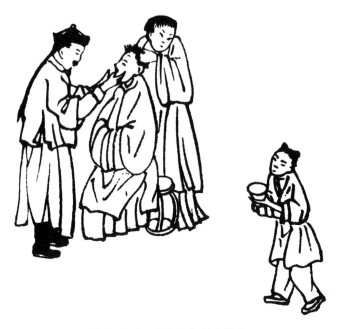

图 1 - 2 - 8　整复下颌关节脱位

九、汗巾提法整复颈椎骨折和脱位

"颈骨缩入里，左右尚可动，发辫先解散，布巾下兜笼，两肩齐踏实，双手一把总，缓缓提拔出，安舒莫倥偬。"

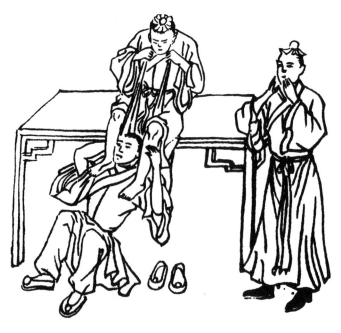

图 1 - 2 - 9　汗巾提法整复颈椎骨折和脱位

十、肩头掮法整复肩关节前脱位

"上肩巧捷法，独自一人掮，手先擒拿住，肩从腋下填，将身徐立起，入骱已安痊，漫道容易事，秘诀不乱传。"

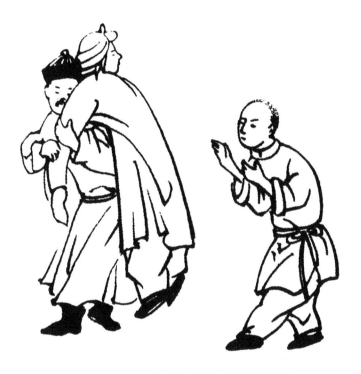

图 1-2-10 肩头掮法整复肩关节前脱位

十一、手两边拉法整复肩关节脱位

"肩胛骨骱脱，有须不能捋，胸中拦抱住，两边齐拉拔，入臼骨归原，手动上下活，不用夹与缚，全凭膏药抹。"

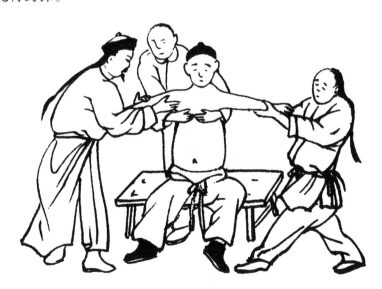

图 1-2-11 手两边拉法整复肩关节脱位

十二、拉肘骨用手翻托法整复肘部骨折和脱位

"肘尖鹅鼻骨，俗名手拄撑，掣肘因是挫，筋纵骨不正，若逢打与跌，筋骨两倚倾，拉推并翻托，筋舒骨亦平。"

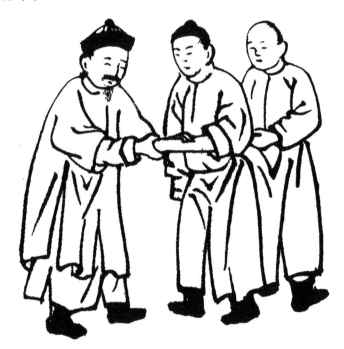

图 1-2-12　拉肘骨用手翻托法整复肘部骨折和脱位

十三、捏腕骨入骱手法整复腕部骨折和脱位

"腕骨屈而宛，形如龙虎吞，手心贴于前，仰掌向上掀，指背翻于后，手掌往下扪，均须带拔势，妙法出秘门。"

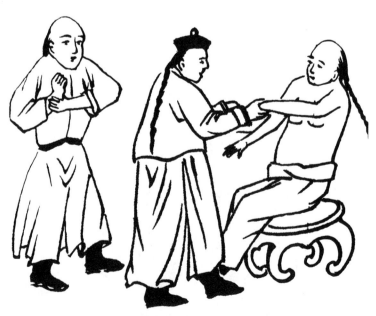

图 1-2-13　捏腕骨入骱手法整复腕部骨折和脱位

十四、手提法整复脊柱突出方法

"背骨突出外，伛偻似虾躬，骨缝必开错，脊筋定起陇，从高提两手，底下脚并空，筋骨按平直，还仗绑缚功。"

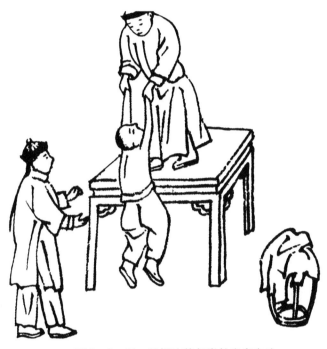

图1-2-14 手提法整复脊柱突出方法

十五、枕矼法整复脊柱骨折和脱位

"腰骨陷入内，皆因筋绷裂，俯伏板凳上，脊背骨矼凸，器具安妥当，手法并按捏，腰背俱一般，莫达致命节。"

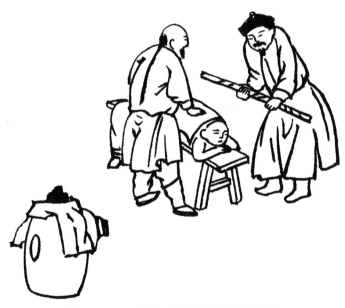

图1-2-15 枕矼法整复脊柱骨折和脱位

十六、推膝盖骨归原手法整复髌骨骨折和脱位

"膝盖活动骨,昔者孙膑则,离窠即为患,出臼便成窟,能左能右偏,或下或上越,推拿归于原,徐徐莫仓卒。"

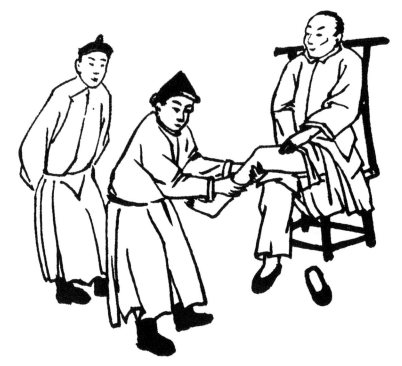

图 1-2-16 推膝盖骨归原手法整复髌骨骨折和脱位

十七、挪脚踝骨入臼手法整复踝部骨折和脱位

"下跗之上,俗称脚孤踝,内凸向外拗,外出往里把,只要无偏倚,莫使有高下,并用拉拽捏,此法谓之挪。"

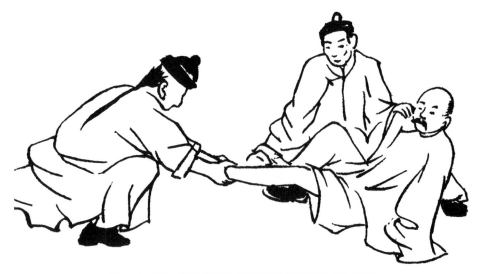

图 1-2-17 挪脚踝骨入臼手法整复踝部骨折和脱位

十八、攀索叠砖法整复脊柱骨折方法

"凡胸、腹、腋、胁、跌、打、碰、撞、垫、努，以致胸陷而不直者，先令病人以两手攀绳，足踏砖上，将后腰拿住，各抽去砖一个，令病人直身挺胸，少顷又各去砖一个，仍令直身挺胸，如此者三，其足着地，使气舒瘀散，则陷者能起，曲者可直也。再将其胸以竹帘围裹，用宽带八条紧紧缚之，勿令窒碍，但宜仰睡，不可俯卧侧眠，腰下以枕垫之，勿令左右移动。"

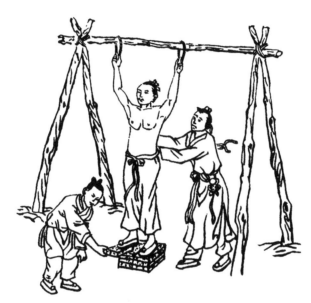

图 1-2-18 攀索叠砖法整复脊柱骨折方法

十九、竹帘、杉篱固定方法

"竹帘者，即夏月凉帘也，量患处之大小长短裁取之。""杉篱者，复逼之器也。量患处之长短阔狭、曲直凸凹之形，以杉木为之，酌其根数，记清次序，不得紊乱，然后于每根两头各钻一孔，以绳联贯之，有似于篱，故名焉。但排列稀疏，不似竹帘之密耳。"

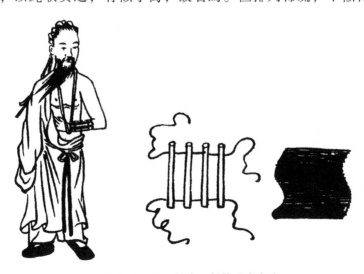

图 1-2-19 竹帘、杉篱固定方法

二十、通木固定腰柱方法

"用杉木宽三寸，厚二寸，其长自腰起上过肩一寸许，外面平整，向脊背之内面刻凹形，务与脊骨膂肉吻合，约以五分（分去声）度之，第一分自左侧面斜钻二孔，右侧面斜钻二孔，越第二分至第三分、四分、五分，俱自左右侧面各斜钻一孔，用宽带一条，自第一分上左孔穿入，上越右肩，下胸前，斜向左腋下绕背后，穿于第一分右次孔内；再用一带自第一分上右孔穿入，上越左肩，下胸前，斜向右腋下绕背后，穿入第一分左次孔内，两带头俱折转紧扎木上；第三分、四分亦以带穿之，自软肋横绕腹前，复向后穿入原孔内，紧扎木上；第五分以带穿入孔内，平绕前腹，复向后紧扎木上，切勿游移活动，始于患处有益。凡用此木，先以棉絮软帛贴身垫之，免致疼痛。"

用法释义：凡脊背跌打损伤，膂骨开裂高起者，其人必伛偻难仰，法当令病者俯卧，再着一人以两足踏其两肩，医者相彼开裂高起之处，宜轻宜重，或端或拿，或按或揉，令其缝合，然后用木依前法逼之。

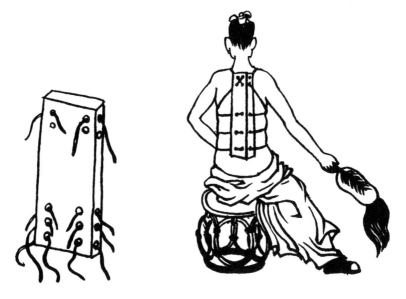

图 1 - 2 - 20　通木固定腰柱方法

第三节　手法治疗骨折与脱位

一、正确复位与整复时机

（一）早期整复

整复骨折、脱位，应争取时间，越早越好。理想的时间是在伤后 4 ~ 6h 内，这样有利于将骨折、脱位复位。

（二）准确有力

因为骨骼有软组织相连，所以应熟悉局部解剖特点，明确骨折、脱位移位情况。一般整复时，遵循"子求母"原则，即用骨折远端对接骨折近端，进行辨证施法，就能达到较好效果。

（三）轻巧迅速

整复时手法要熟练、灵活轻巧，尽量减少患者痛苦。对儿童骨折的整复，更要迅速敏捷，以达到"法使骤然人不觉，患者知痛骨已拢"的水平。

（四）稳妥缓慢

对老年人或体质较差的患者整复时，除使患者处于合适的体位以外，施法还要稳妥缓慢，长时间充分牵引，使骨折复原。禁用暴力和折顶手法，以免加重损伤，甚至造成新的骨折。

（五）注意事项

1. 患者状况

（1）整复前了解患者全身状况和生命体征，若全身状况差，生命体征不稳定（如伴有休克、气胸、内脏破裂等），甚至危及生命时，应先抢救生命，待全身情况稳定后，再行复位。

（2）要注意已存在的其他并发伤，避免因盲目整复而加重损伤。

2. 医者状况

（1）整复前要准备好所需用的各种器材，如药膏、敷料、纸垫、夹板和布带、石膏、绷带、支具等，防止整复时因忙乱而不能及时扎敷固定，造成骨折、脱位再移位、脱位，加重患者痛苦。

（2）了解病情，明确受伤原因，仔细阅读 X 线片，分析骨折、脱位损伤的发生机制、类型和移位方向等，然后选择、确定有效的治疗方案、整复手法和固定方法。

（3）整复手法应逆创伤机制而行，动作不能粗暴，用力不能过猛，不宜反复进行，以避免增加损伤、加重肿胀，影响疗效。

（4）手法整复时，应将患肢放置在舒适位置，并选择适当的镇痛麻醉，使肌肉放松，保证对抗肌群处于平衡状态，以便于纠正畸形。

（5）骨折部要以远端对合近端，以便于对位。

（6）要善于利用牵引和反牵引作用，纠正骨折短缩、成角和侧方移位。牵引力应逐渐增加，持续均衡，避免使用爆发力，利用杠杆作用整复脱位。

（7）骨折与脱位复位后复查 X 线片，以确保效果和及时调整。

（8）在保持良好对位的状态下予以适当固定。

（9）对某些严重的骨折、脱位、筋伤不宜强行用手法复位，符合手术适应证的应及时予以手术治疗。

（10）应向患者或家属详细告知复位前后、固定后可能出现的意外情况（如缺血、肿痛加剧、神经损伤等）和解决方法，并嘱咐其及时复查。

（11）指导复位、固定后及时、适度、有效地功能锻炼，以最大限度地恢复肢体功能，减少后遗症。

二、麻醉选择

骨折脱位整复时肌肉充分松弛、患者无痛或轻微疼痛，才能为复位操作创造有利条件。因此，辅以有效的麻醉是必要的，这样可以有效减少患者的痛苦。

（一）常用的麻醉方法

1．局部麻醉

是将适量的麻醉剂直接注入骨折血肿内，阻滞局部感觉及部分运动神经的传导。这种方法简单易行，适用于四肢各部位 1～3d 内的新鲜骨折。

2．神经阻滞麻醉

是将麻药注入神经干及其周围间隙，短时间内阻断神经的传导功能，具有安全可靠的镇痛作用。适用于四肢一般骨折的整复。常用的神经阻滞麻醉有颈丛神经阻滞麻醉、腰蛛网膜下腔阻滞麻醉、股神经及坐骨神经阻滞麻醉等。

3．全身麻醉

是将麻醉剂输入静脉血管内进行的麻醉。它作用迅速，适用于婴幼儿的骨折整复。

4．穴位按摩、针灸麻醉

适用于对以上麻醉有禁忌证的患者及婴、幼儿骨折。具体方法是：大拇指按在穴位上，或针刺一定的穴位，利用指腹按摩作用或针灸刺激机体，使患者产生酸、麻、困、胀的得气感觉，达到提高痛阈的目的。一般整复上肢骨折选择天鼎、缺盆、内关及合谷等穴位，下肢骨折选择环跳、血门、委中及三阴交等穴位。

（二）应用药物麻醉的注意事项

（1）麻醉前常规备皮，注意无菌操作。

（2）根据不同的麻醉方法选择合适的体位，严格掌握用药剂量。

（3）进针部位要准确，动作要轻柔，防止因粗暴而损伤血管和神经。

（4）对有高血压、心脏病的患者，麻醉时要慎重，以防发生意外。

（5）麻醉时应备有急救药品、气管插管、氧气吸入等抢救设施，以防止发生意外。

（6）向患者或家属详细告知麻醉的风险和可能发生的意外，取得患者或家属的配合和理解。

三、影像学检查

(一) X 线检查

X 线检查在骨伤科应用非常普遍。通过 X 线拍片，可以明确骨折或脱位的诊断及合并损伤；确定骨折脱位的类型及移位情况，指导手法整复；证实骨折或脱位的整复效果；跟踪了解骨折在愈合过程中是否发生再度移位、骨折是否愈合，以决定是否解除固定；定期复查，了解远期治疗效果。X 线透视可作为骨折整复过程中随时了解对位情况的一种手段。

需要注意的是，X 线拍片除了常规拍摄正侧位片外，还可根据需要从多方面如斜位或其他特殊位置，包括近端或远端关节等进行拍片，如肱骨外科颈骨折摄穿胸位片、前臂骨折摄中立位片、腕舟骨骨折摄蝶位片、跟骨骨折摄轴位片，掌骨、跖骨骨折摄斜位片等。有些裂缝骨折（如腕舟骨骨折）或嵌插骨折（如肱骨外科颈骨折、股骨颈骨折）早期在 X 线片上不易看到骨折线，应在 2 周左右再拍片复查，以免漏、误诊。在此期间暂按骨折处理。X 线检查是必要的，但不能完全依赖它，只有结合临床检查，才能作出正确诊断。

(二) CT 检查及其他

CT 是将 X 线与电子计算机连接起来并把影像数字化，已广泛应用。它实现了常规 X 线摄影信息数字化，使常规 X 线片难以显示或显示不清楚的骨折，如椎体及附件的纵裂骨折、突入椎管内的椎体骨片、关节周围的骨折等可以显示出来，以补充 X 线检查的不足。CT 检查对于骨关节和内脏损伤的检查尤为重要，能清楚显示骨折的类型，移位、神经的情况及血肿的大小；能显示椎体后缘骨块突入椎管压迫脊髓的情况，可以测量椎管、关节突骨折移位，清晰显示椎板骨折下陷突入椎管的程度；可查及颅脑、肺、肝、脾及胰腺损伤等。图像逼真，解剖关系明确，从而扩大了人体的检查范围，大大提高了骨折和病变的早期检出率和诊断准确率。

当然，临床检查依然是最基本的手段，绝不能忽视。如果对病人的诉说不仔细倾听，客观检查不按常规进行，对伤情不认真分析及全盘考虑，单纯依靠影像学检查，也可能会因为投照部位不准确、不全而造成漏、误诊。对全身情况严重，意识不清，有多发损伤的患者，除明显的骨折外，需待其病情稳定后进一步深入检查，以防漏诊。

四、骨折复位标准

骨折对位的好坏，与固定、练功、骨折愈合及功能恢复有着密切的关系。由于患者年龄、体质、骨折部位、损伤程度和职业等的差别，所以，整复标准也略有区别。

(一) 解剖复位

骨折经复位后，骨折断端畸形和移位完全纠正，恢复了骨的正常解剖关系，对位、对线完全良好的位置状态。

（二）功能复位

骨折经过尽最大努力的整复，两骨折端的移位和畸形仍未完全纠正，但此种状态下骨折愈合后对肢体功能可完全恢复或基本恢复正常无明显影响的位置状态。骨折复位如不能达到解剖复位者，应力争达到功能复位。

功能复位的标准：

（1）对线标准：骨折断端的旋转移位、分离移位必须完全纠正。

（2）成角移位：下肢骨折轻微向前或向后成角，与关节活动方向一致，日后可在骨痂改造期内自行矫正。成人的向前或向后成角应不超过10°，而儿童不宜超过15°。向侧方成角与关节活动方向垂直，日后不能自行矫正，必须完全纠正，否则关节内、外侧负重不平衡，易引起创伤性关节炎。

（3）对位标准：长骨干横形骨折，对位至少应达1/3左右，干骺端骨折至少应达3/4左右。

（4）长度标准：儿童处于生长发育时期，下肢骨折若缩短在2cm之内，如无骨骺损伤，可在生长发育过程中自行矫正。成人要求缩短移位不超过1cm。

上肢骨折要求也不一致，肱骨干稍有畸形，对功能影响不大；前臂双骨折则要求对位、对线均好，否则影响前臂旋转功能。

（三）一般对位

所谓"一般对位"，就是整复后对位较差，各种移位都没有得到满意的矫正，而留有轻度畸形，愈合后不能恢复正常功能。但老年人体质较弱或有其他慢性疾病者，只要愈合后关节活动好，生活能自理即可。儿童处于迅速的发育阶段，骨骼塑形能力强，一般骨干骨折，虽有重叠和轻度成角畸形，但在发育过程中也可能自行矫正而不影响发育和功能。这种情况只有在极特殊的情况下并且和患者家属充分沟通，取得其理解和同意后采用，否则容易产生医疗纠纷。

五、骨折愈合标准

（一）临床愈合标准

（1）局部无压痛。

（2）局部无纵向叩击痛。

（3）局部无异常活动。

（4）X线摄片显示骨折线模糊，有连续性骨痂通过骨折线。

（5）外固定解除后肢体达到以下要求：

上肢：向前平举持重1kg达1min。

下肢：不扶拐在平地上行走3min，并不少于30步。

（6）连续观察2周，骨折不变形者，观察的第1天即为临床愈合日期。

（二）骨性愈合标准

具备临床愈合标准，X 线片显示骨小梁通过骨折线。

注意事项：临床愈合标准中的第 3、第 5 项测定必须慎重，可先行观察，练习数日，然后进行测定，以不损伤骨痂及防止发生再次骨折为原则。

六、手法治疗的适应证和禁忌证

（一）适应证

凡外伤导致的新鲜骨折、脱位，尤其是四肢骨折，均可行手法治疗。

（二）禁忌证

禁用或慎用手法的疾病有：

（1）开放性骨折骨断端外露者。

（2）病理性骨折者。

（3）陈旧性骨折、脱位难以复位者。

（4）不需要复位的骨折（如嵌插骨折）或不复位不影响治疗效果，复位反而使骨折失稳者。

（5）对不稳定性骨折、不易复位或复位后不易维持对位、对线者。

（6）某些骨折复位可能造成重要组织（如神经、血管）损伤者。

（7）有出血倾向和血液病患者。

（8）年老体弱并有严重内脏实质病变者。

（9）妇女妊娠期慎用。

第四节　骨折脱位常用复位手法

一、骨折的移位

复位时，应先将患肢所有关节放在肌肉松弛的位置，以利于复位。骨折复位必须掌握"以子求母"，即以远端对近端的复位原则，否则复位难于达到目的。复位过程是骨折脱位发生的逆行过程，所以了解骨折脱位的移位机理，对复位起着决定性的作用。骨折移位的程度和方向，一方面与暴力的大小、作用方向及搬运情况等外在因素有关，另一方面还与肢体远端重量、肌肉附着点及其收缩牵拉力等内在因素有关。骨折移位方式有下列 5 种，但实际中常合并存在。

（1）成角移位：两骨折段之轴线交叉成角，以角顶的方向称为向前、向后、向内或向外成角。

（2）侧方移位：两骨折端移向侧方。四肢按骨折远段、脊柱按上段的移位方向称为向前、向后、向内或向外侧方移位。

（3）缩短移位：骨折段互相重叠或嵌插，骨的长度因而缩短。

（4）分离移位：两骨折端互相分离，且骨的长度增加。

（5）旋转移位：骨折段围绕骨之纵轴而旋转。

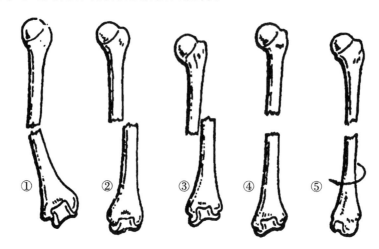

图 1 - 4 - 1　骨折的移位

二、复位常用手法

常用基本复位手法非常多，而且临床应用非常灵活，文献总结和报道也很多。但所有手法无非就是要解决以上5种骨折的移位，使其重新回到正常解剖状态。应用时，或一种手法单独应用，或多种手法联合应用，因为肢体骨骼和软组织结构的复杂性，临床复位时往往是多个手法的联合应用。现从骨折移位角度加以介绍。

（一）拔伸法

是正骨中的基础性手法重要步骤，用来克服因肌痉挛的拮抗力，矫正患肢重叠、成角、侧方移位等，恢复肢体长度。按照"欲合先离，离而复合"的原则，开始拔伸时，肢体先保持在原来的位置，沿肢体的纵轴，由远近骨折段做对抗牵引。然后，再按照整复步骤改变肢体的方向，持续牵引。牵引力的大小以患者肌肉强度为依据，要轻重适宜，持续稳妥。小儿、老年人及女性患者，牵引力不能太大。反之，青壮年男性患者，肌肉发达，牵引力应加大。

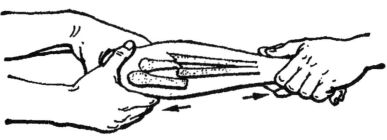

图 1 - 4 - 2　拔伸法

（二）旋转法

主要是按骨折移位方向，逆向旋转矫正骨折断端的畸形。只能屈伸的单轴关节，只有将远骨折段连同与之形成一个整体的关节远端肢体共同旋向骨折近端所指的方向，畸形才能矫正。重叠移位也能较省力地克服。因此，肢体有旋转畸形时，可由术者手握其远段，在拔伸下围绕肢体纵轴向左或向右旋转，以恢复肢体的正常生理轴线。

（三）屈伸法

术者一手固定关节近段，另一手握住远段沿关节的冠轴摆动肢体，以整复骨折脱位。如伸直型肱骨髁上骨折，须在牵引下屈曲，屈曲型则须伸直。

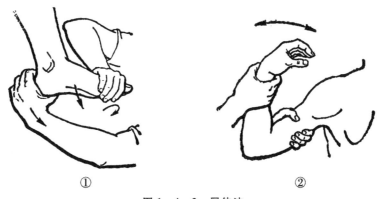

图 1-4-3　屈伸法

（四）分骨法

该手法用于矫正骨干并列部位的骨折，如尺桡骨双骨折，胫腓骨、掌骨与跖骨骨折等，骨折段因受骨间膜或骨间肌的牵拉而呈相互靠拢的侧方移位。整复时，可用拇指及食、中、环指由骨折部的掌背侧对向夹挤两骨间隙，使骨间膜紧张，靠拢的骨折端分开，远近骨折段相对稳定，使双骨折复位。

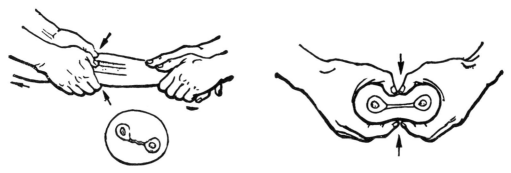

图 1-4-4　分骨法

（五）折顶法

横断或锯齿型骨折，如患者肌肉发达，单靠牵引力量不能完全矫正重叠移位时，可用折顶法。术者两手拇指抵于突出骨折一端，其他四指重叠环抱于下陷的骨折另一端，在牵引下两拇指用力向下挤压突出的骨折端，加大成角，依靠拇指的感觉，估计骨折的远近端骨皮质已经相顶时骤然反折。反折时环抱于骨折另一端的四指将下陷的骨折端猛力向上提起，而拇指仍然用力将突出的骨折端继续下压，这样较容易矫正重叠移位畸形。用力大小，依原来重叠移位的多少而定。单纯前后移位者，正位折顶；同时有侧方移位者，斜向折顶。通过这一手法不但可以解决重叠移位，也可以矫正侧方移位。

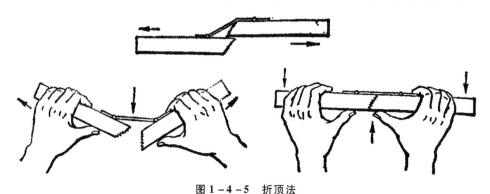

图 1 - 4 - 5　折顶法

（六）回旋法

多用于矫正背向移位的斜型、螺旋型骨折，或有软组织嵌入的骨折。有软组织嵌入的横断骨折，须加重牵引。使两骨折段分离，解脱嵌入骨折断端的软组织，而后放松牵引，术者分别握远近骨折段，按原来骨折移位方向逆向回转，使断端相对，通过断端的骨擦音来判断嵌入的软组织是否完全解脱。背向移位的斜面骨折，虽用大力牵引也难使断端分离，必须根据受伤的力学原理，判断背向移位的途径，以骨折移位的相反方向，施行回旋方法。操作时，必须谨慎，两骨折端需相互紧贴，以免损伤软组织。若感到回旋时有阻力，应改变方向，使背向移位的骨折达到完全复位。

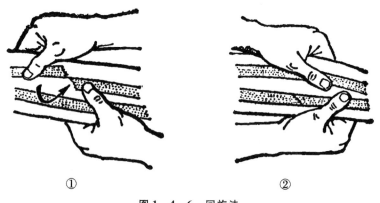

①　　　　　　　　　　　　　　②

图 1 - 4 - 6　回旋法

（七）提按端挤

主要用于侧方移位和分离移位。重叠、旋转及成角畸形矫正后，侧方移位就成为骨折的主要畸形。侧方移位有前后侧移位和内外侧移位。前后侧（即上下侧或掌背侧）移位用提按手法，内外侧（即左右侧）移位用端挤手法。操作时，医者两手拇指按突出的骨折一端向下（按），两手四指提下陷的骨折另一端向上（提）。医者一手固定骨折近端，另一手握住骨折远端，用四指向医者方向用力（端）；用拇指反向用力（挤），将向外突出的骨折端向内挤迫。经提按端挤法，侧方移位即得矫正。操作时用力适当，方向正确，着力点稳固，通过皮下组织直接用力于骨折端，切忌在皮肤上来回摩擦，以免损伤皮肤。

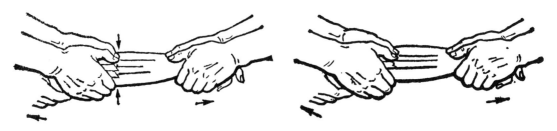

图 1 - 4 - 7　提按端挤

（八）摇晃法

该手法适用于横形、锯齿状骨折。术者双手固定骨折部，由助手在牵引下轻轻摇动伤肢远端。忌用暴力，以免骨折断端再移位。摇晃幅度要由小到大，用力要轻柔均匀。

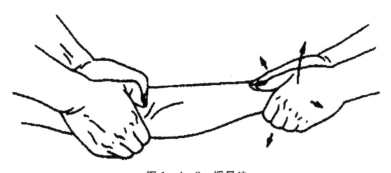

图 1 - 4 - 8　摇晃法

（九）扳推法

该手法适用于脊柱关节错位、四肢关节功能障碍等。术者将患者腰部旋转到最大限度时，再行扳推动作。扳推动作要协调、迅速、果断。施术者要注意扳推幅度不宜超过关节最大生理活动度；更要取得患者配合，使其肢体充分放松。腰部疾患行术后 5d 内不宜做弯腰动作，颈部疾患者在行术 5d 后再进行颈部功能锻炼（图 1 - 4 - 9）。

（十）手牵足蹬

通常一个人操作，常用在肩、肘关节脱位以及髋关节前脱位。以肩关节为例，患者仰卧床上，术者立于患侧，双手握住伤肢腕部，将患肢伸直并外展；术者脱去鞋子，用足底蹬于患者腋下，足蹬手拉，缓慢用力拔伸牵引，然后在牵引的基础上，使患肢外旋、内收，同时足跟轻轻用力向外顶住肱骨头，即可复位。

（十一）器械复位

是借助器械如杠杆、持续牵引等，或专用的复位床等。多用于难以整复的关节脱位、陈旧性脱位，或者陈旧性骨折软组织（肌腱、韧带、关节囊等）挛缩，也可以作为某些手术的术前辅助治疗。本法因支点与牵引力量较大，活动范围亦大，如有骨质疏松和其他并发症应慎用，并注意勿损伤神经及血管。

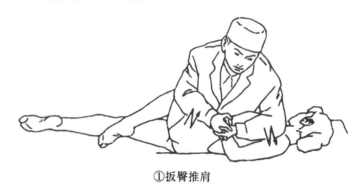

①扳臀推肩

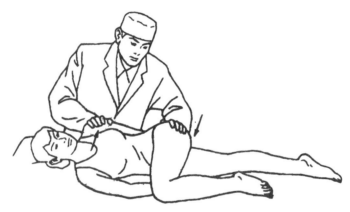

②扳肩推臀

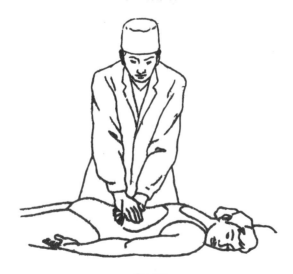

③封腰

图 1 - 4 - 9　扳推法

第五节 筋伤的常用理筋手法

一、手法治疗筋伤适应证与禁忌证

（一）适应证

凡各种不同程度的外伤性软组织损伤、慢性劳损、骨与关节退行性变、损伤后遗症如骨折后关节僵硬、韧带挛缩等疾病，均可行手法治疗。

（二）禁忌证

（1）急性筋伤疼痛剧烈、肿胀瘀血严重者，或肌腱或韧带大部分或完全撕裂者。
（2）急性脊柱脊髓损伤诊断尚不明确、病情未稳定者。
（3）恶性肿瘤、骨关节结核、骨髓炎等患者。
（4）有严重心、肝、脾、肺、肾器质性病变，或有出血倾向和血液病患者。
（5）施法部位有严重皮肤损伤或并发感染者。
（6）各种传染病活动期、精神病发病期患者。
（7）妊娠或月经期妇女。

（三）注意事项

（1）治疗前充分了解病情，明确诊断，并制订治疗计划。
（2）要熟悉局部解剖结构、关节正常和异常的活动范围，避免造成不必要的损伤。
（3）手法操作时指导患者选择合适体位，取得患者配合，使其感到舒适，充分放松，需要时随时调整姿势、体位。
（4）手法操作时应集中注意力，做到熟练、准确，用力应轻巧适度，先轻后重，活动范围由小渐大，活动速度先慢后快，尽量减少患者的痛苦。
（5）手法操作的强度、时间，应视患者形体强壮、瘦弱和治疗的反应而定，并随时进行调整。

（四）理筋手法的功效

理筋手法是治疗筋伤的主要手段之一，作用也是多方面的，其主要功效有以下几点：
（1）活血散瘀，消肿止痛。理筋手法能解除血管、筋肉痉挛，增进血液循环和淋巴回流，加速瘀血吸收，达到活血散瘀、消肿止痛的目的，有利于组织损伤的修复。
（2）舒筋活络，解除痉挛。通过手法，能使肌肉筋络舒展和放松，患部脉络通畅，疼痛减轻，从而解除由于损伤所引起的反射性痉挛。
（3）理顺筋络，整复错位理筋。手法能使跌扑闪挫所造成的"筋出槽、骨错缝"得到整复。临床上对于外伤造成的肌肉、肌腱、韧带、筋膜等破裂、滑脱及关节半脱位，理筋手法有理顺、整复、归位的作用。

（4）松解粘连，通利关节。理筋手法能松解粘连、滑利关节，可使紧张僵硬的组织恢复正常。临床上对于组织粘连、关节功能障碍，尤其用于骨折后关节僵硬、长时间固定软组织挛缩、萎缩等，可用弹拨和关节活络手法，再配合练功活动，使粘连松解，关节功能逐渐得以恢复。

（5）通经活络，祛风散寒。理筋手法可以温通经络、祛风散寒、调和气血，从而调整机体内阴阳平衡失调，恢复肢体的功能。用点穴按摩法，循经取穴，具有镇痛、移痛、消痛之功效。医者在痛处用按法减轻疼痛，谓之镇痛法。在伤处邻近取穴，"得气"后伤处疼痛减轻，称为移痛法。对陈旧性损伤所致的局部疼痛，反复用强刺激手法治疗后，局部疼痛逐渐消失，谓消痛法。

二、常用理筋手法

理筋手法内容丰富，流派较多，根据理筋手法具体作用部位、功用及操作方法的不同，可以将其分为舒筋通络法和活络关节法。前者是术者利用一定的手法作用于患者肌肉较为丰满的部位，从而达到疏通气血、舒筋活络、消肿止痛的目的，如按摩法、揉擦法、滚法、击打法等。后者是用一种或数种手法，作用于关节处，从而达到活络和通利关节的作用，一般在施行舒筋手法后应用。适用于组织粘连、挛缩，关节功能障碍、活动受限，或伤后关节间微有错落不合缝者。通过活络关节手法逐步使肢体功能恢复正常，如屈伸法、旋转法等。

（一）按摩法

根据手法轻重，一般可分为轻度按摩和深度按摩 2 种。

轻度按摩法（或浅按摩法）　用单手或双手的手掌或指腹，放在患处用力轻柔缓慢地做来回直线形或圆形的抚摩动作。有消瘀退肿、镇静止痛、缓解肌肉紧张疼痛的作用。适用于一般理筋手法开始和结束时，适合全身各部位，以胸腹胁肋处损伤较为常用。

深部按摩法（或推摩法）　用手指、掌根及全掌进行推摩理筋手法，也可用双手重叠在一起操作，按摩力量较浅按摩力量要大，要求力的作用直达深部软组织。具有舒筋活血、消肿及缓解伤痛、解除痉挛，使粘连肌腱、韧带、瘢痕组织软化分离的功效。适用于肢体各部位的损伤、各种慢性劳损、风湿痹证等。

（二）揉擦法

揉法是用拇指或手掌在皮肤上做轻轻回旋揉动的一种手法，也可用拇指与四指成相对方向揉动，揉动的手指或手掌一般不移开接触的皮肤，仅使该处的皮下组织随手指或手掌的揉动而滑动。具有放松肌肉、缓解症状、活血祛瘀、消肿止痛的作用。适用于肢体各部位损伤、慢性劳损、风湿痹痛等。擦法是用手掌、大小鱼际、掌根或手指在皮肤上摩擦的一种手法。手法时要用润滑剂，防止擦伤皮肤。具有活血散瘀、消肿止痛、温经通络之功效，并具有松解粘连、软化瘢痕的作用。适用于腰背部以及肌肉丰厚部位的慢性劳损和风湿痹痛等。

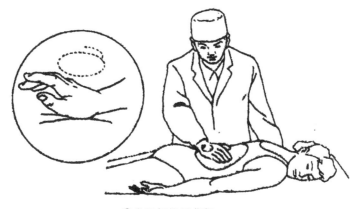

①掌根揉按腰背部

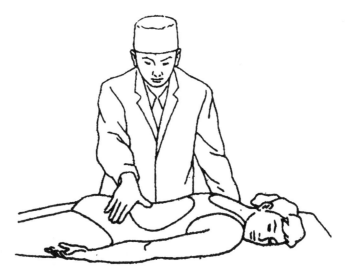

②拇指揉按肾俞

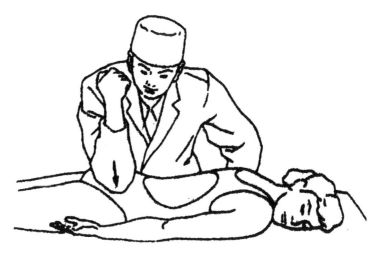

③肘尖揉按环跳穴

图 1 − 5 − 1　揉擦法

（三）滚法

是肢体在被治疗部位以滚动运动的形式，形成滚压刺激的一类手法。具有调和营卫、疏通经络、祛风散寒、解痉止痛的作用。适用于陈伤及慢性劳损，颈肩、腰背等肌肉丰厚部位的筋骨酸痛、麻木不仁等。手法由腕关节屈伸运动和前臂的旋转运动组合而成。术中应以肘部为支点，通过前臂的摆动运动带动腕部和前臂做伸屈、旋转运动。施术时注意掌尺侧应始终接触治疗部位，术者肘关节微屈，其他关节尽可能放松。

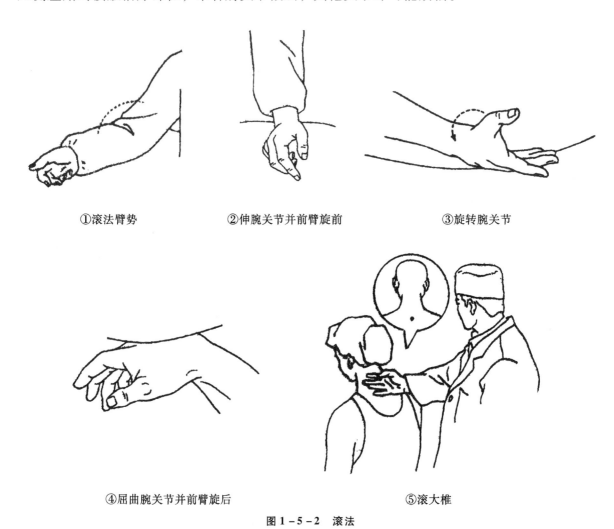

①滚法臂势 　　　　②伸腕关节并前臂旋前 　　　　③旋转腕关节

④屈曲腕关节并前臂旋后 　　　　　⑤滚大椎

图 1-5-2 滚法

（四）击打法

用拳捶击肢体的手法叫捶击法，用手掌拍打患处的手法叫拍打法，两法并用称击法，用掌侧击打又称劈法。头部用指尖及指间关节叩打，能疏通周身气血，消除外伤瘀积及疲劳酸胀，祛风散寒。适用于胸背部因用力不当，内部屏伤岔气，亦适用于腰背部、大腿及臀部等肌肉肥厚的区域，对陈旧性损伤兼有风寒湿证者有较好效果（图 1-5-3）。

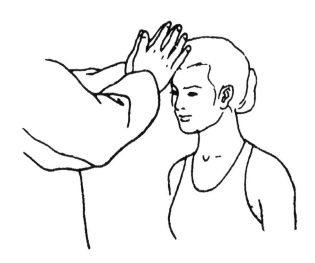

①双手合掌击拍前额部

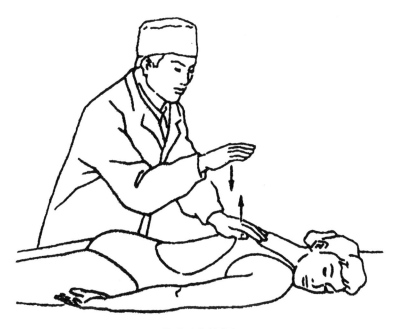

②手平击拍背部

图 1 - 5 - 3　击打法

（五）拿捏法

是用拇指与其他四指做相对钳形的用力，一紧一松地拿捏，以挤捏肌肉、韧带等软组织的一种手法。在临床上有很多变化，可与揉法结合在一起，使其兼有揉捏两种作用。动作要领：腕要放松，用指面着力，逐渐用力内收，并做连续不断的揉捏动作，用力由轻到重，再由重到轻，不可突然用力。具有缓解肌肉痉挛、松解粘连、活血消肿、祛瘀止痛等作用。适用于急慢性伤筋而致痉挛或粘连者（图 1 - 5 - 4）。

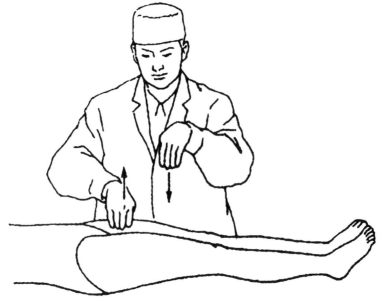

①双手拿大腿前部

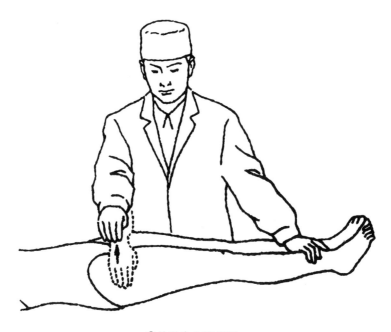

②单手拿大腿前部

图 1-5-4　拿捏法

（六）点压法

是根据经络循行路线，选择适当穴位，用手指点压刺激经穴或在经穴上点穴按摩，是中医骨伤特色手法之一。点压法的取穴基本与针灸学相同，在治疗外伤时，除以痛为腧的取穴方法外，还可以循经取穴。根据用力大小可分为轻、中、重点压3种。轻点压是以腕关节为活动中心，主要以腕部的力量与肘和肩关节活动协调配合。其力轻而有弹性，是一种轻刺激手法，多用于小儿及老年体弱患者。中点压是以肘关节为活动中心，主要用前臂的力量，腕关节固定，肩关节协调配合，是一种中等刺激手法。重点压以肩关节为活动中心，主要用上臂的力量，腕关节固定，肘关节协调配合，刺激较重，多用于青壮年及肌肉丰厚的部位。本法是一种较强的刺激手法，具有疏通经络、宣通气血、调和脏腑、平衡阴阳的作用。但对重要脏器所在部位应慎用，使用本法时力量要适当减轻。适用于胸腹部内伤、腰背部劳损、截瘫、神经损伤、四肢损伤者（图 1 - 5 - 5）。

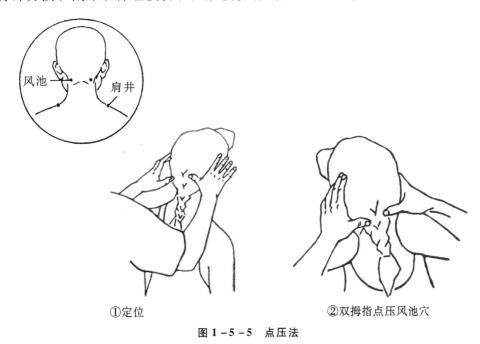

①定位　　　　　　　　②双拇指点压风池穴

图 1 - 5 - 5　点压法

（七）搓抖法

搓法是用双手掌面相对放置于患部两侧，用力做快速的搓揉，并同时做上下或前后往返移动的手法，具有调和气血、舒筋活络、放松肌肉的作用，能消除肌肉的疲劳。适用于四肢及肩、肘、膝关节和腰背、胁肋部的伤筋。抖法是用双手握住患者上肢或下肢的远端，稍微用力做连续、小幅度、快速的上下抖动，使关节有松动感。本法能松弛肌肉关节，缓解外伤引起的关节功能障碍，并能减轻施行重手法后的反应，增加患肢舒适感。适用于四肢关节，以上肢为常用，常配合按摩与搓法，综合运用于理筋手法的结束阶段。

（八）屈伸法

是针对有屈伸功能活动障碍的关节，做被动屈伸活动的一种手法。如内收、外展功能受限，可加用被动外展、内收的手法。本法对各种损伤后的关节屈伸、收展活动障碍，筋络挛缩，韧带及肌腱粘连，关节强直均有松解作用。适用于四肢大关节伤后所致的功能障碍。

（九）旋转法

是针对关节旋转功能障碍，做被动旋转摇晃活动的一种手法。常与屈伸法配合使用。操作时一手握住关节的近端，另一手握肢体的远端，做来回旋转及摇晃动作，要按关节功能活动的范围，掌握旋转及摇晃的幅度。应轻柔，循序渐进，活动的范围由小到大，以不引起剧痛为原则。本法具有松解关节滑膜、韧带及关节囊之粘连，促进与恢复关节功能的作用。适用于四肢关节及颈椎、腰椎部的僵硬、粘连及小关节的滑脱错位等。

（十）拔伸牵引法

是由医者和助手分别握住患肢远端和近端，对抗用力牵引。有疏通筋脉、行气活血的作用，能使痉挛、缩短、僵硬的筋脉松弛，或使挛缩的关节囊松解。适用于肢体关节扭伤、挛缩及小关节错位等。

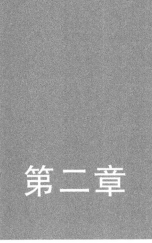

第二章

辅助治疗

第一节　固定

一、固定的作用

骨折复位后必须固定，这是骨伤科治疗原则之一，其目的在于保持骨折整复后的正确位置，使骨折在良好的固定环境中不再移位，为损伤组织的愈合创造良好条件。临床常用固定分为内固定和外固定，这里讨论的是外固定。外固定包括夹板固定、石膏绷带固定、牵引固定、骨折复位固定器及支具固定等。外固定的作用有：①维持骨折整复后的位置，防止骨折再移位。②减轻疼痛。③有利于骨折愈合。

二、骨折的固定

（一）夹板固定

小夹板是中医骨科选用合适的材料（如柳木、杉树皮、竹片），根据肢体形态加工制成适用于各部位的夹板，并用布带扎缚，以固定垫配合保持骨折脱位复位后的位置，这种固定方法称为夹板固定。其优点是取材方便，简便易行，一般不需要固定上、下关节，便于早期练功活动，是治疗骨折脱位的良好固定方法之一。

1. 适应证

（1）四肢闭合性骨折（包括关节内及近关节骨折经手法整复成功者）。

股骨干骨折因肌肉发达、收缩力大，须配合持续骨牵引。

（2）四肢开放性骨折，创面小或经处理闭合伤口者。

（3）陈旧性四肢骨折运用手法整复成功者。

（4）骨折术后的辅助固定。

2. 禁忌证

（1）较严重的开放骨折。

（2）难以整复的关节内骨折。

（3）难以固定的骨折，如股骨颈骨折、骨盆骨折。

（4）肿胀严重伴有水疱者。

（5）伤肢远端末梢血循环差，或伴有动、静脉损伤者。

3. 固定步骤

根据骨折部位、类型，病人肢体长短、粗细，选用适合的夹板及固定垫。

夹板要大小、形状适宜。如遇特殊情况，夹板、纸垫不合适时，可临时改制，不要勉强凑合。

复位后，在损伤部位可先敷好消肿药物，摊平，厚薄均匀。如皮肤有擦伤，或有水疱，应在消毒后放空水疱，消毒包扎。

将固定垫放在适当部位固定，照各部骨折的具体要求，依次放好夹板，用 4 条扎带捆绑固定。

先捆中间两道，近侧端一道留在最后。然后再调整中间两道捆绑扎带。

捆绑时，先将扎带双折对齐，平均用力缠绑 2 周，在肢体外侧面的夹板上打外科双结。切忌一手从一头紧抽。

最后检查扎带的松紧度，以扎带能不费力地在夹板上面上下移动 1cm 为宜。

X 线复查复位位置适宜后，将夹板外固定注意事项向病人及家属交代清楚。

固定时间应根据骨折临床愈合的具体情况而定，定期复查，达到临床愈合标准，可考虑拆除夹板。

4. 注意事项

应将注意事项详细向患者及家属交代清楚，否认可能产生严重后果。

（1）适度抬高患肢以利消肿：抬高的原则是患部高于心脏水平，远侧高于患部。如怀疑有可能发生骨筋膜间隔综合征时，不宜抬高。

（2）密切观察伤肢血运：尤其在固定后 1 ~ 4d 内。主要观察患肢末端脉搏、颜色、温度、肿胀程度、感觉、手指或足趾活动等。如发现有早期缺血、瘀血表现，应立即拆开外固定，并采取相应措施处理。

（3）防止骨突皮肤受压：骨突处皮肤因皮下组织少、无肌肉等，长时间受压后易产生血运受阻，甚至发生压疮。固定后骨突部位明显疼痛，应及时拆开夹板检查。

（4）及时调整夹板松紧度：骨折经复位固定后 1 ~ 2d 内，若肿胀加剧，应及时放松扎带；若数天后肿胀消退夹板松动，应及时扎紧。一般夹板固定后 7 ~ 10d 内，应每天检查 1 ~ 2次。建议到医院做专业处理。

（5）定期进行 X 线检查：骨折复位固定后，2 ~ 4周内骨折尚无纤维连接，需随时根据情况做 X 线检查，如发现骨折发生移位，应及时调整。

（6）指导患者练功：将练功的目的、意义向患者说明，教会并督促其执行正确的练功方法。练功必须以主动练习为主，循序渐进。

（二）石膏固定

通过固定骨折部及上下关节，对整个肢体表面均匀加压固定在一定位置，控制肌肉的舒缩，以达到对骨折端进行固定的目的。利用熟石膏遇水可重新结晶硬化的性质将其做成石膏绷带，包绕受伤肢体起到固定作用，是以三点固定原理，以存在软组织较链的对侧为三点固定的中间力点，较链同侧骨干的上下端各为一个力点（图 2 - 1 - 1）。

临床分为石膏托、石膏夹板和石膏管型。优点是能够根据肢体形状塑形，干后十分坚固，固定作用确定可靠，便于搬动和护理，不需经常更换。缺点是固定定形后，接触水分可软化而失去固定作用；固定后无弹性，不能适应肢体的进行性肿胀而发生过紧或一旦消肿又易发生过松的现象；固定范围较大，固定期内无法进行关节的功能锻炼，易遗留关节僵硬等。

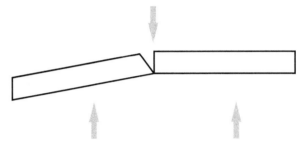

图 2 - 1 - 1 石膏三点固定原理示意图

1. 基本原则

（1）石膏固定范围原则上固定骨干需包括远、近端相邻关节，固定关节需包括远、近端相邻骨干。

（2）固定肢体周径至少 2/3 才有稳定作用。

（3）石膏绷带固定肢体需达到一定厚度才能满足固定需要的强度，一般上肢固定 12 ~ 14 层，下肢固定 14 ~ 16 层。

（4）关节需固定于功能位，或先固定于治疗位 2 ~ 3 周后改为功能位。

2. 常用石膏固定种类

（1）石膏托：用于四肢稳定性骨折、软组织损伤及骨折、关节脱位复位后的辅助固定。

（2）石膏夹板：用于四肢稳定骨折及多段骨折，或伴有肢体严重肿胀者。

（3）管形石膏：四肢稳定骨折及肢体肿胀较轻者。

（4）特殊类型石膏：如用于固定锁骨骨折肩 "8" 字石膏绷带，先天性髋关节脱位复位后蛙形石膏。

（5）躯干石膏：用于脊柱结核、感染等治疗，现代临床应用较少。

3. 石膏固定应用范围

（1）骨折或关节损伤。

（2）骨与关节结核、化脓性炎症。

（3）四肢血管、神经、肌腱、骨病手术后制动。

（4）躯干或肢体矫形手术后的外固定。

4. 石膏固定的禁忌证

（1）确诊或可疑伤口有厌氧细菌感染者。

（2）进行性水肿患者。

（3）全身情况恶劣，如休克患者。

（4）严重心、肺、肝、肾等疾病患者，孕妇、进行性腹水患者禁用大型石膏。

5. 石膏固定前准备

（1）向患者及其家属说明石膏固定的必要性。

（2）应用肥皂水洗净皮肤，若有伤口应换药。

（3）纱布、棉垫都应纵行放置，以免患肢肿胀后形成环形压迫，妨碍患肢血运。纱布、棉垫不应用胶布粘在皮肤上，以防引起皮炎或水泡，更不能用绷带做环形包扎。

（4）石膏固定术的各种工具，应准备齐全。如泡石膏绷带的水桶或水盆，石膏刀、剪，衬垫、卷尺等，以求得心应手、忙而不乱。参加石膏绷带包扎的人员，应有明确的分工，如浸泡石膏、扶托肢体维持功能位置、进行包扎石膏等均有操作者，各司其职。

6. 石膏固定技术

（1）操作要点。石膏绷带浸泡：用水桶或水盆盛以温水（30～40℃），将石膏绷带轻轻平放于桶内，使其全部浸透，浸泡1～2min，最多不超过4min，待卷内气泡全部排出后，双手握石膏绷带卷两端缓缓与水面平行取出，用两手向石膏绷带卷中央轻轻对挤，挤去多余水分，即可使用。注意不可用双手拧石膏卷，以免石膏浆过多流失，影响固定效果。

衬垫：石膏无弹性，不垫衬垫容易引起组织压伤。石膏覆盖的部分在骨隆突处和软组织稀少处应铺衬垫并适当加厚，常用衬垫物有棉纸、棉絮垫等。

固定时应使肢体关节处于功能位置。人体肢体功能位置如下：

手与腕关节：拇指对掌位，其他手指与拇指成对掌位，腕关节背屈15°～30°，向尺侧偏斜约10°，前臂呈中立位。

肘关节：屈曲90°。

肩关节：上臂外展70°～90°，肩关节前屈40°，外旋15°～20°，肘关节屈90°，前臂轻度旋前，使拇指尖对准患者鼻尖。石膏包扎后称"肩人字形石膏"。

踝关节：中立位足背伸90°，与小腿成直角。

膝关节：屈曲5°～10°，幼童可伸直位。

髋关节：根据性别、年龄、职业稍有不同，一般外展10°～20°，屈曲10°～15°，石膏包扎后称"髋人字形石膏"。

蛙式石膏：适用于婴幼儿发育性髋关节脱位，施行关节复位术后的外固定。两侧髋关节均外展外旋并屈膝90°。

（2）管型石膏固定技术。维持患肢功能位，加衬垫，先将5～6层石膏托平整置于肢体屈伸两侧，再将浸透的石膏绷带由上而下均匀滚动，绷带边相互重叠1/3，基本手法是将石膏绷带粘贴上去，而不需要拉紧缠绕。逐层缠绕石膏绷带，用手掌均匀抚摸，使各层紧密接触，一般要5～8层，如不放置石膏托则需10～14层。边缘部、关节部、骨折部应加固2～3层。操作过程中不应改变肢体位置及关节屈伸度，防止折断石膏影响固定效果。

操作过程中应以手掌托患肢，不能用手指按压，以免局部石膏凹陷形成压迫，造成肢体血液循环障碍或产生压迫性溃疡。石膏包扎完毕后应迅速按肢体轮廓进行塑形，以增强石膏对肢体的固定性能。将边缘多余部分修整，充分露出不包括在固定范围内的关节以及指（趾），以便观察肢体末梢血液循环、感觉及运动情况。

用红笔注明诊断、受伤日期和石膏绷带固定日期，有创口的可将位置标明或开窗位置画好。

7. 注意事项

（1）骨突部位和关节附近需使用衬垫保护，禁用环形绷带包扎，以免发生肢体血循环障碍。

（2）肢体或关节须固定在功能位或所需要的特殊位置，抬高患肢，以利消肿。肢体肿胀消退后，如石膏固定过松，应及时更换。

（3）石膏固定操作中，助手尽量用手掌托扶石膏，忌用手指，否则会形成压迹凹陷，可能造成皮肤压迫。注意局部压迫症状，即局部持续性疼痛，如时间过久则可引起皮肤坏死和溃疡，发现后应及时开窗减压或更换石膏。

（4）绷带包扎要松紧适宜，过紧可造成压迫性皮肤溃疡或缺血性肌挛缩、神经麻痹或肢体坏死，过松则起不到应有的固定作用。

（5）四肢固定应将指、趾远端露出，以便观察肢体血运和感觉、运动等。注意患肢血运，经常观察指、趾皮肤的颜色和稳定，并与健侧比较。如发现指、趾发绀、苍白、温度降低，应立即将石膏剪开进行处理。

（6）石膏管型固定完毕后，应在上面注明固定和拆除日期及其他重要注意事项。有伤口的应标明伤口位置，或开窗，同时可将骨折部位画在管型石膏上。

指导患者及时进行未固定关节的功能锻炼及石膏内肌肉收缩活动，并定期进行 X 线检查。

（三）牵引固定

牵引固定：是利用持续的作用力和反作用力来缓解肌肉及其他软组织的回缩和紧张、挛缩等，以达到骨折及关节脱位的复位、制动和功能锻炼的目的。牵引力通常使用重锤，反牵引力依靠人体本身重量。必要时可以通过改变体位来加大反牵引力，如下肢牵引时抬高床脚。可以应用滑轮来改变力的方向和大小。

作用：

（1）整复骨折、脱位，并维持复位后的位置。

（2）防止与矫正关节畸形，解除肌肉痉挛与疼痛。

（3）用于颈椎病、腰椎间盘突出等的治疗。

（4）术前、术中、术后辅助治疗，如脊柱侧弯、股骨干骨折等术前牵引。

（5）骨关节感染的牵引有利于制动、止痛，防止病理性骨折等。

1. 种类及操作方法

最常用的有骨牵引、皮肤牵引、布托牵引等。皮肤牵引：利用粘贴于肢体皮肤的胶布条使牵引力直接作用于皮肤，间接牵拉肌肉和骨骼，而达到患肢复位、固定目的。现在多加以改造和简化，用皮肤护套牵引代替。骨牵引：通过穿入骨骼内的骨圆针或牵引钳，使牵引力直接作用于骨骼，而起复位、固定作用。布托牵引：利用厚布或皮革按局部体形制成相应的布托，托住患部，再用牵引绳连接布托和重量，通过滑轮进行牵引。常用的有枕颌布托牵引和骨盆悬吊牵引（图 2 - 2 - 2）。

2. 牵引的用具

有牵引床、床脚垫、牵引架（如 Brown 架、Thomas 架等）、骨牵引针（如克氏针、斯氏针、颅骨牵引弓（如马蹄形牵引弓等））、滑车、牵引绳、牵引锤、各种特殊设计的牵引带（如枕颌带、骨盆悬带等）等。

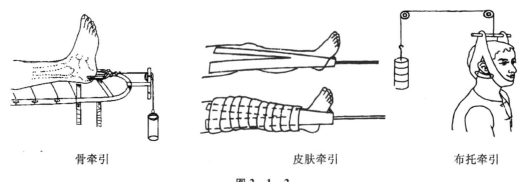

| 骨牵引 | 皮肤牵引 | 布托牵引 |

图 2 - 1 - 2

3. 适应证

皮肤牵引 适用于儿童、年老体弱或肌肉不发达者的骨折、脱位；稳定骨折或骨折内固定术后或外固定但尚需维持制动者、术后的辅助性治疗，如瘢痕挛缩、陈旧性关节内骨折、脱位等；暂时制动，骨关节感染疾病的制动以减轻疼痛，防止关节挛缩、病理性骨折等。

骨牵引 适用于不宜手法及手术复位的骨折、脱位，如：粉碎性骨折，肌肉发达者，严重软组织损伤，开放性骨折，肢体严重肿胀或感染等；颈椎骨折、脱位，骨盆骨折等。

4. 方法

皮牵引 现在多用于改良的皮肤牵引，简单、方便。牵引重量开始稍轻，逐渐调整至治疗重量，一般不超过 5kg。牵引时间不超过 1 个半月。

骨牵引

颅骨牵引：剃头、仰卧、头肩垫高，头略伸出床缘，扶正；牵引孔定位：两乳突经颅顶额状线与鼻梁至枕骨粗隆连线的交点为中心，于其两旁 5cm 处做额状切口；钻孔：消毒、局麻后用颅骨钻与额状线成 45°角钻穿颅骨外板，安置牵引弓，调整螺丝及牵引方向，牵引重量为 3~12kg。

胫骨结节牵引：穿针点为胫骨结节下、后一横指交叉点；由外向内进针，以免伤及腓总神经；牵引重量为体重的 1/10 ~ 1/7。

股骨髁上牵引：①适应证同胫骨结节牵引，但牵引力大于之。②穿针点为髌上缘与腓骨小头上缘纵线交点。③由内向外进针以免伤及股血管。

跟骨牵引：穿针点为内踝下、后各两横指交叉点；由内向外进针以免伤及胫后神经血管；牵引重量为 3~6kg。

尺骨鹰嘴牵引：穿针点为曲肘 90°时尺骨鹰嘴下一横指处；由内向外进针以免伤及尺神经；牵引重量为 2~3kg。

5. 注意事项

（1）牵引 2~3d 内应使骨折复位，以后维持牵引于此位置。

（2）测量肢体长度或摄片以了解复位情况，过度牵引或牵引力不足均不利于骨折复位和愈合。

（3）加强牵引下的护理，防止并发症。

（4）时时调整牵引方向、力量，牵引器具的位置等。

（5）指导患者牵引下的功能锻炼。

三、筋伤的固定

固定也是筋伤治疗的方法之一。筋伤错位、慢性损伤等经过适当手法治疗后，适当外固定有利于维持整复治疗的效果，减轻疼痛，促进肿胀消退和愈合。一般而言，筋伤固定不如骨折固定要求高，如绷带、石膏、胶布、纸板等。固定方法很多，如关节部位扭伤可采用绷带固定，肌腱韧带断裂选择石膏固定比较牢靠。此外，固定位置也有特殊要求，如踝关节内翻损伤常导致外侧副韧带撕裂，需固定于外翻位。

筋伤固定需正确处理固定与运动的关系。固定限制活动，使损伤肢体处于制动休息状态，利于损伤恢复和愈合，但过度固定会造成组织粘连，对关节功能恢复不利，甚至会后遗关节僵硬；运动是机体的生理需要，对损伤的修复亦是有利的。因此，固定方式、范围和时间应根据筋伤的实际情况来决定，只有合理固定与有效、适宜的运动结合起来，才能收到预期疗效。

1. 作用

筋伤制动有利于维持手法治疗后的效果；有利于消肿止痛、解除痉挛，为筋伤的恢复创造有利条件；减少或避免并发症和后遗症发生。

2. 分类

绷带固定：绷带固定是筋伤治疗的常用方法，多用于韧带筋伤。绷带固定具有简单、方便，固定范围、压力易于调节，配合外敷药物，兼备局部固定和药物治疗的双重优点。缺点是固定维持时间不长，容易松脱等。

胶布固定：胶布固定同样有简单、方便的优点，临床应用较为广泛，多用于韧带、肌腱撕裂等。一般用数条普通胶布沿损伤组织纤维的纵轴方向交叉固定。亦可在胶布固定的基础上配合绷带固定，以加强固定效果。

夹板固定：夹板固定是将适宜厚度的硬纸板，如包装纸箱、纸盒等，根据患部情况剪成适当形状，并制成符合患部体形的角度和弧度，放置在损伤部位，外用绷带缠绕的固定方法。优点是取材方便，制作简单，轻便适用。纸板的硬度和厚度可根据伤情灵活调节，透气性佳，有一定的弹性和柔韧性，绑敷后舒适，不易发生压迫性损伤等。

石膏固定：选用适当宽度的石膏绷带，据所需长度反折成数层，然后向中间折叠，浸泡于温水中，待石膏绷带在水中停止冒泡后，双手握持石膏卷两端，从水中取出并挤出多余水分，平铺于木板上，以手掌加压抹平，贴于患处，外缠石膏绷带或普通绷带形成管型或石膏托板，或将抹平的石膏绷带直接缠绕在伤肢上形成管型石膏。其优点是能根据肢体形状而塑形，干后坚固而不易变形、松散，固定作用确实可靠。多用于严重筋伤需要制动者，如某些肌腱、韧带断裂伤等。固定时要注意保护好骨突；不可出现向内的皱褶，以免压伤或压迫伤肢；指、趾端需外露，以随时观察其颜色、温度、感觉等。

支具固定：随着材料科学的发展，低温、高温热塑性材料和树脂材料的不断问世，应用生物力学设计理论的各类支具不断被开发，凭借其操作简单、可塑性强的优点，可以代替石膏广泛应用于临床。支具固定可用于脊柱、肩、肘、腕、髋、膝、踝等关节损伤。具有稳定关节、保护骨折处以代替负重、矫正畸形或防止畸形加重、代替功能、协助功能练习、临时外固定等作用。

3．注意事项

（1）支具一般需要量身定制，按要求佩戴，否则将不能达到预期的效果。

（2）佩戴支具后如有皮肤压破、磨破等以及患儿有严重不适者，应及时复查，以免发生不良后果和错过矫形的最好时间。

（3）支具治疗同其他治疗方法一样，不是万能的，可能会出现3种可能：矫形效果好、维持原状、畸形进一步发展。

第二节　药物治疗

一、用药原则

药物治疗骨折要遵循辨证施治、分期辨治、内外兼治的原则。可分为内治法、外治法两类，内服药有汤剂、散剂、丸剂、片剂、膏剂、药酒等，外用药有药膏、膏药、药散、搽擦药、熏洗药、热熨药等。临床上应针对病情有选择地使用。

内治法是通过内服药物以达到全身治疗的方法，在诊治过程中，应从整体观点出发，对气血筋骨、脏腑经络等之间的生理病理关系加以分析，才能把握伤病的本质，实施正确的治疗。骨折病三期辨证施治：初期宜攻、中期宜和、后期宜补，但不能机械使用，而要根据病人具体情况，采用先攻后补或攻补兼施。总之，在治疗骨折的始终必须掌握治伤与扶正的辩证关系。

外治法是将药物制成一定剂型，放置在损伤部位，使药物通过皮肤渗透发挥作用而达到治疗目的的一种方法。在筋伤治疗中占有重要地位。筋伤外治药物的种类很多，功用也不尽相同，可分为消肿祛瘀、舒筋活血、温经通络、散寒祛湿等，使用方法也各有差异，有外敷、外贴、熨洗、擦剂、离子导入等。

二、用药方法

如下表。

1．内治法

分期	时间	治则治法	代表方
①初期	伤后1～2周内	多用"下法"和"消法"，治血和理气兼顾。常用攻下逐瘀法、行气活血法、清热活血法。	桃红四物汤、活血四物汤、复元活血汤等
②中期	伤后3～6周	多用"和法"和"缓法"，和营生新、接骨续筋。常用和营止痛法、接骨续筋法、舒筋活络法。	和营止痛汤、定痛和血汤、续骨活血汤、新伤续断汤等
③后期	伤后7周以上	多用"补法"和"温法"，调理脏腑，补益气血。常用补气养血法、补养脾胃法、补益肝肾法。	壮筋养血汤、生血补髓汤、补中益气汤、疏风养血汤等

2. 外治法

种类	剂型	适应证	代表方
敷贴药	药膏（敷药或软膏）	消瘀退肿止痛类：适用于骨折、筋伤初期肿胀疼痛剧烈者 舒筋活血类：适用于扭挫伤筋，肿痛逐步减退之中期患者	消瘀止痛药膏、定痛膏、双柏膏、消肿散、散瘀膏等药膏外敷
	膏药	将药物碾成细末配以香油、黄丹或蜂蜡等基质炼制而成	狗皮膏、万灵膏
搽擦药	酒剂	又称外用药酒或外用伤药水，是用药与白酒、醋浸制而成，一般酒醋之比为8∶2。也有单用酒浸者。有活血止痛、舒筋活络、追风祛寒的作用	活血酒、伤筋药水、息伤乐酊、正骨水等
	油膏与油剂	用香油把药物熬煎去渣后制成油剂，或加黄蜡或白蜡收膏炼制而成油膏。有温经通络、消散瘀血的作用。适用于关节筋络寒湿冷痛等证，也可配合手法及练功前后作局部搽擦	跌打万花油、活络油膏、伤油膏等
熏洗湿敷药	热敷熏洗	将药物置于锅或盆中加水煮沸后熏洗患处的一种方法。先用热气熏蒸患处，待水温稍减后用药水浸洗患处	熏洗湿敷药
	湿敷洗涤	古称"溻渍""洗伤"等，多用于创伤，使用方法是"以净帛或新棉蘸药水"，"渍其患处"	
热熨药	坎离砂	又称风寒砂。用铁砂加热后与醋水煎成药汁搅拌制成，临用时加醋少许拌匀置于布袋中，数分钟内会自然发热，热熨患处。适用于陈伤兼有风湿症者	热熨药
	熨药	俗称"腾药"。将药置于布袋中，扎好袋口放在蒸锅中蒸汽加热后熨患处，用于各种风寒湿肿痛症	
	其他如用粗盐、黄砂、米糠、麸皮、吴茱萸等炒热后装入布袋中热熨患处	适用于各种风寒湿型筋骨痹痛、腹胀痛及尿潴留等证	

三、药物治疗在筋伤中的应用

筋伤的药物治疗也应该以三期辨证施治为基础，贯彻四诊合参、整体观念、内外兼顾的原则。根据损伤的缓急、轻重、久暂、虚实等具体情况采用不同的治疗方法。新伤当以化瘀、通络、止痛为主；若迁延失治，经络阻塞，血不荣筋，致筋膜僵硬，治宜活血和营、舒筋通络；若患肢肉削形瘦，气血失养，治当重补气血；若筋伤而风寒湿侵袭，则以温经通络为主，辅以化瘀祛风湿；若筋伤感染或血液化热、腐筋蚀骨而见局部红肿热痛、高热烦躁或血热妄行者，当清热解毒、凉血止血；若筋伤合并脾气不健、运化无力，湿痰内生，导致痰瘀互结，治疗当以祛湿化痰、散瘀通络为主。筋伤的药物治疗也分为内治法和外治法2类，可参考上表应用。

四、骨伤科常用方剂

（一）口服剂

1. 八正散（《太平惠民和剂局方》）

【组成】车前子，木通，瞿麦，萹蓄，滑石，栀子仁，大黄，甘草。

【功效】清热泻火，利水通淋。

【适应证】用于腰部、骨盆损伤后并发少腹急满、尿频、尿急、尿痛、淋沥不畅或癃闭，渴欲冷饮，脉数实等症。

【用法】各药等份，共研细末，用灯芯汤送服，6~10g/次，4次/d。亦可根据临床需要拟定药量做汤剂，水煎服，1~3次/d。

2. 八珍汤（《正体类要》）

【组成】党参10g，白术10g，茯苓10g，炙甘草5g，川芎6g，当归10g，熟地10g，白芍10g，生姜3片，大枣2枚。

【功效】补益气血。

【适应证】气血俱虚者。

【用法】清水煎服，1剂/d。

3. 八厘散（《医宗金鉴》）

【组成】煅自然铜10g，乳香10g，没药10g，血竭10g，红花3g，苏木3g，古铜钱3g，丁香1.5g，麝香0.3g，番木鳖（油炸去毛）3g。

【功效与适应证】行气止痛，散瘀接骨。治跌打损伤。

【用法】共研细末，0.2~0.3g/次，黄酒送服，1~2次/d。

4. 人参养荣汤（《三因极一病证方论》）

【组成】人参6g，白术10g，炙黄芪10g，炙甘草10g，陈皮10g，肉桂（冲服）1g，当归10g，熟地7g，茯苓7g，远志5g，五味子5g，白芍10g，大枣10g，生姜10g。

【功效】补益气血，养心宁神。

【适应证】治骨病后期气血虚弱或虚损劳热者。

【用法】水煎服，1 剂/d。或做丸剂，10g/次，2 次/d。

5. 三子养亲汤（《韩氏医通》）

【组成】白芥子 6g，苏子 9g，莱菔子 9g。

【功效】降气消食，温化痰饮。

【适应证】治咳嗽喘逆，痰多胸痞，食少难消。

【用法】水煎服。每剂不过 9g，用生绢小袋盛之，煮作汤饮，代茶水啜用，不宜煎熬太过。若大便素实者，临服加熟蜜少许；若冬寒，加生姜 3 片。

6. 三黄宝蜡丸（《医宗金鉴》）

【组成】天竺黄 10 份，雄黄 10 份，刘寄奴 10 份，大戟 10 份，当归尾 5 份，朱砂 3 份，半儿茶 3 份半，净乳香 1 份，琥珀 1 份，轻粉 1 份，水银 1 份（同轻粉研至不见星），麝香 1 份。

【功效】活血祛痰，开窍镇潜。

【适应证】治跌打损伤、瘀血奔心、痰迷心窍等症。

【用法】各药研细末，用黄蜡适量泛丸。1～3g/次。

7. 三棱和伤汤（《中医伤科学讲义》）

【组成】三棱，莪术，青皮，陈皮，白术，枳壳，当归，白芍，党参，乳香，没药，甘草。

【功效】活血祛瘀，行气止痛。

【适应证】治胸胁陈伤，隐隐作痛。

【用法】根据病情需要决定各药用量，水煎内服，1 剂/d。

8. 三痹汤（《校注妇人良方》）

【组成】独活 6g，秦艽 1g，防风 6g，细辛 3g，川芎 6g，当归 12g，生地 15g，芍药 10g，茯苓 12g，肉桂（焗冲）1g，杜仲 12g，牛膝 6g，党参 12g，甘草 3g，黄芪 12g，续断 12g。

【功效】补肝肾，祛风湿。

【适应证】治气血凝滞、手足拘挛、筋骨痿软、风湿痹痛等。

【用法】水煎服，1 剂/d。

9. 下肢损伤洗方（《中医伤科学讲义》）

【组成】伸筋草 15g，透骨草 15g，五加皮 12g，三棱 12g，莪术 12g，秦艽 12g，海桐皮 12g，牛膝 10g，木瓜 10g，红花 10g，苏木 10g。

【功效】活血舒筋。

【适应证】治下肢损伤挛痛者。

【用法】水煎熏洗患肢。

10. 大成汤（《仙授理伤续断秘方》）

【组成】大黄 20g，芒硝（冲服）10g，当归 10g，木通 10g，枳壳 20g，厚朴 10g，苏木 10g，川红花 10g，陈皮 10g，甘草 10g。

【功效】攻下逐瘀。

【适应证】治跌仆损伤后，瘀血内蓄、昏睡、二便秘结者，或腰椎损伤后伴发肠麻痹，腹胀。

【用法】水煎服，药后得下即停。

11．大防风汤（《外科正宗》）

【组成】党参10g，防风6g，白术6g，附子5g，当归6g，白芍10g，川芎5g，杜仲6g，黄芪6g，羌活6g，牛膝6g，甘草5g，熟地黄12g，生姜3片。

【功效】温经通络，祛风化湿，补益气血。

【适应证】治附骨疽、流痰，病变局部皮色不变，漫肿酸痛，或腰部损伤后期。

【用法】水煎服，1剂/d，3次/d。

12．大补阴丸（《丹溪心法》）

【组成】黄柏120g，知母120g，熟地180g，龟甲180g。

【功效】养阴清热。

【适应证】适用于流痰所致肝肾阴虚者。

【用法】研细末，猪脊髓蒸熟，炼蜜为丸，每服9g，日2次。

13．大承气汤（《伤寒论》）

【组成】大黄12g，厚朴15g，枳实12g，芒硝9g。

【功效】峻下热结。

【适应证】适用于：①阳明腑实证。大便不通，频传矢气，脘腹痞满，腹痛拒按，按之硬，甚或潮热谵语，手足濈然汗出，舌苔黄燥起刺，或焦黑燥裂，脉沉实。②热结旁流。下利清水，色纯青，脐腹疼痛，按之坚硬有块，口舌干燥，脉滑实。③里热实证之热厥、痉病或发狂等。

【用法】水煎，大黄后下，芒硝溶服。

14．大活络丹（丸）（《兰台轨范》引《圣济总录》）

【组成】白花蛇100g，乌梢蛇100g，威灵仙100g，两头尖100g，草乌100g，天麻100g，全蝎100g，何首乌100g，龟甲100g，麻黄100g，贯仲100g，炙甘草100g，羌活100g，肉桂100g，藿香100g，乌药100g，黄连100g，细辛50g，赤芍50g，没药50g，丁香50g，乳香50g，僵蚕50g，天南星50g，青皮50g，骨碎补50g，白豆蔻50g，安息香50g，黑附子50g，黄芩50g，茯苓50g，香附50g，玄参50g，白术50g，防风125g，葛根75g，虎骨（用代用品）75g，当归75g，血竭25g，地龙25g，水牛角25g，麝香25g，松脂25g，牛黄7.5g，龙脑7.5g，人参150g，蜜糖适量。

【功效】行气活血，通利经络。

【适应证】治中风瘫痪，痿痹痰厥，拘挛疼痛，跌打损伤后期筋肉挛痛。

【用法】为细末，炼蜜为丸，3g/次，2次/d，陈酒送下。

15．大黄牡丹汤（《金匮要略》）

【组成】大黄18g，牡丹皮9g，桃仁12g，冬瓜子30g，芒硝（冲服）9g。

【功效】泄热破瘀，散结消肿。

【适应证】治伤后瘀血内蓄，少腹疼痛拒按，大便秘结等里实证。

【用法】水煎内服。

16. 小活络丸 （《太平惠民和剂局方》）

【组成】川乌（炙）、草乌（炙）、胆南星各 45g，当归、川芎、香附（醋炙）各 30g，白芍 15g，乳香（炙）、没药（炙）、地龙肉各 22.5g。

【功效】散风止痛，活血通络。

【适应证】治风湿痹痛，麻木不仁，四肢酸痛，半身不遂。可用于脑血栓形成，脑出血后遗症和慢性风湿性关节炎的关节疼痛，筋脉拘挛，经久不愈而证候属湿痰凝滞经络者。

【用法】蜜丸，每丸 3g，1 丸/次，2 次/d。孕妇禁用。

17. 小活络丹 （《太平惠民和剂局方》）

【组成】制南星 3 份，制川乌 3 份，制草乌 3 份，地龙 3 份，乳香 1 份，没药 1 份，蜜糖适量。

【功效】温寒散结，活血通络。

【适应证】治跌打损伤，瘀阻经络，风寒湿侵袭经络作痛，肢体不能伸屈及麻木，日久不愈等症。

【用法】共为细末，炼蜜为丸，3g/丸，1 丸/次，1～2 次/d。

18. 小蓟饮子 （《济生方》）

【组成】小蓟 10g，生地 25g，滑石 15g，蒲黄（炒）6g，通草 6g，淡竹叶 10g，藕节 12g，当归 10g，栀子 10g，甘草 6g。

【功效】凉血止血，利水通淋。

【适应证】治泌尿系损伤瘀热结于下焦，血淋者。

【用法】水煎内服。

19. 云南白药 （成药）

【组成】三七，麝香，草乌等。

【功效与适应证】活血止血，祛瘀定痛。治损伤瘀滞肿痛，创伤出血，骨疾病疼痛等。

【用法】内服 0.5g/次，隔 4h 1 次。外伤创面出血，可直接掺撒在出血处然后包扎，亦可调敷。

20. 天麻钩藤饮 （《杂病证治新义》）

【组成】天麻 6g，钩藤 10g，牛膝 12g，石决明（先煎）15g，杜仲 12g，黄芩 6g，栀子 6g，益母草 10g，桑寄生 10g，夜交藤 10g，茯神 10g。

【功效】清热化痰，平肝潜阳。

【适应证】治脑震荡引起的眩晕、抽搐及阴虚阳亢、肝风内动，兼见痰热内蕴之证。

【用法】水煎服，1 剂/d。

21. 木香顺气汤 （《卫生宝鉴》）

【组成】木香 10g，青皮 6g，陈皮 6g，苍术 10g，厚朴 10g，益智仁 6g，泽泻 6g，当归 10g，茯苓 6g，半夏 6g，党参 10g，柴胡 6g，吴茱萸 6g，草豆蔻 5g，升麻 3g，干姜 3g。

【功效】顺气散滞。

【适应证】治跌打损伤，胸腹胀闷，两胁疼痛。

【用法】水煎服。

22. 五苓散（《伤寒论》）

【组成】茯苓9g，猪苓9g，白术9g，泽泻15g，桂枝6g。

【功效】化气利水，温阳化气。

【适应证】用于外有表寒，内停水湿，证见头痛发热、烦渴饮水或水入则吐、小便不利，或吐泻频作，舌苔白腻，脉浮者。可用本方加减或与其他方剂配伍，治疗各种原因之水肿、水泻、黄疸等。

【用法】水煎服，1剂/d。或捣为散，1剂/d，分3次服，多饮温水。

23. 五味消毒饮（《医宗金鉴》）

【组成】金银花10g，野菊花10g，蒲公英15g，紫花地丁15g，紫背天葵子12g。

【功效】清热解毒。

【适应证】治骨关节感染初期。

【用法】水煎服，每日1~3剂。

24. 五神汤（《洞天奥旨》）

【组成】茯苓12g，金银花15g，牛膝10g，车前子12g，紫花地丁15g。

【功效】清热利湿。

【适应证】用于附骨疽等湿热凝结而成者。

【用法】水煎服，1剂/d。

25. 五黄散（《证治准绳》）

【组成】黄丹，黄连，黄芩，黄柏，大黄，乳香各等量。

【功效】清热化瘀。

【适应证】治挫伤热毒肿痛。

【用法】共为细末，用水或饴糖调成膏外敷。

26. 少腹逐瘀汤（《医林改错》）

【组成】小茴香7粒，干姜3g，延胡索6g，没药3g，当归9g，川芎3g，肉桂1g，赤芍6g，蒲黄10g，五灵脂6g。

【功效】活血祛瘀，温经止痛。

【适应证】治腹部挫伤，气滞血瘀，少腹肿痛。

【用法】水煎服，1剂/d。

27. 化瘀通淋汤（《林如高正骨经验》）

【组成】木通9g，泽泻9g，怀牛膝9g，桃仁6g，续断9g，制乳香4.5g，当归6g，防己9g，川芎4.5g，茯苓9g，赤芍9g，炙甘草3g，车前子9g。

【功效】祛瘀血，利小便。

【适应证】治腰腹部损伤或严重挤压伤后，湿聚瘀阻，小便不利。

【用法】水煎服。

28. 乌头汤（《金匮要略》）

【组成】麻黄9g，芍药9g，黄芪9g，制川乌9g，炙甘草9g。

【功效】温经通络，祛寒逐湿。

【适应证】用于损伤后风寒湿邪乘虚入络者。

【用法】水煎服。

29. 六一散 （《伤寒直格》）

【组成】滑石 180g，甘草 30g。

【功效】祛暑利湿。

【适应证】治身热烦渴，小便不利，或泄泻。

【用法】研为细末，每服 9 ~ 18g，包煎，或温开水调服。亦可加入其他方药中煎服。

30. 六仁三生汤 （经验方）

【组成】栝楼仁，郁李仁，火麻仁，柏子仁，桃仁，杏仁，生香附，生延胡索，生枳实。

【功效】润下通便，理气活血。

【适应证】治年老体弱，气血虚弱，跌打损伤，瘀血停积者。

【用法】水煎服，1 剂/d。

31. 六味地黄汤（丸）（《小儿药证直诀》）

【组成】熟地 25g，怀山药 12g，茯苓 10g，泽泻 10g，山茱萸 12g，牡丹皮 10g。

【功效】滋水降火。

【适应证】治肾水不足，腰膝酸痛，头晕目眩，咽干耳鸣，潮热盗汗，骨折后期迟缓愈合等。

【用法】水煎服，1 剂/d。做丸，将药研末，蜜丸，10g/次，3 次/d。

32. 玉真散 （《外科正宗》）

【组成】生南星，白芷，防风，羌活，天麻，白附子各等量。

【功效】祛风镇痉。

【适应证】用于破伤风。

【用法】共研为末，每服 3 ~ 6g。

33. 正骨紫金丹 （《医宗金鉴》）

【组成】丁香 1 份，木香 1 份，血竭 1 份，儿茶 1 份，熟大黄 1 份，红花 1 份，牡丹皮 1/2 份，甘草 1/3 份。

【功效】活血祛瘀，行气止痛。

【适应证】治跌仆堕坠，闪挫伤之疼痛、瘀血凝聚等证。

【用法】共研细末，炼蜜为丸。每服 10g，黄酒送服。

34. 术附汤 （《医宗金鉴》）

【组成】白术 12g，附子（炮）9g。

【功效】温运脾阳，祛寒燥湿。

【适应证】治寒湿相搏致肢体疼痛。

【用法】水煎服。

35. 可保立苏汤 （《骨伤内伤学》）

【组成】黄芪 45g，党参 9g，白术 6g，甘草 6g，当归 6g，白芍 6g，酸枣仁 9g，山茱萸

3g，枸杞 6g，补骨脂 3g，胡桃肉（打碎）1 个。

【功效】补肝肾，益脑气。

【适应证】治头部损伤中、后期肝肾亏损，脑气虚衰者。

【用法】水煎服。

36. 左归丸（《景岳全书》）

【组成】熟地黄 4 份，怀山药 2 份，山茱萸 2 份，枸杞子 2 份，菟丝子 2 份，鹿角胶 2 份，龟甲 2 份，川牛膝 1 份，半蜜糖适量。

【功效】补益肾阴。

【适应证】治损伤日久或骨疾病后，肾水不足，精髓内亏，腰膝腿软，头昏眼花，虚热，自汗盗汗等证。

【用法】共为细末，炼蜜为丸如豆大。10g/次，1~2 次/d，饭前服。

37. 右归丸（《景岳全书》）

【组成】熟地黄 4 份，怀山药 2 份，山茱萸 2 份，枸杞子 2 份，菟丝子 2 份，杜仲 2 份，鹿角胶 2 份，当归 1 份，半附子 1 份，肉桂 1 份，蜜糖适量。

【功效】补益肾阳。

【适应证】治骨及软组织伤患后期，肝肾不足、精血虚损而致神疲气怯，或心跳不宁，或肢冷痿软无力。

【用法】共为细末，炼蜜为小丸。10g/次，1~2 次/d。

38. 归脾汤（《济生方》）

【组成】白术 10g，当归 3g，党参 3g，黄芪 10g，酸枣仁 10g，木香 1.5g，远志 3g，炙甘草 4.5g，龙眼肉 4.5g，茯苓 10g。

【功效】养心健脾，补益气血。

【适应证】治骨折后期气血不足，神经衰弱，慢性溃疡等。

【用法】水煎服，1 剂/d。亦可制成丸剂服用。

39. 四生丸（《校注妇人良方》）

【组成】生地 12g，生艾叶 10g，生荷叶 10g，生侧柏叶 10g。

【功效】凉血、止血。

【适应证】治损伤出血，血热妄行，吐血或衄血。

【用法】水煎服，或将生药捣汁服。或等量为丸，每服 6~12g，3 次/d。

40. 四君子汤（《太平惠民和剂局方》）

【组成】党参 10g，炙甘草 6g，茯苓 12g，白术 12g。

【功效】补益中气，调养脾胃。

【适应证】治损伤后期中气不足，脾胃虚弱，肌肉消瘦，溃疡日久未愈。

【用法】水煎服，1 剂/d。

41. 四物汤（《仙授理伤续断秘方》）

【组成】川芎 6g，当归 10g，白芍 12g，熟地 12g。

【功效】养血补血。

【适应证】治伤患后期血虚之证。

【用法】水煎服，1 剂/d。

42．四逆汤（《伤寒论》）

【组成】熟附子 15g，干姜 9g，炙甘草 6g。

【功效】回阳救逆。

【适应证】治损伤或骨疾病出现汗出肢冷，脉沉微或浮大无根等的亡阳证。

【用法】水煎服。

43．生血补髓汤（《伤科补要》）

【组成】生地 12g，芍药 9g，川芎 6g，黄芪 9g，杜仲 9g，五加皮 9g，牛膝 9g，红花 5g，当归 9g，续断 9g。

【功效】调理气血，舒筋活络。

【适应证】治扭挫伤及脱位骨折的中后期患处未愈合并有疼痛者。

【用法】水煎服，1 剂/d。

44．生脉散（饮）（《内外伤辨惑论》）

【组成】人参 1.6g，麦冬 1.6g，五味子 7 粒

【功效】益气敛汗，养阴生津。

【适应证】治热伤气津，或损伤气血耗损，汗出气短，体倦肢凉，心悸脉虚者。

【用法】水煎服，或为散冲服，1～4 剂/d，或按病情需要酌情使用。

45．仙鹤草汤（《外科学》）

【组成】仙鹤草 60g，侧柏炭、丹参、干藕节、炒蒲黄、车前子、荆芥炭、茯苓各 15g，参三七 2g。

【功效】止血祛瘀。

【适应证】治创伤之后肺胃出血不止，以及头部内伤血肿、水肿。

【用法】水煎服。

46．加味二妙汤（《医宗金鉴》）

【组成】黄柏、炒苍术、牛膝各 9g，槟榔、泽泻、木瓜、乌药各 6g，当归尾 4.5g，黑豆 4g，粒生姜 3 片。

【功效】清热燥湿，强筋壮骨。

【适应证】主治牙疳龈肿，腿肿色青。

【用法】水煎服。

47．加味二妙散（《丹溪心法》）

【组成】黄柏，苍术，牛膝，防己，萆薢，当归，龟甲

【功效】清热利湿。

【适应证】治湿热下注，两脚麻痹痿软，扪之有热感，心烦口渴，溺赤。

【用法】研粗末，水煎服。

48．加味术附汤（《杂病源流犀烛》）

【组成】白术 6g，附子 4.5g，甘草 4.5g，赤茯苓 4.5g，生姜 7 片，大枣 2 枚。

【功效】祛湿散寒。

【适应证】治寒湿腰痛偏于湿重者。

【用法】水煎服。

49. 加味犀角地黄汤（《中医伤科学讲义》）

【组成】水牛角，生地，白芍，牡丹皮，藕节，当归，红花，桔梗，陈皮，甘草。

【功效】凉血止血。

【适应证】用于上、中焦热盛之吐血、衄血、咳血、便血等证。

【用法】水煎服。

50. 加减补筋丸（《医宗金鉴》）

【组成】当归30g，熟地60g，白芍60g，红花30g，乳香30g，茯苓30g，骨碎补30g，陈皮60g，没药9g，丁香15g。

【功效】活血、壮筋、止痛。

【适应证】治跌仆伤筋，血脉壅滞，青紫肿痛。

【用法】共为细末，炼蜜为丸，如弹子大，每丸重9g，每次服1丸，用无灰酒送下。

51. 圣愈汤（《正体类要》）

【组成】熟地5g，生地5g，人参5g，川芎5g，当归2.5g，黄芩2.5g。

【功效】清营养阴，益气除烦。

【适应证】治创伤出血过多，或化脓性感染病灶溃后，脓血较多，以致热燥不安，或晡热作渴等证。

【用法】水煎服。

52. 地龙汤（散）（《医宗金鉴》）

【组成】地龙15g，苏木12g，麻黄6g，当归10g，桃仁10g，黄柏12g，甘草6g，肉桂（研末冲服）1g。

【功效】舒筋活血，散瘀止痛。

【适应证】治损伤早、中期肿痛积瘀。

【用法】水煎服，1剂/d。

53. 夺命丹（《伤科补要》）

【组成】当归尾60份，桃仁60份，血竭10份，䗪虫30份，儿茶10份，乳香20g，没药20份，红花10份，自然铜40份，大黄60份，朱砂10份，骨碎补20份，麝香1份。

【功效】祛瘀宣窍。

【适应证】治头部内伤昏迷及骨折的早期重伤。

【用法】共为细末，用黄明胶熔化为丸如绿豆大，朱砂为衣，每次服10～15g，每日服3～4次。

54. 至宝丹（《太平惠民和剂局方》）

【组成】水牛角100份，玳瑁100份，琥珀100份，朱砂100份，雄黄100份，龙脑1份，麝香1份，牛黄50份，安息香150份。（原方有金箔、银箔各50片，现已少用）

【功效】开窍安神，清热解毒。

【适应证】治感染性疾病高热所致的昏迷、烦躁不安、抽搐等证；头部内伤的脑震荡昏迷等。

【用法】研细末为丸，3g/丸，3g/次，小儿酌减。

55．当归四逆汤（《伤寒论》）

【组成】当归 15g，桂枝 6g，芍药 9g，细辛 3g，通草 3g，大枣 8 枚。

【功效与适应证】活血温经，通络止痛。治血虚寒凝、经脉不通、四肢周身痹痛等证。

【用法】水煎服，1 剂/d。

56．当归补血汤（《内外伤辨惑论》）

【组成】黄芪 15～30g，当归 3～6g。

【功效】补气生血。

【适应证】治血虚发热，以及大出血后脉芤，重按无力，气血两虚等症。

【用法】水煎服。

57．当归鸡血藤汤（《中医伤科学》）

【组成】当归 15g，熟地 15g，龙眼肉 6g，白芍 9g，丹参 9g，鸡血藤 15g。

【功效】补气补血。

【适应证】用于骨伤后期气血虚弱患者，肿瘤放疗或化疗期间有白细胞及血小板减少者。

【用法】水煎服，1 剂/d。

58．壮筋养血汤（《伤科补要》）

【组成】当归 9g，川芎 6g，白芷 9g，续断 12g，红花 5g，生地 12g，牛膝 9g，牡丹皮 9g，杜仲 6g。

【功效】活血壮筋。

【适应证】用于软组织损伤。

【用法】水煎服。

59．壮筋续骨丹（丸）（《伤科大成》）

【组成】当归 60g，川芎 30g，白芍 30g，熟地 120g，杜仲 30g，川断 45g，五加皮 45g，骨碎补 90g，桂枝 30g，三七 30g，黄芪 90g，虎骨（用代用品）30g，补骨脂 60g，菟丝子 60g，党参 60g，木瓜 30g，刘寄奴 60g，䗪虫 90g。

【功效】壮筋续骨。

【适应证】用于骨折、脱位、伤筋中后期。

【用法】共研细末，糖水泛丸，每次服 12g，温酒下。

60．壮腰健肾汤（经验方）

【组成】熟地，杜仲，山药，枸杞子，补骨脂，红花，羌活，独活，肉苁蓉，菟丝子，当归。

【功效】调肝肾、壮筋骨。

【适应证】治骨折及软组织损伤。

【用法】水煎服。

61. 血府逐瘀汤（《医林改错》）

【组成】当归 10g，生地 10g，桃仁 12g，红花 10g，枳壳 6g，赤芍 6g，柴胡 3g，甘草 3g，桔梗 4.5g，川芎 4.5g，牛膝 10g。

【功效】活血逐瘀，通络止痛。

【适应证】治瘀血内阻，血行不畅，经脉闭塞疼痛。

【用法】水煎服，1 剂/d。

62. 安宫牛黄丸（《温病条辨》）

【组成】牛黄 4 份，郁金 4 份，黄连 4 份，黄芩 4 份，栀子 4 份，水牛角 4 份，雄黄 4 份，朱砂 4 份，麝香 1 份，冰片 1 份，珍珠 2 份，蜜糖适量。

【功效】清心解毒，开窍安神。

【适应证】治神昏谵语，身热，狂躁，惊厥以及头部内伤晕厥。

【用法】研极细末，炼蜜为丸，3g/丸，1 丸/次，1~3 次/d。

63. 导赤散（《小儿药证直诀》）

【组成】生地，木通，甘草梢各等份。

【功效】清热利水。

【适应证】用于急性泌尿系感染，小便短赤而涩、尿时刺痛。

【用法】加入竹叶适量，水煎服。

64. 防风归芎汤（《中医伤科学讲义》）

【组成】川芎，当归，防风，荆芥，羌活，白芷，细辛，蔓荆子，丹参，乳香，没药，桃仁，苏木，泽兰叶。

【功效】活血化瘀，祛风止痛。

【适应证】治跌打损伤，青紫肿痛。

【用法】水煎温服。

65. 苇茎汤（《备急千金要方》）

【组成】苇茎 60g，薏苡仁 30g，冬瓜仁 24g，桃仁 9g。

【功效与适应证】清肺化痰，逐瘀排脓。主治胸部内伤后肺热咳嗽或瘀热而成肺痈。

【用法】水煎服。

66. 芪附汤（《魏氏家藏方》）

【组成】黄芪，附子。

【功效】温阳固表。

【适应证】治伤患后气血耗失以致卫阳不固，虚汗自冒者。

【用法】水煎服。

67. 苏子降气汤（《太平惠民和剂局方》）

【组成】紫苏子 9g，法半夏 9g，前胡 6g，厚朴 6g，当归 6g，甘草 4g，沉香 1.5g。

【功效】降气平喘。

【适应证】用于瘀血壅盛之喘咳。

【用法】水煎服。

68. 苏气汤（《伤科汇纂》）

【组成】乳香3g，没药3g，大黄3g，苏叶9g，山羊血1.5g，荆芥9g，牡丹皮9g，当归15g，白芍15g，羊踯躅15g，桃仁14粒。

【功效】行气活血。

【适应证】用于从高处坠下，昏厥不苏。

【用法】水煎服。方中羊踯躅毒性峻烈，当视患者身体强弱，适当减量。

69. 苏合香丸（《太平惠民和剂局方》）

【组成】白术2份，青木香2份，乌犀屑（用代用品）2份，香附子（炒，去毛）2份，朱砂（研，水飞）2份，诃黎勒（煨，去皮）2份，白檀香2份，安息香（研为末，用无灰酒1L熬膏）2份，沉香2份，麝香（研）2份，荜茇2份，龙脑（研）1份，乳香（研）1份，苏合香油1份（入安息香膏内），白蜜糖适量。

【功效与适应证】温宣通窍。治头部内伤昏迷。

【用法】固体药分别研成末，安息香以酒熬膏后与苏合香油混合，再把各药末加入，并炼蜜为丸，每丸3g。每服1丸，温开水送服，小儿减半。

70. 杞菊地黄丸（汤）（《医级》）

【组成】枸杞子12g，杭菊12g，熟地15g，怀山药12g，山茱萸10g，牡丹皮10g，茯苓10g，泽泻6g。

【功效】滋肾养肝，育阴潜阳。

【适应证】治肝肾不足，眩晕头痛，视物不清，耳鸣肢麻等症。

【用法】水煎服，或为丸服。

71. 吴茱萸汤（《伤寒论》）

【组成】吴茱萸10g，党参12g，生姜12g，大枣4枚。

【功效】温肝暖胃，降逆止呕。

【适应证】治头部损伤脑震荡后头晕、头痛等症。

【用法】水煎服。

72. 身痛逐瘀汤（《医林改错》）

【组成】秦艽9g，川芎9g，桃仁6g，红花6g，甘草3g，羌活9g，没药9g，五灵脂9g，香附9g，牛膝9g，地龙9g，当归15g。

【功效】活血行气，祛瘀通络，通痹止痛。

【适应证】主治气血痹阻经络所致的肩、腰、腿或周身疼痛，经久不愈。

【用法】水煎服。忌生冷油腻。孕妇忌服。

73. 皂角通关散（经验方）

【组成】皂角6g，知母9g，黄柏9g，小葱30g，路路通7个

【功效】通关开窍，清泄下焦。

【适应证】治严重挤压伤瘀阻下焦，尿少黄赤者。

【用法】水煎服。

74. 龟鹿二仙胶汤（《兰台轨范》）

【组成】鹿角6g，龟甲9g，枸杞子9g，人参6g。

【功效】填精养血，助阳益气。

【适应证】治气阴两虚，精血亏虚所致腰膝酸软。

【用法】水煎服，1剂/d，3次/d。

75. 羌活胜湿汤（《内外伤辨惑论》）

【组成】羌活15g，独活15g，藁本15g，防风15g，甘草6g，川芎10g，蔓荆子10g。

【功效】祛风除湿。

【适应证】治伤后风湿邪客者。

【用法】水煎服。药渣可煎水热洗患处。

76. 补中益气汤（《东垣十书》）

【组成】黄芪15g，党参12g，白术12g，陈皮3g，炙甘草5g，当归10g，升麻5g，柴胡5g。

【功效】补中益气。

【适应证】治疮疡日久，元气亏损，损伤气血耗损，中气不足诸证。

【用法】水煎服。

77. 补阳还五汤（《医林改错》）

【组成】黄芪30g，当归尾6g，赤芍4.5g，地龙3g，川芎3g，桃仁3g，红花3g。

【功效】活血补气，疏通经络。

【适应证】治气虚而血不行的半身不遂、口眼歪斜，以及外伤性截瘫。

【用法】水煎服。

78. 补肾壮阳汤（经验方）

【组成】熟地15g，生麻黄3g，白芥子3g，炮姜6g，杜仲12g，狗脊12g，肉桂6g，菟丝子12g，牛膝9g，川断9g，丝瓜络6g。

【功效】温通经络，补益肝肾。

【适应证】用于腰部损伤的中后期。

【用法】水煎服。

79. 补肾壮筋汤（丸）（《伤科补要》）

【组成】熟地12g，当归12g，牛膝10g，山茱萸12g，茯苓12g，续断12g，杜仲10g，白芍10g，青皮5g，五加皮10g。

【功效】补益肝肾，强壮筋骨。

【适应证】治肾气虚损，习惯性关节脱位等。

【用法】水煎服，1剂/d。或制成丸剂服。

80. 补肾活血汤（《伤科大成》）

【组成】熟地10g，杜仲3g，枸杞子3g，补骨脂10g，菟丝子10g，当归尾3g，没药3g，山茱萸3g，红花2g，独活3g，肉苁蓉3g。

【功效】补肾壮筋，活血止痛。

【适应证】治伤患后期各种筋骨酸痛无力等症，尤以腰部伤患更宜。

【用法】水煎服。

81. 补筋丸（《医宗金鉴》）

【组成】沉香 30g，丁香 30g，川牛膝 30g，五加皮 30g，蛇床子 30g，茯苓 30g，白莲蕊 30g，肉苁蓉 30g，菟丝子 30g，当归 30g，熟地 30g，牡丹皮 30g，木瓜 24g，怀山药 24g，人参 9g，广术香 9g。

【功效】补肾壮筋，益气养血，活络止痛。

【适应证】治跌仆，伤筋，血脉壅滞，青紫肿痛。

【用法】共为细末，炼蜜为丸，如弹子大，每丸重 9g，每次服 1 丸，用无灰酒送下。

82. 鸡鸣散（《伤科补要》）

【组成】当归尾，桃仁，大黄。

【功效】攻下逐瘀。

【适应证】治胸腹部挫伤，疼痛难忍，并见大便秘结者。

【用法】根据病情实际需要酌情拟定剂量，水煎服。

83. 苓桂术甘汤（《伤寒论》）

【组成】茯苓 2g，桂枝 9g，白术 9g，炙甘草 6g。

【功效】温化痰饮，健脾渗湿。

【适应证】治中焦阳虚，水饮内停所致诸证。

【用法】水煎服，1 剂/d，3 次/d。

84. 抵当丸（汤）（《伤寒论》）

【组成】水蛭 9g，虻虫 9g，桃仁 6g，大黄 15g，蜜糖适量。

【功效】破瘀血，消症瘕。

【适应证】用治各种骨肿瘤有瘀阻者。

【用法】共为细末，蜜为丸如绿豆大小。3～6g/次，1～2 次/d。做汤剂时，水煎服，但须注意病者的耐受情况。

85. 肾气丸（《备急千金要方》）

【组成】干地黄 8 份，肉苁蓉 6 份，麦冬、远志、防风、干姜、牛膝、地骨皮、葳蕤、山药、石斛、细辛、甘草、附子、桂心、茯苓、山茱萸各 4 份，钟乳粉 10 份，公羊肾 1 具。

【功效】温补肾阳。

【适应证】用于虚劳，肾气不足，腰痛阴寒，小便频数，或有余沥，阴囊湿冷，阳痿不起。

【用法】为末，炼蜜为丸，梧桐子大，每服 15～30 丸，酒送下，日 3 次。

86. 肾气丸（《脉因症治》）

【组成】苍术（米泔浸）、熟地各 500g，五味子 250g，川芎 15～30g（冬 30g，夏 15g，春、秋各 21g）。

【功效】补肾健脾。

【适应证】用于肾脾不足，房室虚损。

【用法】为末，枣肉为丸，米汤送下。

87. 知柏地黄汤（丸）（《医宗金鉴》）

【组成】知母 9g，黄柏 9g，熟地 24g，怀山药 12g，山茱萸 12g，茯苓 9g，泽泻 9g，牡丹皮 9g。

【功效】滋阴降火。

【适应证】治骨病阴虚火旺，潮热骨蒸等症。

【用法】水煎服。或制成丸剂，淡盐汤送服。

88. 和营止痛汤 （《伤科补要》）

【组成】赤芍 9g，当归尾 9g，川芎 6g，苏木 6g，陈皮 6g，桃仁 6g，续断 12g，乌药 9g，乳香 6g，没药 6g，木通 6g，甘草 6g。

【功效】活血止痛，祛瘀生新。

【适应证】治损伤积瘀肿痛。

【用法】水煎服。

89. 和营通气散 （《中医伤科学讲义》）

【组成】当归、丹参、香附各 90g，川芎、延胡索、小青皮、生枳壳各 30g，郁金、半夏各 60g，广木香、大茴香各 15g。

【功效】活血止痛行气。

【适应证】治躯干内伤，气阻血滞，胸腹闷胀不舒，呼吸不利。

【用法】共为细末，每服 1.5g，吞服，2 次/d。

90. 金铃子散 （《太平圣惠方》）

【组成】金铃子、延胡索各等量。

【功效】理气止痛。

【适应证】治跌扑损伤后心腹胸胁疼痛，时发时止，或流窜不定者。

【用法】共为细末，9~12g/次，温开水或温酒送下，2~4 次/d。

91. 金匮肾气丸 （《金匮要略》）

【组成】熟地 25g，怀山药 12g，山茱萸 12g，泽泻 10g，茯苓 10g，牡丹皮 10g，肉桂（冲服）3g，熟附子 10g。

【功效】温补肾阳。

【适应证】治肾阳亏虚。

【用法】水煎服。或制成丸剂，淡盐汤送服。

92. 肢伤一方 （《外伤科学》）

【组成】当归 13g，赤芍 12g，桃仁 10g，红花 6g，黄柏 10g，防风 10g，木通 10g，甘草 6g，生地 12g，乳香 5g。

【功效】行气活血，祛瘀止痛。

【适应证】治跌打损伤，瘀肿疼痛。用于四肢骨折或软组织损伤初期。

【用法】水煎服。

93. 肢伤二方 （《外伤科学》）

【组成】当归 12g，赤芍 12g，续断 12g，威灵仙 12g，生薏苡仁 30g，桑寄生 30g，骨碎补 12g，五加皮 12g。

【功效】祛瘀生新，舒筋活络。

【适应证】治跌打损伤，筋络挛痛。用于四肢损伤的中、后期。

【用法】水煎服。

94. 肢伤三方（《外伤科学》）

【组成】当归12g，白芍12g，续断12g，骨碎补12g，威灵仙12g，川木瓜12g，天花粉12g，黄芪15g，熟地15g，自然铜10g，䗪虫10g。

【功效】补益气血，促进骨合。

【适应证】治骨折后期。

【用法】水煎服。

95. 定痛和血汤（《伤科补要》）

【组成】桃仁，红花，乳香，没药，当归，秦艽，川断，蒲黄，五灵脂。

【功效与适应证】活血定痛。用于各部损伤，瘀血疼痛。

【用法】水、酒各半，煎服。

96. 参附汤（《世医得效方》）

【组成】人参12g，附子（炮，去皮）10g。

【功效】回阳救逆。

【适应证】治伤患阳气将脱，表现为休克，四肢厥冷，气短呃逆，喘满汗出，脉微细者。

【用法】水煎服。

97. 参苓白术散（《太平惠民和剂局方》）

【组成】白扁豆12g，党参12g，白术12g，茯苓12g，炙甘草6g，怀山药12g，莲子肉10g，薏苡仁10g，桔梗6g，砂仁5g，大枣4枚。

【功效】补气健脾渗湿。

【适应证】治气血受损，脾失健运者。

【用法】水煎服，或制成药散，其中大枣煎汤送散服。

98. 参黄散（《外科补要》）

【组成】参三七30g，大黄120g，厚朴30g，枳实30g，桃仁90g，当归尾90g，赤芍45g，红花15g，穿山甲15g，郁金30g，延胡索30g，肉桂15g，柴胡18g，甘草12g，青皮30g。

【功效】攻下逐瘀，疏通经络。

【适应证】治体实伤重者。

【用法】共为细末，每服6g，酒调送下。

99. 草乌散（《世医得效方》）

【组成】皂角、木鳖子、紫金皮、白芷、半夏、乌药、川芎、当归、川乌各150g，大茴香、坐拏草（酒煎熟）、草乌各30g，木香9g。

【功效】麻醉止痛。

【适应证】用于骨折、脱臼等整骨手术麻醉。

【用法】为末，每服6g，红酒调下。

100. 骨刺丸（《外伤科学》）

【组成】制川乌1份，制草乌1份，细辛1份，白芷1份，当归1份，萆薢2份，红花2份，蜜糖适量。

【功效】祛风散寒，活血止痛。

【适应证】治损伤后期及骨刺所致的疼痛，或风寒湿痹痛。

【用法】共为细末，炼蜜为丸。10g/丸，1~2丸/次，2~3次/d。

101. 复元活血汤（《医学发明》）

【组成】柴胡15g，天花粉10g，当归尾10g，红花6g，穿山甲10g，酒浸大黄30g，酒浸桃仁12g。

【功效】活血祛瘀，消肿止痛。

【适应证】治跌打损伤，血停积于胁下，肿痛不可忍者。

【用法】水煎，分2次服。如服完第一次后，泻下大便，得利痛减，则停服；如6h之后，仍无泻下者，则服下第二次。以利为度。

102. 复元通气散（《丹溪心法》）

【组成】茴香、穿山甲（蛤粉炒）、穿山甲（生用）各60g，炒白牵牛子、延胡索、炒甘草、陈皮各30g，木香45g。

【功效】理气通络。

【适应证】气不宣流，或成痈疖；并闪挫腰痛，诸气滞闭，耳聋、耳疼。

【用法】为末，每服3g，热酒调下。

103. 复苏汤（《林如高正骨经验》）

【组成】琥珀、枳壳、川朴、石菖蒲、三七各6g，珍珠粉0.6g，辰砂3g，血竭、龙骨各9g，麝香0.1g。

【功效】开窍醒神，理气化瘀。

【适应证】治重伤后不省人事者。

【用法】水煎服。

104. 复原通气散（《正体类要》）

【组成】木香、茴香（炒）、青皮、穿山甲（炙）、陈皮、白芷、甘草、漏芦、贝母各等份。

【功效】理气止痛。

【适应证】治跌仆损伤，气滞作痛。

【用法】共研细末，3~6g/次，温酒调下。

105. 顺气活血汤（《伤科大成》）

【组成】苏梗，厚朴，枳壳，砂仁，当归尾，红花，木香，赤芍，桃仁，苏木，香附。

【功效】行气活血，祛瘀止痛。

【适应证】用于胸腹挫伤、气滞胀满作痛。

【用法】按病情拟定药量，水煎，可加入少量米酒和服。

106. 独参汤（《景岳全书》）

【组成】人参10~20g。

【功效】补气、摄血、固脱。

【适应证】治失血后气血衰虚，虚烦作渴，气随血脱之危证。

【用法】水炖服。

107. 独活寄生丸（《备急千金要方》）

【组成】独活90g，桑寄生、杜仲、牛膝、细辛、秦艽、茯苓、桂心、防风、川芎、人参、甘草、当归、芍药、干地黄各60g。

【功效】祛风湿，止痹痛，益肝肾，补气血。

【适应证】治肝肾两亏，气血不足，感受风寒湿邪，腰膝冷痛，膝关节屈伸不利，或麻痹不仁，畏寒喜温。临床主要用于风湿性关节炎、类风湿性关节炎、骨性关节炎、坐骨神经痛、骨质增生性腰腿疼痛、腰肌劳损、肩周炎、颞颌关节功能紊乱综合征、小儿麻痹等属于肝肾两亏，气血不足的风寒湿痹痛者。

【用法】蜜丸，每丸9g。口服，1丸/次，2次/d。温开水加黄酒少许空腹冲服，7岁以上小孩服成人半量，孕妇慎用。

108. 独活寄生汤（《千金方》）

【组成】独活6g，防风6g，川芎6g，牛膝6g，桑寄生18g，秦艽12g，杜仲12g，当归12g，茯苓12g，党参12g，熟地15g，白芍10g，细辛3g，甘草3g，肉桂（焗冲）2g。

【功效】益肝肾，补气血，祛风湿，止痹痛。

【适应证】治腰脊损伤后期，肝肾两亏，风湿痛及腿足屈伸不利者。

【用法】水煎服。可复煎外洗患处。

109. 养血润肠汤（经验方）

【组成】黄芪30g，当归15g，肉苁蓉9g，怀牛膝12g。

【功效】益气养血，润肠通便。

【适应证】治跌打损伤，荣血不足，不宜用攻下逐瘀者。

【用法】水煎服。

110. 活血止痛汤（丸）（《伤科大成》）

【组成】当归12g，川芎6g，乳香6g，苏木5g，红花5g，没药69，䗪虫3g，三七3g，赤芍9g，陈皮5g，落得打6g，紫荆藤9g。

【功效】活血止痛。

【适应证】治跌打损伤肿痛。

【用法】水煎服。

111. 活血四物汤（《医学入门》）

【组成】当归4.5g，川芎4.5g，芍药4.5g，地黄4.5g，桃仁9枚，红花3g，苏木2.5g，连翘2g，黄连2g，防风2g，甘草2g。

【功效】活血祛瘀，清热祛风。

【适应证】治疮疡经久不愈。

【用法】水煎服。

112. 活血汤（经验方）

【组成】柴胡6g，当归尾9g，赤芍9g，桃仁9g，鸡血藤15g，枳壳9g，红花5g，血竭 3g。

【功效】活血祛瘀,消肿止痛。

【适应证】用于骨折早期。

【用法】水煎服。

113. 活血祛瘀汤 (《中医伤科学》)

【组成】当归 15g,红花 6g,䗪虫 9g,自然铜 9g,狗脊 9g,骨碎补 15g,没药 6g,乳香 6g,三七 3g,路路通 6g,桃仁 9g

加减:①便秘,去骨碎补、没药、乳香,加郁李仁 15g,火麻仁 15g。②疼痛剧烈者加延胡索 9g。③食欲不振,加砂仁 9g。④心神不宁,加龙齿 15g,磁石 15g,酸枣仁 9g,远志 9g。⑤尿路感染,加知母 9g,黄柏 15g,车前子 15g,泽泻 15g。

【功效】活血化瘀,通络消肿,续筋接骨。

【适应证】用于骨折及软组织损伤的初期。

【用法】水煎服,1 剂/d。

114. 活血舒肝汤 (河南正骨研究所郭氏验方)

【组成】当归 12g,柴胡 10g,赤芍 10g,黄芩 6g,桃仁 5g,红花 3g,枳壳 10g,槟榔 10g,陈皮 5g,大黄(后下)10g,厚朴 6g,甘草 3g。

【功效】破血逐瘀,行气止痛。

【适应证】治伤后瘀血初起。

【用法】水煎服。

115. 活血散瘀汤 (《医宗金鉴》)

【组成】当归尾 6g,赤芍 6g,桃仁 6g,酒炒大黄 6g,川芎 5g,苏木 5g,牡丹皮 3g,麸炒枳壳 3g,槟榔 2g。

【功效】活血祛瘀。

【适应证】治瘀毒所致的疮疡。

【用法】水煎服,1 剂/d,3 次/d。

116. 宣痹汤 (《温病条辨》)

【组成】防己 15g,杏仁 15g,滑石 15g,连翘 9g,山栀 9g,薏苡仁 15g,半夏(醋炒)9g,晚蚕沙 9g,赤小豆皮 9g。

【功效与适应证】清利湿热,宣通经络。治湿热痹证,症见寒战热炽,骨节烦痛,小便短赤,舌苔灰滞或黄腻。

【用法】水煎服。

117. 济生肾气丸 (《济生丸》)

【组成】炮附子 9g,熟地 6g,山药 6g,山茱萸 6g,泽泻 6g,茯苓 6g,牡丹皮 6g,车前子 6g,肉桂 3g,川牛膝 6g。

【功效】温补肾阳,利水消肿。

【适应证】治肾(阳)虚水肿,腰重脚肿,小便不利。

【用法】上为细末,炼蜜和丸,如梧桐子大,每服 70 丸(9g)。

118. 祛风胜湿汤（《中医外科学》）

【组成】黄柏，苦参，金银花，白鲜皮，茯苓皮，羌活，防风，荆芥，陈皮。

【功效】清热利湿，祛风止痒。

【适应证】治湿热型瘙痒。

【用法】水煎服。

119. 神犀丹（《温热经纬》）

【组成】水牛角尖、石菖蒲、黄芩各180g，生地、金银花各500g，甘中黄120g，连翘300g，板蓝根270g，豆豉240g，玄参210g，天花粉、紫草各120g。

【功效】清热凉血，解毒。

【适应证】治热入营血，热毒内陷，神昏谵妄，发斑发疹，舌绛，目赤，烦躁。

【用法】将石菖蒲、鲜生地捣汁，豆豉煮烂，将余药研粉和匀，再相互打和搅匀为丸，每料成480丸，1丸/d，分2~4次，凉开水调化。

120. 桂枝汤

【组成】

一方（《伤寒论》）：桂枝9g，芍药9g，甘草6g，生姜9g，大枣4枚。

二方（《伤科补要》）：桂枝，赤芍，枳壳，香附，陈皮，红花，生地，当归尾，延胡索，防风，独活。

【功效】祛风胜湿，和营止痛。

【适应证】用于失枕、上肢损伤及风寒湿侵袭经络作痛等证。

【用法】一方：水煎服；二方：各等份，童便、陈酒煎服。

121. 桃仁四物汤（《中国医学大辞典》）

【组成】桃仁25粒，川芎3g，当归3g，赤芍3g，生地2g，红花2g，牡丹皮3g，制香附3g，延胡索3g。

【功效】通络活血，行气止痛。

【适应证】用于骨伤患者气滞血瘀而肿痛者。

【用法】水煎服。

122. 桃仁承气汤（《温疫论》）

【组成】桃仁9g，大黄（后下）15g，芒硝（冲服）6g，当归9g，芍药9g，牡丹皮9g。

【功效】活血祛瘀，泄热泻下。

【适应证】治跌打损伤，血滞作痛，大便秘结，或下腹蓄瘀等证。

【用法】水煎服。

123. 桃红四物汤（又名元戎四物汤，《医宗金鉴》）

【组成】当归，川芎，白芍，生地，桃仁，红花。

【功效】活血祛瘀。

【适应证】用于损伤血瘀证。

【用法】水煎服。

124. 桃核承气汤（《伤寒论》）

【组成】桃仁10g，大黄（后下）12g，桂枝6g，甘草6g，芒硝（冲服）6g。

【功效与适应证】攻下逐瘀。治跌打损伤，瘀血停溢，或下腹蓄瘀，疼痛拒按，瘀热发狂等证。

【用法】水煎服。

125. 根痛平冲剂（经验方）

【组成】伸筋草，牛膝，红花，没药（制），乳香（制）等。

【功效与适应证】活血通络，舒筋止痛。治风寒阻络所致颈椎病，肩颈疼痛，活动受限，上肢麻木等。

【用法】每袋 12g，开水冲服，每次 1 袋，每日 2~3 次，饭后服。孕妇忌服。

126. 柴胡细辛汤（《中医伤科学讲义》）

【组成】柴胡，细辛，薄荷，当归尾，䗪虫，丹参，半夏，川芎，泽兰，黄连。

【功效】祛瘀生新，调和升降。

【适应证】治脑震荡、头晕、呕吐。

【用法】水煎服。

127. 柴胡疏肝散（《景岳全书》）

【组成】柴胡、芍药、枳壳各 6g，甘草 3g，川芎、香附、陈皮各 6g。

【功效】疏肝理气止痛。

【适应证】治胸胁损伤。

【用法】按病情拟定药量，并酌情加减，煎服。

128. 透脓散（《外科正宗》）

【组成】生黄芪 12g，穿山甲片（炒）6g，川芎 6g，当归 9g，皂角刺 5g。

【功效】托毒排脓。

【适应证】治痈疽诸毒，脓已成，不易外溃，或因气血虚弱不能化毒成脓者。

【用法】共为末，开水冲服。亦可水煎服。

129. 健步虎潜丸（《伤科补要》）

【组成】龟胶 2 份，鹿角胶 2 份，虎骨（用代用品）2 份，何首乌 2 份，川牛膝 2 份，杜仲 2 份，锁阳 2 份，当归 2 份，熟地 2 份，威灵仙 2 份，黄柏 1 份，人参 1 份，羌活 1 份，白芍 1 份，白术 1 份，大川附子 1 份，半蜜糖适量。

【功效】补气血，壮筋骨。

【适应证】治跌打损伤，血虚气弱，筋骨痿软无力，步履艰难。

【用法】共为细末，炼蜜为丸如绿豆大。10g/次，空腹淡盐水送下，2~3 次/d。

130. 健脾养胃汤（《伤科补要》）

【组成】党参、黄芪、怀山药各 15g，当归身 12g，白术、茯苓、白芍、泽泻各 10g，小茴香 6g，陈皮 5g。

【功效】调理脾胃。

【适应证】治损伤后脾胃功能失调者。

【用法】水煎服。

131. 展筋丹（《中医伤科学讲义》）

【组成】人参 1.5g，珍珠 1.5g，琥珀 1.5g，当归 1.5g，冰片 1.5g，乳香 1.5g，没药

1.5g，血竭 6g，麝香 0.9g，牛黄 0.3g。

【功效】活血，舒筋，止痛。

【适应证】用于软组织损伤，局部肿痛者。

【用法】共为极细末，收贮瓶中待用。宜收藏于阴干之处。搽擦用。

132. 通关散 （《丹溪心法附余》）

【组成】猪牙皂、细辛各等份。

【功效】通关开窍。

【适应证】治中恶客忤或痰厥所致猝然口噤、气寒、人事不省、牙关紧闭、痰涎壅盛，属闭证、实证者。

【用法】研极细末，和匀，吹少许入鼻中取嚏。

133. 通窍活血汤 （《医林改错》）

【组成】赤芍 3g，川芎 3g，红花 9g，桃仁 9g，鲜生姜 9g，老葱 3 根，红枣 7 个，麝香（冲服）0.15g。

【功效】活血通窍。

【适应证】用于头面等上部出血，或颅、脑损伤瘀血，或头部损伤后头晕，头痛或脑震荡等。

【用法】将前七味加入黄酒 250g，煎一盅，去渣，将麝香入酒内，再煎沸，临卧服。

134. 黄土汤 （《金匮要略》）

【组成】甘草、干地黄、白术、附子、阿胶、黄芩各 9g，灶心、黄土 30g。

【功效】温阳健脾，养血止血。

【适应证】治阳虚便血，或吐血，衄血，四肢不温，面色萎黄，舌淡，脉沉细无力。

【用法】水煎服。

135. 接骨丹

【组成】

一方（又名十宝散，《外科证治全生集》）：真血竭 4.8g，明雄黄 12g，上红花 12g，净儿茶 0.72g，朱砂 3.6g，净乳香 3.6g，当归尾 30g，净没药 4.2g，麝香 0.09g，冰片 0.36g。

二方（又名夺命接骨丹，《中医伤科学讲义》）：当归尾 12g，乳香 30g，没药 30g，自然铜 30g，骨碎补 30g，桃仁 30g，大黄 30g，雄黄 30g，白及 30g，血竭 15g，蟅虫 15g，三七 15g，红花 15g，儿茶 15g，麝香 15g，朱砂 6g，冰片 6g。

【功效】活血止痛接骨。

【适应证】用于跌打损伤筋断骨折。

【用法】共为细末。每服 2~3g，每日服 2 次。

136. 接骨散 （《丹溪心法》）

【组成】没药、乳香各 15g，自然铜（煅淬）30g，滑石 60g，龙骨、赤石脂各 90g，麝香（另研）0.3g。

【功效与适应证】和营定痛，接骨续筋。主治骨折疼痛。

【用法】为末，好醋浸没，煮干、炒燥，临卧时以麝香少许留舌上，温酒送药末。若骨已接、尚痛，去龙骨、赤石脂。

137. 接骨紫金丹（《杂病源流犀烛》）

【组成】䗪虫、乳香、没药、自然铜、骨碎补、大黄、血竭、硼砂、当归各等量。

【功效与适应证】祛瘀、续骨、止痛。治损伤骨折，瘀血内停者。

【用法】共研细末。每服 3~6g，开水或少量酒送服。

138. 清上瘀血汤（《证治准绳》）

【组成】羌活、独活、连翘、枳壳、赤芍、当归、栀子、黄芩、桃仁、苏木各 10g，桔梗、川芎、红花各 6g，生地 15g，大黄 12g，甘草 3g。

【功效】活血祛瘀，祛风解毒。

【适应证】治膈上损伤后吐血、咯血、痰中带血。

【用法】水煎，加烧酒或童便和服。

139. 清骨散（《证治准绳》）

【组成】青蒿 6g，鳖甲 10g，地骨皮 10g，秦艽 10g，知母 10g，银柴胡 6g，胡黄连 5g，甘草 3g。

【功效】养阴清热。

【适应证】治流痰溃久，骨蒸潮热者。

【用法】水煎服，1 剂/d，3 次/d。

140. 清营汤（《温病条辨》）

【组成】生地 25g，玄参 9g，淡竹叶 12g，金银花 15g，连翘 15g，黄连 6g，丹参 12g，麦冬 9g，水牛角（锉细末冲）1g。

【功效】清营泄热，养阴解毒。

【适应证】治创伤或骨关节感染后，温热之邪入营内陷，症见高热烦渴，谵语发癫，舌绛而干者。

【用法】水煎服。

141. 清瘟败毒饮（《疫疹一得》）

【组成】生石膏（先煎）30g，知母 10g，甘草 30g，生地 25g，黄连 6g，栀子 6g，桔梗 6g，黄芩 10g，玄参 10g，连翘 12g，牡丹皮 6g，淡竹叶 12g，水牛角（锉末冲）0.6g。

【功效】清热解毒，凉血止血。

【适应证】治疗疮走黄，痈毒内陷，阳毒炽盛，症见寒战壮热，烦躁口渴，昏狂谵语，或吐血，衄血，皮肤发斑。

【用法】水煎服，1~2 剂/d。

142. 麻桂温经汤（《伤科补要》）

【组成】麻黄，桂枝，红花，白芷，细辛，桃仁，赤芍，甘草。

【功效】通经活络去瘀。

【适应证】治损伤之后风寒客注而痹痛。

【用法】按病情决定剂量，水煎服。

143. 鹿角胶丸（《医学正传》）

【组成】鹿角胶 15g，鹿角霜 15g，熟地 30g，人参 9g，当归 12g，牛膝 9g，茯苓 9g，白术 9g，菟丝子 15g，杜仲 15g，虎骨（用代用品）30g，龟甲 30g。

【功效】扶正固本。

【适应证】治腰痛，腿膝酸软，食欲不振，气短神疲，足跟疼痛，舌淡红，脉沉细无力。

【用法】蜜丸，口服 9g/次，2 次/d。又可做汤剂，1 剂/d，3 次/d。

144. 羚角钩藤汤（《通俗伤寒论》）

【组成】羚羊角（先煎）1~4g，钩藤（后下）10g，桑叶 6g，川贝 12g，竹茹 15g，生地 15g，菊花 10g，茯神木 10，甘草 3g。

【功效】平肝息风，清热止痛。

【适应证】治感染或头部内伤而高热动风者。

【用法】水煎服。

145. 续骨活血汤（《中医伤科学讲义》）

【组成】当归尾 12g，赤芍 10g，白芍 10g，生地 15g，红花 6g，䗪虫 6g，骨碎补 12g，煅自然铜 10g，续断 12g，落得打 10g，乳香 6g，没药 6g。

【功效】祛瘀止血，活血续骨。

【适应证】治骨折及软组织损伤。

【用法】水煎服。

146. 颈复康冲剂（成药）

【组成】黄芪，党参，川芎，白芍，桃仁，生地，红花，地龙，葛根，穿山甲，威灵仙，丹参，王不留行，羌活，秦艽，乳香，没药，生石决明。

【功效与适应证】益气养血，活血通络，散风止痛。治颈椎骨质增生引起的脑供血不足，症见头痛、头晕，颈项僵痛，肩背酸痛，手臂麻木等。

【用法】每袋 10g，开水冲服，1~2 袋/次，2 次/d，饭后服为宜。

147. 颈痛灵（成药）

【组成】人参，鹿茸，熟地，黑芝麻，蛇蜕，黄芪，枸杞子，葛根，黑豆，甘草，核桃，白酒。

【功效】滋补肝肾，生精补髓，补益气血，通经活络，止痛。

【适应证】治颈椎病。临床用于治疗各种颈椎病引起的颈背肩臂痛，麻木，痿弱无力，头痛，眩晕，眼目干涩，视物模糊，恶心，呕吐，多汗等症状。

【用法】酒剂，每瓶 150ml、250ml 或 500ml。口服，10~15ml/次，2 次/d，饭后半小时服用。孕妇禁用，患有高血压病者慎用。

148. 续断紫金丹（《中医伤科学讲义》）

【组成】酒炒当归 4 份，熟地 8 份，酒炒菟丝子 3 份，骨碎补 3 份，续断 4 份，制首乌 4 份，茯苓 4 份，白术 2 份，牡丹皮 2 份，血竭 2 份，怀牛膝 5 份，红花 1 份，乳香 1 份，没药 1 份，虎骨（用代用品）1 份，儿茶 2 份，鹿角霜 4 份，煅自然铜 2 份。

【功效】活血止痛，续筋接骨。

【适应证】治筋伤骨折。

【用法】共为细末，3～5g/次，2～3次/d。

149. 琥珀安神汤（《陆银华治伤经验》）

【组成】西琥珀6g，化龙齿12g，飞辰砂3g，甘菊花9g，冬桑叶9g。

【功效】镇心安神，升清降浊。

【适应证】治脑震荡初期，神志恍惚不清，头痛头晕，呕吐，夜寐不宁或昏迷不省人事，或嗜睡等症。

【用法】水煎服。

150. 葛根汤（《伤寒论》）

【组成】葛根15g，麻黄8g，桂枝15g，白芍15g，甘草5g，生姜3片，大枣3枚。

【功效与适应证】解肌散寒。治颈部扭伤兼有风寒乘袭者。

【用法】水煎服，煎渣湿热敷颈部。

151. 紫荆皮散（《证治准绳》）

【组成】紫荆皮、南星、半夏、黄柏、草乌、川乌、当归、川芎、乌药、补骨脂、白芷、刘寄奴、牛膝、桑白皮各等份。

【功效】消肿止痛。

【适应证】治跌打损伤，伤处浮肿及一切肿痛未破者。

【用法】共研细末，饴糖调敷。

152. 紫雪丹（《太平惠民和剂局方》）

【组成】石膏，寒水石，滑石，磁石，玄参，升麻，甘草，芒硝，硝石，丁香，朱砂，木香，麝香，水牛角，羚羊角，黄金，沉香。

【功效】清热解毒，宣窍镇痉。

【适应证】治高热烦躁，神昏谵语，发癍发黄，疮疡内陷，疔毒走黄及药物性皮炎等症，或颅脑损伤后高热昏迷。

【用法】剂量、制法详见《医方集解》，1～2g/次。重症可每次服3g，1～3次/d。

153. 跌打丸（原名军中跌打丸，《全国中医成药处方集》济南地区经验方）

【组成】当归1份，蟅虫1份，川芎1份，血竭1份，没药1份，麻黄2份，自然铜2份，乳香2份。

【功效】活血破瘀，接骨续筋。

【适应证】治跌打损伤，筋断骨折，瘀血攻心等证。

【用法】共研细末，炼蜜为丸，每丸5g。1～2丸/次，1～2次/d。

154. 黑虎丹（《中医伤科学》）

【组成】冰片15g，炉甘石60g，轻粉30g，炙山甲30g，炙乳香30g，炙没药30g，孩儿茶30g，麝香15g，五倍子30g，腰黄78g，炙金蝎40只，炙大蜘蛛80g，炙蜈蚣40条。

【功效】祛瘀散坚消肿。

【适应证】用于损伤后肌肉坚硬，筋骨发炎等（皮破不用）。

【用法】共为细末，将药粉撒于膏药或油膏上敷贴患处。或凡士林调煮成膏外敷患处。

155. 舒筋丸（又称舒筋壮力丸，《刘寿山正骨经验》）

【组成】麻黄2份，制马钱子2份，制乳香1份，制没药1份，血竭1份，红花1份，自然铜（煅，醋淬）1份，羌活1份，独活1份，防风1份，钻地风1份，杜仲1份，木瓜1份，桂枝1份，怀牛膝1份，贝母1份，生甘草1份，蜂蜜适量。

【功效】散寒祛风，舒筋活络。

【适应证】用于各种筋伤患冷痹痛。

【用法】共为细末，炼蜜为丸，5g/丸，1丸/次，1～3次/d。

156.舒筋汤

【组成】

一方（《外伤科学》）：当归10g，白芍10g，姜黄6g，宽筋藤15g，松节6g，海桐皮12g，羌活10g，防风10g，续断10g，甘草6g。

二方（《中医伤科学》）：当归12g，陈皮9g，羌活9g，骨碎补9g，伸筋草15g，五加皮9g，桑寄生15g，木瓜9g。

【功效】祛风舒筋活络。

【适应证】治骨折及关节脱位后期，或软组织病变所致的筋络挛痛。

【用法】水煎服。

157.舒筋活血汤（《伤科补要》）

【组成】羌活6g，防风9g，荆芥6g，独活9g，当归12g，续断12g，青皮5g，牛膝9g，五加皮9g，杜仲9g，红花6g，枳壳6g。

【功效】舒筋活络。

【适应证】治软组织损伤及骨折脱位后期筋肉挛缩者。

【用法】水煎服。

158.舒筋活血洗方（《中医伤科学讲义》）

【组成】伸筋草9g，海桐皮9g，秦艽9g，独活9g，当归9g，钩藤9g，乳香6g，没药6g，川红花6g。

【功效】舒筋活血止痛。

【适应证】治损伤后筋络挛缩疼痛。

【用法】水煎，温洗患处。

159.舒筋活络药膏（《中医伤科学讲义》）

【组成】赤芍1份，红花1份，南星1份，生蒲黄1份半，旋覆花1份半，苏木1份半，生草乌2份，生川乌2份，羌活2份，独活2份，生半夏2份，生栀子2份，生大黄2份，生木瓜2份，路路通2份，饴糖或蜂蜜适量。

【功效】活血止痛。

【适应证】治跌打损伤肿痛。

【用法】共为细末。饴糖或蜂蜜调敷。凡士林调煮亦可。

160.普济消毒饮（李东垣方，录自《医方集解》）

【组成】黄芩（酒炒）、黄连（酒炒）各15g，陈皮（去白）、甘草（生用）、玄参、柴胡、桔梗各6g，连翘、板蓝根、马勃、牛蒡子、薄荷各3g，僵蚕、升麻各2g。

【功效】清热解毒，疏风散邪。

【适应证】治大头瘟恶寒发热，头面红肿，目不能开，咽喉不利，舌燥口渴，脉浮数有力者。

【用法】水煎服。

161．温经通络膏（《中医伤科学讲义》）

【组成】乳香、没药、麻黄、马钱子各等量，饴糖或蜂蜜适量。

【功效】祛风止痛。

【适应证】治骨关节、软组织损伤肿痛，或风寒湿侵注，局部痹痛者。

【用法】共为细末，饴糖或蜂蜜调成软膏或凡士林调煮成膏外敷患处。

162．温胆汤（《三因极一病证方论》）

【组成】半夏、竹茹、枳实各6g，橘皮9g，炙甘草3g，白茯苓4.5g。

【功效】理气化痰，清胆和胃。

【适应证】治胆胃不和，痰热内扰证。

【用法】水煎服。

163．犀角地黄汤（《千金方》）

【组成】生地30g，赤芍12g，牡丹皮9g，水牛角（锉细末冲）0.6g。

【功效】清热凉血解毒。

【适应证】治热入血分，疮疡热毒内攻，表现为吐血、衄血、便血，皮肤瘀斑，高热神昏谵语，烦躁等症。

【用法】水煎服。生地先煎，水牛角锉末冲，或磨汁和服。

164．疏风养血汤（《伤科补要》）

【组成】荆芥9g，羌活6g，防风6g，当归12g，川芎12g，白芍9g，秦艽9g，薄荷4g，红花6g，天花粉12g。

【功效】养血祛风。

【适应证】治损伤后复感风寒者。

【用法】水煎服。

165．碎骨丹（《中医伤科学讲义》）

【组成】骨碎补4500g，白及片2000g，陈皮4500g，茄皮4500g，虎骨（用代用品）4对，冰片500g，麝香250g，三七4500g，血竭2000g，䗪虫2000g，乳香4500g，川断2000g，硼砂1000g，没药4500g，雌雄活鸡（捣成泥）各2只。

【功效与适应证】接骨续损。用于骨折。

【用法】共为细末，蜂蜜、冷水调成药膏摊贴患处。

166．愈风宁心片（成药）

【组成】葛根2000g。

【功效与适应证】解痉止痛，活血通络。治头晕头痛，颈项疼痛等。临床可用于治疗高血压头晕头痛，颈项疼痛，肢体麻木，神经性头痛，早期突发性耳聋、耳鸣及冠心病、心绞痛等。

【用法】片剂，每片相当于原生药2g。口服，5片/次，3次/d。少数病人用药后有头胀感，个别溃疡患者服药第 1 周内有轻度腹胀及上腹部不适感。

167. 腾药 （《刘寿山正骨经验》）

【组成】 当归、羌活、红花、白芷、防风、制乳香、制没药、骨碎补、续断、宣木瓜、透骨草、川椒各等量加减：手部加桂枝、郁李仁；足部加黄柏、茄根；腿部加牛膝、虎骨（用代用品）；腰部加杜仲、桑寄生；胸部加郁金、茵陈；左肋部加栀子、降香；右肋部加陈皮、枳壳；肩部加川芎、片姜黄；骨折加虫、自然铜；兼风寒加厚朴、肉桂；理气加葱头、天仙藤；理血加汉三七、木槿花；舒筋加芙蓉叶、全果榄。

【功效与适应证】 活血散瘀，温经活络，消肿止痛，舒筋接骨。用于骨折、脱位、筋伤及陈伤、痹证等适于熏洗者。

【用法】 上药共为粗末，每用 120g，加入大青盐、白酒各 30g，拌匀，装入白布袋内缝妥，备用。

洗用：煎水熏洗患处。2 次/d，翌日仍用原汤煎洗，如此复煎，可用数天。

腾用 （即热熨）：用药 2 袋，干蒸热后轮换敷在患处，每次持续 1h 左右，每日 2 次。用毕后药袋挂在通风阴凉处，翌日再用时，在药袋上洒上少许白酒。每袋可用 4～7d。

168. 新伤续断汤 （《中医伤科学讲义》）

【组成】 当归尾 12g，䗪虫 6g，乳香 3g，没药 3g，丹参 6g，自然铜（醋煅）12g，骨碎补 12g，泽兰叶 6g，延胡索 6g，苏木 10g，续断 10g，桑枝 12g，桃仁 6g。

【功效】 活血祛瘀，止痛接骨。

【适应证】 用于骨损伤初、中期。

【用法】 水煎服。

169. 膈下逐瘀汤 （《医林改错》）

【组成】 当归 9g，川芎 6g，赤芍 9g，桃仁 9g，红花 6g，枳壳 5g，牡丹皮 9g，香附 9g，延胡索 12g，乌药 9g，五灵脂 9g，甘草 5g。

【功效】 活血祛瘀。

【适应证】 治腹部损伤，蓄瘀疼痛。

【用法】 水煎服。

170. 增液汤 （《温病条辨》）

【组成】 玄参 30g，麦冬 25g，生地 25g。

【功效】 增液润燥。

【适应证】 治损伤后津液耗损，口干咽燥，大便秘结，或习惯性肠燥便秘。

【用法】 水煎服。

171. 蕲蛇酒 （成药）

【组成】 蕲蛇（酥炙）、细辛、当归、枸杞、黄芪、制川乌、桂枝、五加皮、地骨皮、龟甲（酥炙）、白芍、独活、穿山甲（炒炮）、杜仲、秦艽、制附片、续断、川芎、炙甘草、狗脊、熟地、仙茅、天麻、鳖甲（酥炙）、狗骨（酒炙）、制草乌、制首乌、过山龙、甘松、羌活、木瓜、川牛膝、白酒。

【功效】 祛风除湿，通络活血。

【适应证】治风寒湿痹迁延已久，四肢关节疼痛，手足麻木，筋脉拘急，关节肿大变形或兼有腰膝酸痛、行走不利者。

【用法】上药浸酒，每日饮1小杯。

172. 镇肝息风汤 （《医学衷中参西录》）

【组成】怀牛膝30g，代赭石（先煎）30g，龙骨（先煎）15g，牡蛎（先煎）15g，白芍15g，玄参15g，天冬15g，川楝子6g，生麦芽6g，茵陈6g，甘草5g。

【功效】镇肝息风。

【适应证】治头部内伤后遗头晕头痛、目胀耳鸣等。

【用法】水煎服。

173. 黎洞丸 （《医宗金鉴》）

【组成】牛黄1份，冰片1份，麝香1份，阿魏5份，雄黄5份，大黄10份，儿茶10份，血竭10份，乳香10份，没药10份，田三七10份，天竺黄10份，藤黄10份（隔汤煮十数次，去浮沫，用山羊血拌晒。如无山羊血，以子羊血代之）。

【功效】祛瘀生新。

【适应证】治跌打损伤，瘀阻气滞，剧烈疼痛，或瘀血内攻，不省人事及无名肿毒等症。

【用法】共研细末，将藤黄化开为丸如芡实大，焙干，稍加白蜜，外用蜡皮固封。每次服1丸，开水或酒送服。外用时，用茶卤磨涂。

174. 橘术四物汤 （《医宗金鉴》）

【组成】当归、白芍、桃仁、白术各10g，生地12g，川芎、红花各6g，陈皮5g。

【功效与适应证】活血散瘀，行气止痛。治跌打损伤，瘀血作痛。

【用法】水煎服。

175. 蠲痹汤 （《百一选方》）

【组成】羌活6g，姜黄6g，当归12g，赤芍9g，黄芪12g，防风6g，炙甘草3g，生姜5片。

【功效与适应证】行气活血，祛风除湿。治损伤后风寒乘虚入络者。

【用法】水煎服。

（二）外用剂

176. 八仙逍遥汤 （《医宗金鉴》）

【组成】防风3g，荆芥3g，川芎3g，甘草3g，当归6g，苍术10g，丹皮10g，川椒10g，苦参15g，黄柏6g。

【功效】祛风散寒，活血通络。

【适应证】治损伤后肢体瘀肿疼痛，或感受风寒湿邪，筋骨酸痛者。

【用法】煎水熏洗患处。

177. 九一丹 （《医宗金鉴》）

【组成】熟石膏9份，升丹1份。

【功效】提腐祛脓。

【适应证】用于溃疡、瘘管脓流未尽者。

【用法】研极细末，掺于疮面，或制成药线插入疮口或瘘管。

178. 三色敷药（《中医伤科学讲义》）

【组成】黄荆子（去衣炒黑）8份，紫荆皮（炒黑）8份，全当归2份，木瓜2份，丹参2份，羌活2份，赤芍2份，白芷2份，片姜黄2份，独活2份，甘草半份，秦艽1份，天花粉2份，怀牛膝2份，川芎1份，连翘1份，威灵仙2份，木防己2份，防风2份，马钱子2份。

【功效】消肿止痛，祛风湿，利关节。

【适应证】治损伤初、中期局部肿痛，亦治风寒湿痹痛。

【用法】共研细末。用蜜糖或饴糖调拌如厚糊状。

179. 万应宝珍膏（亦称万应膏，成药）

【组成】荆芥，山奈，麻黄，南刘寄奴，羌活，藁本，柴胡，地黄，生川乌，防风，苍术，川芎，独活，续断，威灵仙，何首乌，生草乌，赤芍，附子等。

【功效】舒筋活血、解毒。

【适应证】用于跌打损伤、风湿痹痛、痈疽肿痛等。

【用法】黑膏药。加温软化，贴于患处。阳痈肿痛慎用。

180. 万灵膏（《医宗金鉴》）

【组成】鹳筋草、透草、紫丁香根、当归、自然铜、没药、血竭各30g，川芎25g，半两钱（醋淬）1枚，红花30g，川牛膝、五加皮、石菖蒲、茅术各25g，木香、秦艽、蛇床子、肉桂、附子、半夏、石斛、萆薢、鹿茸各10g，虎骨（用代用品）1对，麝香6g，麻油5000g，黄丹2500g。

【功效】消瘀散毒，舒筋活血，止痛接骨。

【适应证】治跌打损伤，骨折后期或寒湿为患，局部麻木疼痛者。

【用法】血竭、没药、麝香分别研细末另包，余药先用麻油微火煨浸3d，然后熬黑为度，去渣，加入黄丹，再熬至滴水成珠，离火。俟少时药温，将血竭、没药、麝香末放入，搅匀取起，去火毒，制成膏药。用时烘热外贴患处。

181. 上肢损伤洗方（《中医伤科学讲义》）

【组成】伸筋草15g，透骨草15g，荆芥9g，防风9g，红花9g，千年健12g，刘寄奴9g，桂枝12g，苏木9g，川芎9g，威灵仙9g。

【功效】活血舒筋。

【适应证】用于上肢骨折、脱位、扭挫伤后筋络挛缩酸痛。

【用法】煎水熏洗患肢。

182. 太乙膏（《外科正宗》）

【组成】玄参100g，白芷100g，当归身100g，肉桂100g，赤芍100g，大黄100g，生地100g，土木鳖100g，阿魏15g，轻粉20g，柳枝100g，血余炭50g，东丹2000g，乳香25g，没药15g，槐枝100g，麻油2500g。

【功效】清热消肿，解毒生肌。

【适应证】治各种疮疡及创伤。

【用法】除东丹外，将余药入油煎，熬至药枯。滤去渣滓，再入东丹（一般每 500g 油加东丹 20g）熬搅拌匀成膏。隔火炖烊，摊于纸或布料敷贴。

183. 五加皮汤 （《医宗金鉴》）

【组成】当归（酒洗）10g，没药 10g，五加皮 100g，皮硝 10g，青皮 10g，川椒 10g，香附子 10g，丁香 3g，地骨皮 3g，牡丹皮 6g，老葱 3 根，麝香 0.3g。

【功效】和血定痛舒筋。

【适应证】用于伤患后期。

【用法】煎水外洗（可去麝香）。

184. 化坚膏 （《中医伤科学讲义》）

【组成】白芥子 2 份，甘遂 2 份，地龙肉 2 份，威灵仙 2 份，半急性子 2 份，半透骨草 2 份，半麻根 3 份，细辛 3 份，乌梅肉 4 份，生山甲 4 份，血余炭 1 份，巴豆 1 份，全蝎 1 份，防风 1 份，生草乌 1 份，紫硇砂（后入）1/2 份，香油 80 份，东丹 40 份。

【功效】祛风化瘀。

【适应证】用于损伤后期软组织硬化或粘连等。

【用法】将香油敷药至枯，去渣，炼油滴水成珠时下东丹，将烟搅净后再下硇砂。

185. 双柏膏（散）（《中医伤科学讲义》）

【组成】侧柏叶 2 份，黄柏 1 份，大黄 2 份，薄荷 1 份，泽兰 1 份。

【功效】活血解毒，消肿止痛。

【适应证】治跌打损伤早期，疮疡初起，局部红肿热痛，或局部包块形成而无溃疡者。

【用法】共研细末，做散剂备用，用时以水、蜜糖煮热调成厚糊状外敷患处。亦可加入少量米酒调敷，或用凡士林调煮成膏外敷。

186. 玉露散（膏）（《外伤科学》）

【组成】木芙蓉叶。

【功效】清热解毒凉血。

【适应证】治各种感染局部红肿热痛者。

【用法】单味研成细末。水、蜜调煮外敷，或以麻油、菊花露调敷。亦可用凡士林 8/10、药末 2/10 调煮成膏外敷。

187. 正骨水（成药）

【组成】九龙川，木香，风藤，虻虫，皂荚，五加皮，莪术，草乌，薄荷脑，樟脑等。

【功效】舒筋止痛，续骨消肿。

【适应证】治筋骨损伤。

【用法】涂擦患处。

188. 正骨烫药（《中医伤科学讲义》）

【组成】当归 12g，羌活 12g，红花 12g，白芷 12g，乳香 12g，没药 12g，骨碎补 12g，防风 12g，木瓜 12g，川椒 12g，透骨草 12g，川断 12g。

【功效】活血舒筋。

【适应证】慢性筋伤。

【用法】上药装入布袋后放在蒸笼内，蒸热后敷患处。

189. 四生散（原名青州白丸子，《太平惠民和剂局方》）

【组成】生川乌1份，生南星6份，生白附子4份，生半夏14份。

【功效】祛风逐痰，散寒解毒，通络止痛。

【适应证】治跌打损伤肿痛，肿瘤局部疼痛，关节痹痛。

【用法】共为细末，存放待用，用时以蜜糖适量调成糊状外敷患处。用醋调煮外敷亦可。如出现过敏性皮炎即停敷。

190. 四肢损伤洗方（《中医伤科学讲义》）

【组成】桑枝，桂枝，伸筋草，透骨草，牛膝，木瓜，乳香，没药，红花，羌活，独活，落得打，补骨脂，淫羊藿，萆薢。

【功效】温经通络，活血祛风。

【适应证】用于四肢骨折、脱位、扭挫伤后筋络挛缩酸痛。

【用法】煎水熏洗患处。

191. 四黄散（膏）（《证治准绳》）

【组成】黄连1份，黄柏3份，大黄3份，黄芩3份。

【功效】清热解毒，消肿止痛。

【适应证】治创伤感染及痈疽局部红肿热痛者。

【用法】共研细末，以水、蜜调敷或用凡士林调制成膏外敷。

192. 外敷接骨散（《中医伤科学讲义》）

【组成】骨碎补、血竭、硼砂、当归、乳香、没药、川断、自然铜、大黄、䗪虫各等份。

【功效】消肿止痛，接骨续筋。

【适应证】用于骨折及扭挫伤。

【用法】共为细末，饴糖或蜂蜜调敷。

193. 伤油膏（《中医伤科学讲义》）

【组成】血竭60g，红花6g，乳香6g，没药6g，儿茶6g，琥珀3g，冰片（后下）6g，香油1500g，黄蜡适量。

【功效】活血止痛。

【适应证】多用在施行理伤手法时，涂擦在患处，同时可起到润滑作用。

【用法】除冰片、香油、黄蜡外，共为细末，后入冰片再研，将药末溶化于炼过的油内，再入黄蜡，收膏。

194. 伤筋药水（《中医伤科学讲义》）

【组成】生草乌120g，生川乌120g，羌活120g，独活120g，生半夏120g，生栀子120g，生大黄120g，生木瓜120g，路路通120g，生蒲黄90g，樟脑90g，苏木90g，赤芍60g，红花60g，生南星60g，白酒10000g，米醋2500g。

【功效】活血通络止痛。

【适应证】治筋络挛缩，筋骨疼痛，风湿麻木。

【用法】药在酒醋中浸泡 7d，严密盖闭，装入瓶中备用，患处热敷或熏洗后，用棉花蘸本品在患处轻擦，擦 3~5 次/d。

195. 伤湿止痛膏（成药）

【组成】白芷，山奈，干姜，五加皮，肉桂，落得打，荆芥，毛姜，防风，老鹳草，樟脑，乳香，没药，生川乌，生草乌，马钱子（沙炒），公丁香，冰片，薄荷脑，冬绿油，颠茄流浸膏，芸香膏。

【功效】祛风湿止痛。

【适应证】用于风湿痛、神经痛、扭伤及肌肉酸痛。

【用法】将皮肤洗净后敷贴患处。但对橡皮膏过敏者禁用。

196. 坎离砂（成药）

【组成】麻黄、当归尾、附子、透骨草、红花、干姜、桂枝、牛膝、白芷、荆芥、防风、木瓜、生艾绒、羌活、独活各等份，醋适量。

【功效】祛风散寒止痛。

【适应证】治腰腿疼痛，风湿性关节疼痛。

【用法】用醋、水各半，将药熬成浓汁，再将铁砂炒红后搅拌制成。使用时加醋约 25g，装入布袋内，自然发热，敷在患处。如太热可来回移动。

197. 苏木煎（《简明正骨》）

【组成】苏木、大力草各 30g，卷柏 9g，艾叶 30g，羌活、牛膝各 9g，伸筋草、鸡血藤各 30g。

【功效】通经活络，疏利关节。治损伤后期关节僵凝，气血停滞之证。

【用法】水煎洗。

198. 坚骨壮筋膏（《中医伤科学讲义》）

【组成】

第一组：骨碎补 90g，川断 90g，马钱子 60g，白及 60g，硼砂 60g，生草乌 60g，生川乌 60g，牛膝 60g，苏木 60g，杜仲 60g，伸筋草 60g，透骨草 60g，羌活 30g，独活 30g，麻黄 30g，五加皮 30g，皂角核 30g，红花 30g，泽兰叶 30g，虎骨（用代用品）24g，香油 5000g，黄丹 2500g

第二组：血竭 30g，冰片 15g，丁香 30g，肉桂 60g，白芷 30g，甘松 60g，细辛 60g，乳香 30g，没药 30g，麝香 1.5g。

【功效】强壮筋骨。

【适应证】用于伤筋骨折后期。

【用法】第一组药，熬成膏药后温烊摊贴。第二组药，共研为细末，临贴时撒于温烊后膏药上。

199. 陀僧膏（《伤科补要》）

【组成】南陀僧 40 份，赤芍 1 份，当归 1 份，乳香 1 份，没药 1 份，赤石脂 1/2 份，百草霜 4 份，苦参 8 份，桐油 64 份，香油 32 份，血竭 1 份，儿茶 1 份，大黄 16 份。

【功效】解毒止血。

【适应证】治创伤及局部感染疼痛等。

【用法】陀僧研成细末，用香油把其他药煎熬，去渣后入陀僧末，制成膏，外用。

200. 驳骨散（《外伤科学》）

【组成】桃仁 1 份，黄连 1 份，金耳环 1 份，川红花 1 份，栀子 2 份，生地黄 2 份，黄柏 2 份，黄芩 2 份，防风 2 份，甘草 2 份，蒲公英 2 份，赤芍 2 份，自然铜 2 份，䗪虫 2 份，侧柏 6 份，大黄 6 份，骨碎补 6 份，当归尾 4 份，薄荷 4 份，毛麝香 4 份，牡丹皮 4 份，金银花 4 份，透骨消 4 份，鸡骨香 4 份。

【功效】消肿止痛，散瘀接骨。

【适应证】治骨折及软组织扭挫伤的早中期。

【用法】共研细末，水、酒、蜂蜜或凡士林调煮外敷患处。

201. 金不换膏（成药）

【组成】川乌 18g，草乌 18g，苦参 15g，皂角 5g，大黄 3g，当归 24g，白芷 24g，赤芍 24g，连翘 24g，白及 24g，白蔹 42g，木鳖子 24g，乌药 24g，肉桂 24g，羌活 24g，五灵脂 24g，穿山甲 24g，两头尖 24g，透骨草 24g，槐枝 13cm，桃枝 13cm，桑枝 13cm，柳枝 13cm，香油 1250g，炒黄丹 625g，乳香 30g，没药 30g，麝香 0.6g，苏合香油 6g。

【功效】行气活血，祛风止痛。

【适应证】治跌打损伤，气血凝滞，筋骨酸痛。

【用法】制用膏药，贴患处。

202. 金黄膏（散）（《医宗金鉴》）

【组成】大黄 2500g，黄柏 2500g，姜黄 2500g，白芷 2500g，制南星 500g，陈皮 500g，苍术 500g，厚朴 500g，甘草 500g，天花粉 5000g。

【功效】清热解毒，散瘀消肿。

【适应证】治感染阳证，跌打肿痛。

【用法】研细末。用酒、油、菊花、金银花膏、丝瓜叶或生姜等捣汁调敷，或按凡士林 8 份、金黄膏 2 份的比例调制成膏外敷。

203. 狗皮膏（成药）

【组成】枳壳，青皮，大枫子，赤石脂，赤芍，天麻，乌药，牛膝，羌活，威灵仙，生川乌，续断，桃仁，生附子，川芎，生草乌，杜仲，穿山甲，青风藤，木香，肉桂，轻粉，乳香，没药，血竭，樟脑，植物油，铅丹。

【功效】散寒止痛，舒筋活络。

【适应证】治跌打损伤及风寒痹痛。

【用法】烘热外敷患处。

204. 宝珍膏（成药）

【组成】生地 1 份，茅术 1 份，枳壳 1 份，五加皮 1 份，莪术 1 份，桃仁 1 份，山柰 1 份，当归 1 份，川乌 1 份，陈皮 1 份，乌药 1 份，三棱 1 份，大黄 1 份，何首乌 1 份，草乌

1 份，柴胡 1 份，香附 1 份，防风 1 份，牙皂 1 份，肉桂 1 份，羌活 1 份，赤芍 1 份，南星 1 份，荆芥 1 份，白芷 1 份，藁本 1 份，续断 1 份，高良姜 1 份，独活 1 份，麻黄 1 份，甘松 1 份，连翘 1 份，冰片 1 份，樟脑 1 份，乳香 1 份，没药 1 份，阿魏 1 份，细辛 1 份，刘寄奴 1 份，威灵仙 1 份，海风藤 1 份，小茴香 1 份，川芎 2 份，血余炭 7 份，麝香 2/3 份，木香 2/3 份，附子 2/3 份，东丹 30 份。

【功效】行气活血，祛风止痛。

【适应证】治风湿关节痛及跌打损伤疼痛。

【用法】制成药膏贴患处。近年来药厂制成粘胶布形膏药，名为伤湿宝珍膏，使用更方便。

205. 定痛散（《伤科汇纂》）

【组成】当归、川芎、白芍、升麻、防风、官桂各 3g，山柰 9g，紫丁香根、红花各 15g，麝香 0.9g。

【功效】定痛消肿，舒筋活络。

【适应证】跌打仆伤。

【用法】为细末，老葱汁调和，敷患处。

206. 定痛膏（《疡医准绳》）

【组成】芙蓉叶 4 份，紫荆皮 1 份，独活 1 份，生南星 1 份，白芷 1 份。

【功效】祛风消肿止痛。

【适应证】治跌打损伤肿痛，疮疡初期肿痛。

【用法】共研细末。用姜汁、水、酒调煮热敷；可用凡士林调煮成软膏外敷。

207. 茴香酒（《中医伤科学讲义》）

【组成】茴香 15g，丁香 10g，樟脑 15g，红花 10g，白干酒 300g。

【功效】活血行气止痛。

【适应证】治扭挫伤肿痛。

【用法】把药浸泡在酒中，1 周以后，去渣取酒即可。外涂擦患处，亦可在施行理伤手法时配合使用。

208. 骨科外洗一方（《外伤科学》）

【组成】宽筋藤 30g，钩藤 30g，金银花藤 30g，王不留行 30g，刘寄奴 15g，防风 15g，大黄 15g，荆芥 10g。

【功效】活血通络，舒筋止痛。

【适应证】治损伤后筋肉拘挛，关节功能欠佳，酸痛麻木或外感风湿作痛等。用于骨折及软组织损伤中后期，或骨科手术后已能解除外固定做功能锻炼者。

【用法】煎水熏洗。

209. 骨科外洗二方（《外伤科学》）

【组成】桂枝 15g，威灵仙 15g，防风 15g，五加皮 15g，细辛 10g，荆芥 10g，没药 10g。

【功效】活血通络，祛风止痛。

【适应证】治损伤后期肢体冷痛，关节不利及风寒湿邪侵注，局部遇冷则痛增，得温稍适的痹证。

【用法】煎水熏洗，肢体可直接浸泡，躯干可用毛巾湿热敷擦。但应注意防止水温过高引起烫伤。

210. 活血止痛膏（成药）

【组成】生南星，干姜，独活，甘松，樟脑，冰片，辣椒，丁香，白芷，牡丹皮，细辛，山奈，没药，五加皮，当归，生半夏，桂枝，乳香，辛夷等。

【功效】舒筋通络，活血止痛。

【适应证】用于筋骨疼痛，肌肉麻痹，关节酸痛，局部肿痛。

【用法】橡皮膏剂。外用，烘热软化，贴患处。

211. 活络油膏（《中医伤科学讲义》）

【组成】红花60g，没药60g，白芷60g，当归240g，白附子30g，钩藤120g，紫草60g，栀子60g，黄药子30g，甘草60g，刘寄奴60g，牡丹皮60g，梅片60g，生地240g，制乳香60g，露蜂房60g，大黄120g，白药子30g。

【功效】活血通络。

【适应证】用于损伤后期软组织硬化或粘连。

【用法】上药置大铁锅内，再加入麻油4500g，用文火将药炸透存性，过滤去渣，再入锅内武火烧熬，放黄蜡1500g，梅片60g，用木棍调和装盒。用手指蘸药擦患处。

212. 桂麝散（《药蔹启秘》）

【组成】麻黄15g，细辛15g，肉桂30g，牙皂10g，半夏25g，丁香30g，生南星25g，麝香1.8g，冰片1.2g。

【功效】温化痰湿，消肿止痛。

【适应证】治疮疡阴证未溃者。

【用法】共研细末，掺膏药上，贴患处。

213. 桃花散（《外科正宗》）

【组成】白石灰6份，大黄1份。

【功效】止血。

【适应证】治创伤出血。

【用法】先将大黄煎汁，泼入白石灰内，为末，再炒，以石灰变成红色为度，将石灰过筛备用。用时掺撒于患处，纱布扎紧。

214. 损伤风湿膏（《中医伤科学讲义》）

【组成】生川乌4份，生草乌4份，生南星4份，生半夏4份，当归4份，黄金子4份，紫荆皮4份，生地4份，苏木4份，桃仁4份，桂枝4份，僵蚕4份，青皮4份，甘松4份，木瓜4份，山奈4份，地龙4份，乳香4份，没药2份，羌活2份，独活2份，川芎2份，白芷2份，苍术2份，木鳖子2份，穿山甲片2份，川断2份，栀子2份，䗪虫2份，骨碎补2份，赤石脂2份，红花2份，牡丹皮2份，落得打2份，白芥子2份，细辛1份，麻油320份，黄铅粉60份。

【功效】祛风湿，行气血，消肿痛。

【适应证】治损伤肿痛或损伤后期并风湿痹痛。

【用法】用麻油将药浸泡 7～10d 后以文火煎熬，至色枯，去渣，再将油熬约 2h，滴水成珠，离火，将黄铅粉徐徐筛入搅匀，成膏收贮，摊用。

215. 消肿止痛膏（《外伤科学》）

【组成】姜黄，羌活，干姜，栀子，乳香，没药。

【功效】祛瘀、消肿、止痛。

【适应证】治损伤初期瘀肿疼痛者。

【用法】共研细末，用凡士林调成 60% 软膏外敷患处。

216. 息伤乐酊（成药）

【组成】血竭，三七，草乌，大黄，透骨草，白芷，冰片等。

【功效】温经通络，消瘀化滞，宣痹解凝。

【适应证】治急慢性扭挫伤、跌打损伤、骨折、关节脱位、肌腱断裂、风湿痹证及毒痒等。

【用法】加酒精制成药水，外涂患处。

217. 宽筋散（《伤科补要》）

【组成】羌活 2 份，续断 2 份，防风 2 份，白芍 2 份，桂枝 1 份，甘草 1 份，当归 1 份。

【功效】舒筋止痛。

【适应证】治损伤后期筋肉拘痛。

【用法】共为末，每服 30g，陈酒送下，3 次／d。

218. 消肿活血汤（《简明正骨》）

【组成】苏木、羌活、威灵仙各 9g，红花、没药、乳香各 6g，丹参、五加皮各 15g。

【功效】行气活血，消肿止痛。

【适应证】治损伤中期。

【用法】水煎洗患处。

219. 消肿散（《中医伤科学》）

【组成】制乳香 1 份，制没药 1 份，玉带草 1 份，四块瓦 1 份，冬青叶 1 份，虎杖 1 份，五香血藤 1 份，天花粉 2 份，生甘草 2 份，叶下花 2 份，叶上花 2 份，虫蒌粉 2 份，大黄粉 2 份，黄芩 2 份，五爪龙 2 份，白及粉 2 份，红花 1 份，苏木粉 2 份，龙胆草 1 份，土黄连 1 份，飞龙掌血 2 份，绿葡萄根 1 份，大红袍 1 份，凡士林适量。

【功效】消瘀退肿止痛。

【适应证】治各种闭合性损伤肿痛。

【用法】研末混合，用适量凡士林调煮成膏，外敷患处。

220. 消炎止痛膏（成药）

【组成】苯海拉明 380g，麝香草酚 1700g，樟脑 1700g，水杨酸甲酯 1200g，颠茄浸膏 2000g，冰片 2700g，二甲苯麝香 1000g，薄荷脑 7000g，桉叶油 2300g，氧化锌橡皮膏基质适量。

【功效】消炎镇痛。

【适应证】用于神经痛、关节痛、牙痛及各种酸痛等症。孕妇慎用。

【用法】外用，贴于患处。

221. 消毒定痛散（《医宗金鉴》）

【组成】炒无名异、炒木耳、大黄各15g。

【功效】泻火，解毒，定痛。

【适应证】治跌仆损伤。

【用法】共研细末，蜜水调敷患处。

222. 海桐皮汤（《医宗金鉴》）

【组成】海桐皮6g，透骨草6g，乳香6g，没药6g，当归5g，川椒10g，川芎3g，红花3g，威灵仙3g，甘草3g，防风3g，白芷2g。

【功效】活络止痛。

【适应证】治跌打损伤疼痛。

【用法】共为细末，布袋装，煎水熏洗患处。亦可内服。

223. 消瘀止痛药膏（《中医伤科学讲义》）

【组成】木瓜60g，栀子30g，大黄150g，蒲公英60g，䗪虫30g，乳香30g，没药30g。

【功效】活血祛瘀，消肿止痛。

【适应证】用于骨折伤筋，初期肿胀疼痛剧烈者。

【用法】共为细末，饴糖或凡士林调敷。

224. 消瘀膏（《中医伤科学》）

【组成】大黄1份，栀子2份，木瓜4份，蒲公英4份，姜黄4份，黄柏6份，蜜糖适量。

【功效】祛瘀、消肿、止痛。

【适应证】用于损伤瘀肿疼痛。

【用法】共为细末，水蜜各半调敷。

225. 接骨止痛膏（长春中医学院骨科方）

【组成】五加皮100g，鹿角霜100g，血竭50g，红花50g，血余炭50g，菖蒲炭50g，当归40g，栀子40g，白及40g，牛角梢（焙黄）40g，麻炭40g，合欢皮25g，白芷20g，乳香20g，没药20g。

【功效】散瘀活血，接骨续筋。

【适应证】治骨折筋伤。

【用法】除血竭另研外，其余共为细面与血竭面和匀，再加白面（适量）拌成青砖色，同时每50g药以陈醋1kg熬至250g，候温与药料拌匀，慢火收膏。临用按患处大小涂布上贴伤处，有破伤者勿用。

226. 接骨续筋药膏（《中医伤科学讲义》）

【组成】自然铜3份，荆芥3份，防风3份，五加皮3份，皂角3份，茜草根3份，续断3份，羌活3份，乳香2份，没药2份，骨碎补2份，接骨木2份，红花2份，赤芍2

份，䗪虫 2 份，白及 4 份，血竭 4 份，硼砂 4 份，螃蟹末 4 份，饴糖或蜂蜜适量。

【功效】接骨续筋。

【适应证】治骨折，筋伤。

【用法】共为细末，饴糖或蜂蜜调煮外敷。

227. 接骨膏 （《外伤科学》）

【组成】五加皮 2 份，地龙 2 份，乳香 1 份，没药 1 份，䗪虫 1 份，骨碎补 1 份，白及 1 份，蜂蜜适量。

【功效】接骨、活血、止血。

【适应证】治骨折损伤，瘀肿疼痛。

【用法】共为细末，蜂蜜或白酒调成厚糊状敷。亦可用凡士林调煮成膏外敷。

228. 象皮膏 （《伤科补要》）

【组成】

第一组：大黄 10 份，川芎 5 份，当归 5 份，生地 5 份，红花 1 份，半川连 1 份，半甘草 2 份，半荆芥 1 份，半肉桂 1 份，半麻油 85 份。

第二组：黄古 25 份，白古 25 份。

第三组：象皮 2 份，半血竭 2 份，半乳香 2 份，半没药 2 份，半珍珠 1 份，人参 1 份，冰片 1/2 份，䗪虫 5 份，白及 1 份，半白蔹 1 份，半龙骨 1 份，半海螵蛸 1 份，半百草霜适量。

【功效】活血生肌，接筋续损。

【适应证】治开放性损伤及各种溃疡腐肉已去，且已控制感染无明显脓性分泌物，期待其生长进而愈合者。

【用法】第一组药，用麻油熬煎至枯色，去渣取油。入第二组药，炼制成膏。第三组药分别为细末，除百草霜外，混合后加入膏内搅拌，以百草霜调节稠度，装瓶备用。用时直接摊在敷料上外敷。近年来，有把药物分别为末后混合，用凡士林调煮，制成橡皮膏油纱，外敷用。

229. 清营退肿膏 （《中医伤科学讲义》）

【组成】大黄 2 份，芙蓉叶 2 份，黄芩 1 份，黄柏 1 份，天花粉 1 份，滑石 1 份，东丹 1 份，凡士林适量。

【功效】清热祛瘀消肿。

【适应证】治骨折、软组织损伤初期，或疮疡，焮热作痛。

【用法】共为细末，凡士林调煮成膏外敷。

230. 散瘀和伤汤 （《医宗金鉴》）

【组成】番木鳖 15g，红花 15g，生半夏 15g，骨碎补 9g，甘草 9g，葱须 30g，醋（后下）60g。

【功效】活血祛瘀止痛。

【适应证】治软组织损伤瘀肿、疼痛及骨折、关节脱位后期筋络挛痛。

【用法】用水煎药，沸后，入醋再煎 5~10min，熏洗患处，每日 3~4 次。每次熏洗都要将药液煎沸后用。

231. 散瘀膏（浙江省中医院经验方）

【组成】玄明粉、黄柏、黄连、黄芩。

【功效与适应证】活血祛瘀，消肿止痛。治骨折、脱位、伤筋早期，肿胀疼痛剧烈，或伤处红肿热痛，舌红苔黄，脉弦数者。

【用法】共为细末，凡士林调膏外敷。

232. 跌打万花油（亦称万花油，成药）

【组成】野菊花，乌药，水翁花，徐长卿，大蒜，马齿苋，葱，金银花叶，威灵仙，苏木，大黄，泽兰，红花，防风，侧柏叶，马钱子等。

【功效】消肿止痛，解毒消炎。

【适应证】治跌打损伤、肿痛、烫伤等。

【用法】敷贴：将万花油装在消毒容器内，再把消毒纱布块放在容器内浸泡片刻，即成为万花油纱布块，可直接敷贴在患处。如是敷在伤口处，每天换药；如无伤口者，1～3d换1次；若是不稳定型骨折，用小夹板固定者，换药时可不解松夹板，由夹板之间的间隙泵入药油，让原有的纱布块吸上即可。涂擦：把药油直接涂擦在患处。亦可在施行按摩手法时配合使用。

233. 跌打膏（《中医伤科学讲义》）

【组成】乳香150g，没药150g，血竭90g，香油10000g，三七17500g，冰片90g，樟脑90g，东丹5000g。

【功效】活血祛瘀，消肿止痛。

【适应证】用于跌打损伤，骨折筋伤，肿胀疼痛。

【用法】先将乳香、没药、血竭、三七等药用香油浸，继用慢火煎2h，再改用急火煎药至枯去渣，用纱布过滤，然后取滤液再煎，达浓稠似蜜糖起白烟时，放入东丹，继煎至滴水成珠为宜。离火后加入冰片、樟脑调匀，摊于膏药纸上即成，外贴患处。

234. 寒痛乐（成药）

【组成】铁粉，金属氯化物，纤维素等。

【功效】温通经络，祛寒止痛。

【适应证】适用于关节炎，胃寒，腹痛，急性扭伤，腰腿疼痛，痛经等症。

【用法】袋装60g，用于医疗热敷。将包装打开，取出药袋，摇动数次，约5min即可发热，然后把药袋装入固定袋中，固定在患处即可。忌口服，破伤、血肿处不宜使用。热敷时适当加隔垫以防灼伤。

235. 熨风散（《疡科选粹》）

【组成】羌活、白芷、当归、细辛、芫花、白芍、吴茱萸、肉桂各等量，连须赤皮葱适量。

【功效】温经散寒，祛风止痛。

【适应证】治流痰、附骨疽及风寒湿痹证所致的筋骨疼痛。

【用法】共研细末，每次取适量药末与适量连须赤皮葱捣烂混合，醋炒热，布包，热熨患处。

第三节　功能锻炼

一、概述

功能锻炼又称练功疗法，是运用运动的方法来防治某些损伤，促使机体功能康复的一种有效方法，是贯彻"动静结合"的重要手段。具有活血化瘀、消肿止痛，促进骨折愈合，减轻肌肉挛缩程度，避免骨质疏松与关节粘连，扶正祛邪，利于机体功能康复等作用。功能锻炼应在医生指导下进行，集中注意力，动作适度，练习频率和力度应适合病情。在肢体功能恢复的不同阶段，要采取不同的练功方法，循序渐进，才能达到治疗的目的。功能锻炼可分为局部锻炼、全身锻炼及器械锻炼和主动锻炼、被动锻炼等形式。

二、功能锻炼的作用

（1）活血化瘀、消肿定痛。

（2）濡养筋络、滑利关节，濡养关节经络。

（3）促进骨折愈合。

（4）防止、减轻肌肉萎缩。

（5）避免关节粘连和骨质疏松。

（6）扶正祛邪，促进功能恢复。

（7）恢复机体功能，巩固治疗效果。

三、骨折功能锻炼的形式和步骤

1. 自主活动

（1）第一阶段（外伤性炎症恢复期）：骨折整复后 1～2 周内。其特点是局部疼痛，肢体肿胀明显，骨折端未稳定，损伤的软组织需要修复。

目的：促使肿胀消退，防止肌肉萎缩，预防关节粘连。

形式：肌肉舒缩锻炼。如上肢的握拳，肌肉用力舒缩，交替进行；下肢踝关节背伸跖屈、股四头肌等长舒缩锻炼等，使整个下肢肌肉用力，而后放松；经过整复的胫腓骨干骨折及股骨干骨折，可在枕头及支架上做肌肉舒缩锻炼。

（2）第二阶段（骨痂形成期）：骨折整复后 3～4 周期间。骨折处疼痛减轻，肿胀消退，软组织损伤已大部分修复，骨折断端初步稳定，内外骨痂开始形成。除继续有力地行肌肉舒缩锻炼外，只要患者有力，骨折部不痛，上肢骨折患者能握紧拳头，可做一些自主性的关节屈伸活动。先由单一关节开始，而后到几个关节协同锻炼；下肢骨折患者在踝关节背伸、患肢抬高、足不发抖的情况下，先做单一关节伸屈活动，而后慢慢地到多个关节协同锻炼；没有做牵引的患者，可在夹板固定保护下开始离床扶拐练习步行，牵引的患者可通过全身的自主活动带动患肢的关节活动。

（3）第三阶段（骨痂成熟期）：骨折整复 5～6 周后。此时局部软组织已恢复正常，肌肉有力，骨折部已有足够骨痂，骨折断端已达到稳定，夹板保护下也不会移位，部分上、下肢骨折已接近临床愈合标准。除限制不利于骨折愈合某一方向的关节活动外，其他方向的关节活动，在患者力所能及的范围内，活动次数及范围均可加大。合并牵引的患者，可解除牵引扶拐逐渐负重，直到临床愈合，解除外固定为止。

（4）第四阶段（临床愈合期）：骨折 7～10 周。骨折已达到临床愈合标准，骨折局部无压痛，无纵向叩击痛，无异常活动，X 线显示骨折线模糊，有连续性骨痂通过骨折线，外固定可解除。除在固定期间，所控制的某一方向关节活动有待继续锻炼恢复外，关节的其他功能已基本恢复，可以鼓励患者从事力所能及的轻微工作。下肢骨折病人在上下坡、上下楼梯、外出逛街时，最好扶拐或仍用夹板给以保护，直到骨折坚固愈合为止。

2. 被动活动

（1）按摩：适用于骨折部或骨折部远端肢体肿胀。作用是消除肿胀，活血化瘀，促进循环，解除粘连。操作手法要轻柔，以不增加患者痛苦，不使骨折移位，不加重局部损伤为原则。

（2）舒筋：帮助患者活动关节，常在按摩后进行。作用是防止和松解关节囊挛缩和肌腱粘连。操作时动作要缓慢柔和，活动范围由小逐渐加大，以不增加病人痛苦，不加重局部损伤，不影响骨折愈合为原则。

注意事项：

（1）功能锻炼以恢复肢体的固有生理功能为目的。

（2）动作强度、频率要循序渐进。

（3）建议在医师或康复师指导下进行正确有效的功能锻炼。

（4）医患积极合作，发挥主观能动性为主。

3. 筋伤功能锻炼的分类

按练功部位分为：

（1）全身练功。从整体观念出发，因脏腑气血互相联系，全身锻炼可增强内脏器官功能，加速消除创伤所致的局部病理现象，提高机体的代偿能力，如八段锦、易筋经等。

（2）局部练功。主要针对肢体局部，如上肢功能锻炼的目标是手的运用，下肢功能锻炼的目标是负重和行走。

按练功时是否使用辅助器械分为：

（1）徒手功能锻炼：指不借助器械，依靠自身机体进行练功活动。主要是防止肌肉萎缩、关节僵硬，促进伤肢功能恢复。如太极拳、易筋经、握拳、肌舒缩、关节伸屈等。

（2）器械功能锻炼：器械锻炼是用器具以补充徒手锻炼之不足，或利用其杠杆作用，或用健侧带动患侧，以达到锻炼的目的，如滑车、竹管、握力计等。

4. 注意事项

（1）辨明伤情，制订合理的练功计划，坚持不懈、循序渐进，避免"过度"与"不足"。

（2）注重功能锻炼动作的准确性和有效性。

（3）注意防寒保暖。

（4）定期复查，评定疗效，适时调整。

（5）充分发挥患者的主观能动性，强调信心与耐心。

（6）功能锻炼过程中可配合熏洗、热敷、理疗及外用药物等，以提高疗效。

四、骨折愈合标准

（1）骨折部无压痛及纵向叩击痛。

（2）局部无异常活动。

（3）X线片显示骨折处有连续性骨痂，骨折线已模糊。

（4）拆除外固定后，如为上肢，能向前平举1kg重物持续达1min；如为下肢，不扶拐能在平地连续步行3min，并不少于30步；连续观察2周，骨折处不变形。

▶下 篇

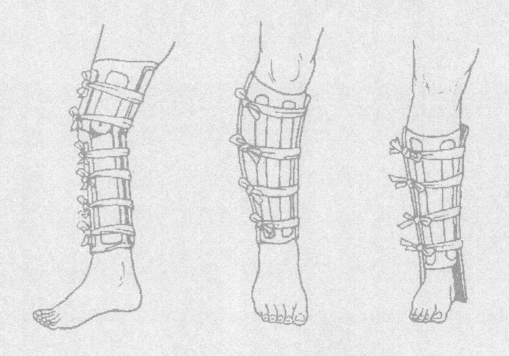

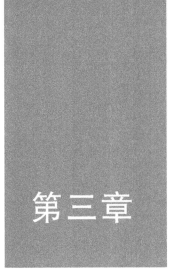

第三章

骨　折

第一节　骨折概论

骨折是骨的完整性或连续性遭到破坏。中医骨伤科在骨折复位、固定、练功活动和药物治疗等方面具有其独特的优势。

【病因病理】

骨折的发生是外部因素和内部因素作用的结果。前者有直接暴力（如打伤、碾压伤、爆炸伤及撞击伤等）、间接暴力（如传达暴力、扭转力等）、筋肉牵拉、疲劳骨折等；后者有年龄和健康状况、骨解剖位置和结构状况、骨骼病变等。外力作用于人体，可因年龄、健康状况、解剖部位、骨结构、骨骼是否原有病变等内在因素的差异，而产生各种不同类型的损伤，骨折往往是外因和内因综合作用的结果。诊断和治疗骨折时，应重视受伤史，了解暴力的大小、方向、性质和形式（高处跌下、车撞、打击、机器绞轧等），以及其作用的部位，打击物的性质、形状，受伤的现场情况，受伤的姿势状态等，充分估计伤情。

【骨折分类】

按受伤的机制把骨折分类描述、记录，以明确骨折的部位和性质，从而选择合适的治疗方法（图 3 – 1 – 1）。

1. 根据骨折的程度和形态分类

（1）完全性骨折：骨的完整性和连续性全部中断。

（2）不完全性骨折：骨的完整性或连续性部分中断。

（3）裂缝骨折：青枝骨折。

2. 根据骨折形态来分类

横型、斜型、螺旋型、粉碎型、节段型、嵌插型和压缩型。

3. 根据骨折处皮肤、黏膜的完整性分类

（1）开放性骨折：骨折处皮肤黏膜破裂，骨折端与外界相通。

（2）闭合性骨折：皮肤黏膜完整，骨折端不与外界相通。

4. 根据骨折端的移位分类

侧方移位、短缩移位、成角移位和旋转移位。

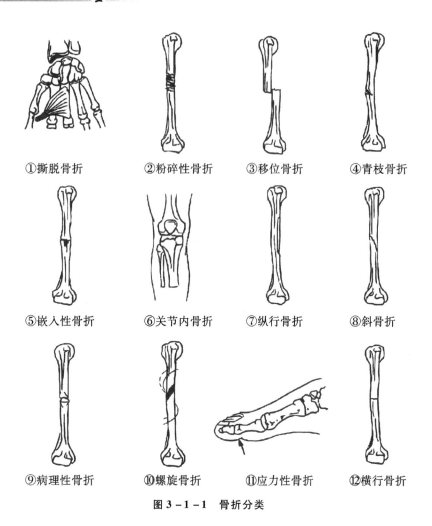

①撕脱骨折	②粉碎性骨折	③移位骨折	④青枝骨折
⑤嵌入性骨折	⑥关节内骨折	⑦纵行骨折	⑧斜骨折
⑨病理性骨折	⑩螺旋骨折	⑪应力性骨折	⑫横行骨折

图 3 - 1 - 1　骨折分类

5. 根据骨折成因分类

（1）创伤性：由直接暴力、间接暴力和积累性劳损所导致的骨折。

（2）病理性：由骨骼疾病如骨髓炎、骨肿瘤所致的骨破坏，受轻微外力即发生骨折。

【诊断要点】

骨折诊断既要查看损伤局部，又要关注全身状况。避免只查看一处伤、只注意骨折局部，不注意多处伤、不顾全身伤情；应通过询问受伤经过，详细体格检查，结合影像学检查，综合分析得出正确诊断。

1. 骨折的一般临床表现

骨折属骨伤科的急症、重症、危症范畴。骨折的临床表现可分为一般表现和特有表现。

（1）疼痛：骨折后经脉受损，气血瘀滞，阻塞经络，不通则痛，所以骨折部位会出现不同程度的疼痛。值得注意的是，有些不全或嵌插骨折，疼痛有时候表现得不明显，应该用手向疑有骨折处轻轻按压或捏挤，压痛最明显的地方即是骨折处。利用局部解剖特点，活动及叩击肢体远端也可引起骨折处疼痛。如旋转肢体、纵向叩击等，常引起骨折处发生明显疼痛，可为临床诊断提供依据。

（2）肿胀：肿胀是骨折的客观症状之一。肢体受伤，骨断筋伤，局部经脉受损，营血离经，阻塞脉络，瘀滞于肌肤腠理，出现肿胀。骨折后骨与软组织血管断裂，局部出血、肿胀，渗入皮下，皮肤青紫色瘀斑，甚至形成张力性水泡，严重者影响局部血运。《素问·阴阳应象大论》曰："……气伤痛，形伤肿。故先痛而后肿者，气伤形也；先肿而后痛者，形伤气也。"肿和痛既有区别，又有联系，相辅相成又相互影响。

（3）功能障碍：肢体的正常功能活动是建立在解剖结构正常的基础上，骨折发生后，肢体因骨骼支持作用的丧失必然导致部分或全部功能障碍。

（4）骨传导音：检查方法：在骨干两端选择两个骨突出部，用听诊器放在一端骨突出部，用手指叩击另一端，听叩击音传导的强弱。与健侧对比，从骨传导音质与量的改变可判断有无骨折及骨端移位情况。骨传导音是用作诊断骨折和判断愈合的一种方法。

2. 骨折的特有体征

骨折除具有一般的临床表现外，因骨质断裂，支持作用丧失，还有其特有的畸形、骨擦音及异常活动等特有体征。诊断骨折时只要有骨折特有体征中的一项，就可初步明确诊断。

（1）畸形：肢体骨折后发生形态异常。因暴力作用，肌肉、韧带牵拉及体位或搬运不当，会出现骨折端凸起、凹陷、缩短或弯曲等。关节附近的骨折，可出现特有的外观畸形，如伸直型肱骨髁上骨折出现"靴样"畸形，桡骨远端骨折出现"银叉样"或"枪刺样"畸形，手伸肌腱远端断裂出现"锤状指"等。

（2）骨擦音（感）：骨折两断端相互碰触或摩擦而发生的声音或感觉称为骨擦音或骨擦感，触诊时可听到或手摸感觉到。需注意，已明确诊断时尽可能不要刻意检查这一特征，以免增加伤者痛苦和加重损伤。

（3）异常活动：骨干部位因骨质完全断离，局部可出现一些不应有的活动，也称假关节活动。

3. 影像学检查

X线检查对于诊断、了解骨折的具体情况有重要参考价值，能显示临床检查难以发现的损伤和移位，如不完全骨折、脱位伴有撕脱的小骨片等。有些无移位的手舟骨、股骨颈骨折、肋骨骨折，X线片不容易发现。当X线片与临床其他诊断有矛盾，尤其是临床体征明显，而X线片显示阴性时，必须以临床为主，或再进一步检查，如进行CT检查、加摄健侧X线片等，予以对比；若仍不能排除骨折，应按骨折处理原则处理，定期随诊以明确诊断，防止漏误诊。

【骨折的并发症】

因为暴力打击而导致的骨折，还可能同时合并各种局部或全身的并发症，有些并发症比较凶险，甚至短时间内危及生命，必须紧急处理，抢救生命；是否需要与骨折同时处理，还是待骨折愈合后处理，应结合伤情和全身状况来作判断。临床诊断骨折时，必须高度重视是否伴有并发症。常见的骨折并发症有：

1. 早期并发症

（1）休克：多见于股骨干骨折、骨盆骨折、多发伤等，病情复杂，发展迅速，若不及时处理，可能危及生命。

（2）感染：多见于开放性骨折清创不及时或不彻底、抵抗力低下等。

（3）内脏、重要血管损伤：如肋骨骨折可合并肺损伤或肋间血管破裂，引起血胸或气胸、血气胸；打击胸壁下段可造成肝脾破裂，可能同时发生休克；骨盆耻骨和坐骨支骨折容易导致后尿道损伤；骶尾骨骨折可并发直肠损伤等；肱骨髁上骨折伤及肱动静脉，股骨髁上骨折伤及腘动静脉，胫骨上段骨折伤及胫前或胫后动、静脉等。

（4）脊髓、周围神经损伤：如颈段和胸腰段脊柱骨折脱位损伤脊髓导致截瘫，肱骨干中下 1/3 骨折时损伤桡神经等。

（5）脂肪栓塞：是少见而严重的骨折并发症，近年来随着复杂损伤增多而发病率有所增加。成人骨干骨折，髓腔内血肿张力过大，骨髓脂肪侵入血流，形成脂肪栓塞堵塞血管，可以引起肺、脑等重要脏器或组织的缺血，因而危及生命。

（6）卧床并发症：多见于脊柱、下肢、骨盆骨折，表现为坠积性肺炎、褥疮、尿路感染及结石等。

（7）骨筋膜室综合征：多见于小腿或前臂骨折。

2. 晚期并发症

（1）损伤性骨化（骨化性肌炎）：多见于肘关节、髋关节周围的骨折，严重影响关节活动功能。关节内或关节附近骨折脱位因损伤严重、反复粗暴整复手法和被动活动，使血肿扩散或局部反复出血，渗入被破坏的肌纤维之间，血肿机化，通过附近骨膜化骨诱导，逐渐钙化、骨化。

（2）缺血性肌挛缩：多见于肱骨髁上骨折或前臂双骨折、股骨髁上或胫骨上端骨折等。

（3）创伤性关节：波及关节面的骨折，整复不良或骨干骨折成角畸形愈合，以致关节面不平整或关节面压力改变，可形成创伤性关节炎。

（4）缺血性骨坏死：骨折段的血供障碍可发生缺血性骨坏死。以股骨颈骨折并发股骨头坏死、腕舟骨腰部骨折并发近侧段坏死为多见。

（5）迟发性畸形：儿童骨骺损伤，影响骨关节生长发育，随着生长逐渐出现肢体畸形。如肱骨髁上骨折可出现肘内翻，肱骨外髁骨折引起肘外翻畸形，导致尺神经受牵拉而出现"爪形手"畸形等。

（6）关节僵硬：严重的关节内骨折可引起关节骨性僵硬。长期外固定可引起关节周围软组织粘连和肌腱挛缩，而致关节活动障碍。因此，对关节内骨折并有积血者，应尽量抽净积血。固定的范围和时间要恰到好处，并早期进行关节的练功活动。

治疗骨折时，应积极预防并发症发生；若已经出现，应及时诊断和妥善治疗，最大限度地避免不良后果。

第二节　上肢骨折

上肢的主要功能是劳动，这一功能通过手的操作来体现。上肢损伤的治疗，要求灵活性大于稳定性；必须重视手部早期活动和功能恢复，一般情况下固定时间较下肢短。

一、锁骨骨折

锁骨骨折多见于青壮年，也可见于幼儿，多为横形、短斜形骨折，多发生在锁骨中段。

【解剖与病因病理】

锁骨呈"S"形，有两个弯曲，位置表浅，横架于胸骨与肩峰之间，是上肢与躯干的连接和支撑装置，近端与胸骨柄构成胸锁关节，远端与肩峰构成肩锁关节，外侧有喙锁韧带固定锁骨。锁骨上有5块肌的起止点，外1/3是斜方肌止点，三角肌起点，内1/3后缘是胸锁乳突肌起点，锁骨前缘是胸大肌锁骨头起点，锁骨下面是锁骨下肌止点。锁骨中段骨折后，胸锁乳突肌牵拉近折段向后上方移位，胸大肌、肩胛下肌牵拉远折段向前下移位，由胸大肌、肩胛下肌和锁骨下肌牵拉出现重叠移位（图3-2-1）。

【诊断要点】

（1）有明显外伤史。

（2）局部疼痛、肿胀明显，压痛明显，可触及移位的骨折端，见骨折处隆起畸形，有异常活动和骨擦音，伴有肌肉痉挛，肩关节活动受限。

（3）X线检查：显示锁骨骨折及移位情况（图3-2-2）。

（4）合并损伤：锁骨骨折移位明显者可以发生臂丛神经损伤，锁骨外端骨折移位明显者多合并喙锁韧带断裂。锁骨后有臂丛神经及锁骨下血管通过，注意检测神经及血管情况。

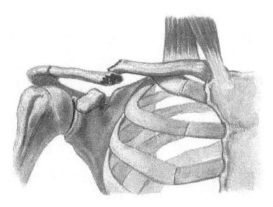

图3-2-1 锁骨骨折移位模式图

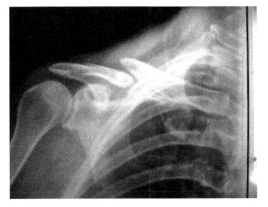

图3-2-2 X线显示锁骨骨折及移位

【复位】

有移位的锁骨骨折，经手法处理可使其复位，但实际中维持良好的位置比较困难，最终可能会残留一定的畸形。外形虽不理想，但一般不影响肩关节功能。婴幼儿由于骨的塑形能力强，一定的畸形在发育中可自行矫正。因此，没有必要为取得解剖复位而反复整复。经手法复位和良好固定后，锁骨骨折一般预后良好。

手法要点 关键在于向后上方牵引，以克服上肢的重力。

操作方法 不用麻醉，或局部麻醉。患者坐位，挺胸抬头，双手叉腰，助手在术者指导下用膝部顶住患者背部正中，双手握其两肩外侧，向背侧缓慢牵引，使之扩胸伸肩，并利用肩关节后伸时对锁骨产生的牵引力，矫正锁骨的重叠、侧方移位，术者用提按或捺正手法矫正移位，使骨折复位（图3-2-3）。

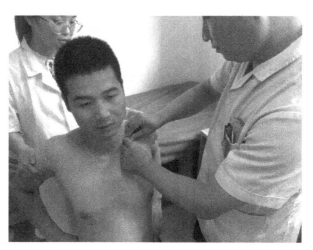

图 3 - 2 - 3　锁骨骨折手法复位

【固定】

复位后，将高低垫放于骨折近端，用背"∞"字绷带、石膏绷带、支具固定（图 3 - 2 - 4）于挺胸、肩关节后伸位 4～6 周（图 3 - 2 - 5），大多数病例均可达骨折愈合。固定过程中应注意观察双手及前臂的感觉和末梢血液循环情况，以防固定过紧造成腋部血管、神经受压。

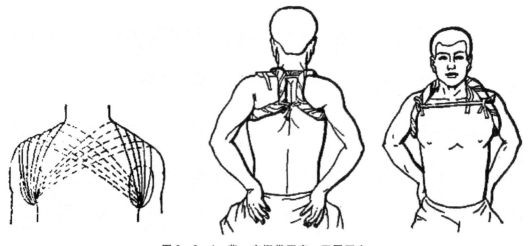

图 3 - 2 - 4　背 ∞ 字绷带固定、双圈固定

【功能锻炼】

固定后，初期可做握拳，腕、肘关节屈伸活动，中后期逐渐做肩部练功活动，重点是肩外展和旋转运动，以防止肩关节因固定时间太长而导致功能受限制。

【注意事项】

固定期间，应定期复查，防止骨折移位、固定过紧或过松等，以免发生严重并发症和影响固定效果。

由于上肢的重力不能绝对克服，锁骨骨折整复后难以维持解剖对位，但一般不影响肩关节和上肢的功能，无需强求解剖复位。

固定期间应注意观察有无锁骨下血管或臂丛神经损伤，如发现上肢神经或血管受压症

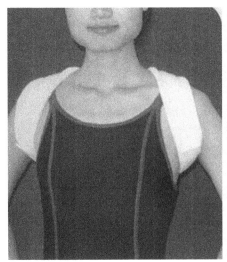
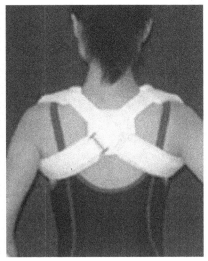

图 3 - 2 - 5　锁骨骨折复位后锁骨带固定

状或绷带松动，应及时调整绷带松紧度和处理。

睡眠时需平卧或半躺，肩胛间垫高，以保持双肩后仰，有利于维持骨折复位。

二、肱骨外科颈骨折

肱骨外科颈骨折指肱骨解剖颈下 2～3cm 处的骨折。肱骨外科颈骨折是接近关节的骨折，周围肌肉比较发达，肩关节的关节囊和韧带比较松弛，骨折后容易发生软组织粘连，易并发肱二头肌长头肌腱炎、冈上肌腱炎或肩关节周围炎。

【解剖与病因病理】

肱骨外科颈位于解剖颈下 2～3cm，相当于大、小结节下缘与肱骨干的交界处，又是骨松质和骨密质交界处，是应力的集中点，受到外力后容易发生骨折。肱骨外科颈内侧有腋神经，臂丛神经、腋动静脉通过腋窝，骨折严重移位时可造成神经血管损伤。

本病多因跌倒时手掌或肘部着地，因暴力传达至肱骨外科颈引起，见于老年人、儿童及成人。可分为外展型和内收型（图 3 - 2 - 6），前者受外展传达暴力所致，骨折断端外侧嵌插而内侧分离，多向前、内侧成角，有时骨折远端向内侧移位，可伴有肱骨大结节撕脱骨折；后者受内收传达暴力所致，骨折断端外侧分离而内侧嵌插，向外侧成角。

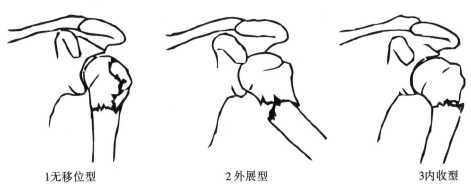

　　1无移位型　　　　　　　　2外展型　　　　　　　　3内收型

图 3 - 2 - 6　肱骨外科颈骨折分型

【诊断要点】

（1）有明显外伤史。

（2）局部疼痛、肿胀明显，或有瘀斑，肩关节活动障碍。

（3）局部有压痛和纵轴叩击痛，有移位骨折可出现畸形、骨擦音和异常活动。

（4）X线检查：正位、穿胸侧位（或外展侧位）片可见肱骨外科颈骨折，可确定骨折类型及移位情况。

【复位】

采用局部麻醉。

操作方法　患者坐位或仰卧位，一名助手用布带绕过腋窝向上提拉，屈肘90°，前臂中立位，另一名助手握其肘部，沿肱骨纵轴方向牵拉，纠正缩短移位，然后根据不同类型再采用不同的复位方法。

外展型：术者双手握骨折部，两拇指按于骨折近端外侧，其他各指抱骨折远端的内侧向外端提，助手同时在牵拉下内收其上臂即可复位（图3－2－7）。

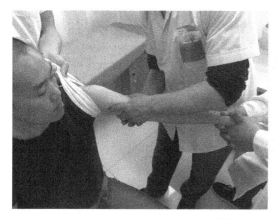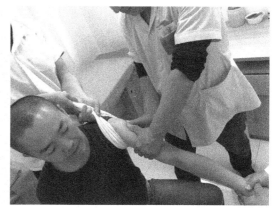

图3－2－7　外展型复位

内收型：术者两拇指压住骨折部向内推，其他四指使远端外展，助手在牵引下将上臂外展即可复位（图3－2－8）。

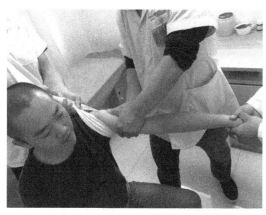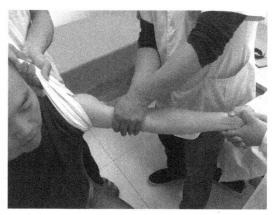

图3－2－8　内收型复位

需要注意的是，肩关节周围肌肉比较发达，麻醉完全后应先对抗牵引，将嵌插或重叠移位的骨折断端完全拉开后，再根据骨折移位方向进行复位。另外，肱骨外科颈骨折虽有内收和外展畸形存在，但断端均为向前成角或侧方移位。X线片显示骨折线为短斜形，骨折向前成角，肱骨头后倾，关节面向后。所以，矫正前成角是整复外科颈骨折的重要步骤。应先内收牵引，再外展上臂。

【固定】

夹板固定 采用上臂超关节夹板固定。在助手维持牵引下，将棉垫3~4个放于骨折部的周围，内收型内侧夹板大头垫应放在肱骨内上髁上部，上臂置外展前屈位；外展型内侧夹板大头垫应顶住腋窝，上臂置内收前屈贴胸位；有向前成角者，在前侧夹板下成角突出处放一平垫。4块夹板固定，用3条扎带将夹板捆紧（图3-2-9）。夹板固定4~6周，依据复查X线片显示骨折愈合情况，决定是否卸除外固定。

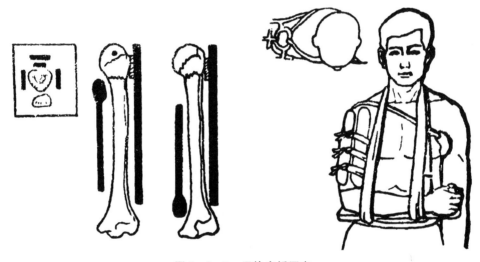

图3-2-9 四块夹板固定

【功能锻炼】

早期功能锻炼很重要，即使满意复位，功能锻炼不及时或不到位，仍然可能发生肩关节僵硬。

【注意事项】

固定后，应注意观察患肢血液循环和手指活动情况，及时调整夹板的松紧度。

外展型骨折应使肩关节保持内收位，早期更应注意禁止做肩外展动作；内收型骨折固定早期应维持在外展位，禁止患肢内收。

对移位明显、容易发生再移位内收型骨折，除夹板固定外，可配合皮肤牵引，肩关节置于外展前屈位。

三、肱骨干骨折

肱骨干骨折是肱骨外科颈下1cm至肱骨外髁上2cm处的一段长管状骨的骨折。临床较常见。

【解剖与病因病理】

肱骨干上部较粗，从中1/3以下逐渐变细，到下1/3渐成扁平状，并稍向前倾。因为肱骨干中下 1/3 交界处后外侧有一桡神经沟，同名神经紧贴骨干通过，此处骨折易导致桡神经损伤。

肱骨干上、中段骨折多因直接暴力引起，为横断或粉碎骨折，周围有多块肌附着，由于肌的牵拉，在不同平面的骨折会造成不同方向的移位：上 1/3 骨折在三角肌止点以上，骨折近端因胸大肌、背阔肌和大圆肌牵拉而向前、向内移位，远端因三角肌、喙肱肌、肱二、肱三头肌牵拉而向上、向外移位；中 1/3 骨折在三角肌止点以下，骨折近端因三角肌和喙肱肌牵拉而向外、向前移位，远端因肱二、肱三头肌牵拉而向上；下 1/3 骨折多由间接暴力（如投弹、掰手腕）导致，呈斜形、螺旋形骨折，移位可因暴力方向、前臂和肘关节的位置而异，多为成角、内旋移位（图 3 - 2 - 10）。

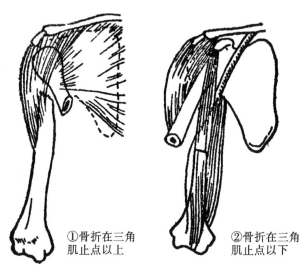

①骨折在三角肌止点以上   ②骨折在三角肌止点以下

图 3 - 2 - 10　肱骨干骨折

【诊断要点】

（1）有外伤史。

（2）局部疼痛明显、压痛、肿胀，纵轴叩击痛阳性，肩关节活动障碍。

（3）骨折多有移位，上臂有短缩或成角畸形，有异常活动和骨擦音。

（4）X 线检查：正侧位片可明确骨折类型和移位情况。

（5）应注意腕和手指的功能，以便确定是否有桡神经损伤。

【复位】

局部麻醉或臂丛麻醉。

操作方法　患者坐位或平卧位。

先矫正重叠和旋转移位，再矫正成角和侧方移位。一助手用布带通过腋窝向上，另一助手握持前臂在中立位向下沿上臂纵轴对抗牵引，持续缓缓用力，禁止急骤发力，以避免断端分离移位。待重叠移位完全矫正后，根据骨折移位不同进行整复。

（1）上 1/3 骨折：在维持牵引下，术者两手拇指抵住骨折远端外侧，其余四指环抱近端内侧，将近端托起向外，使断端微向外成角，继而拇指由外推远端向内，即可复位（图 3 - 2 - 11）。

（2）中 1/3 骨折：在维持牵引下，术者以两拇指抵住骨折近端外侧挤按向内，其余四指环抱远端内侧向外端提（图3－2－12），纠正移位后，术者捏住骨折部，助手徐徐放松牵引，使断端互相接触，轻微摇摆骨折远端或从四周用两手掌相对挤压骨折处，畸形消失，表示基本复位。

（3）下1/3骨折：多为螺旋或斜形骨折，仅需轻微力量牵引，矫正成角畸形，将两斜面挤按复正。

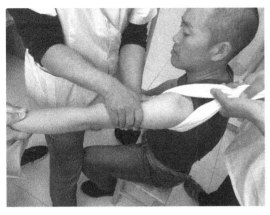 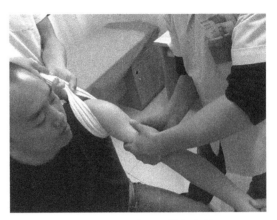

图3－2－11 上1/3骨折复位　　　　　　图3－2－12 中1/3骨折复位

【固定】

夹板固定：夹板长度视骨折部位而定，上1/3骨折超肩关节固定，下1/3骨折超肘关节固定，中1/3骨折不用超过上、下关节，前后内外置4块夹板，根据骨折移位情况放置固定垫，注意前夹板下端不能压迫肘窝。仍有轻度侧方移位时，利用固定垫两点加压；有轻度成角，利用固定垫三点加压，使其逐渐复位。桡神经沟处不放固定垫，以防桡神经受压。固定后肘关节屈曲90°，以木托板将前臂置于中立位，患肢悬吊在胸前（图3－2－13），或使用外展架，以克服患肢重量的悬垂作用。

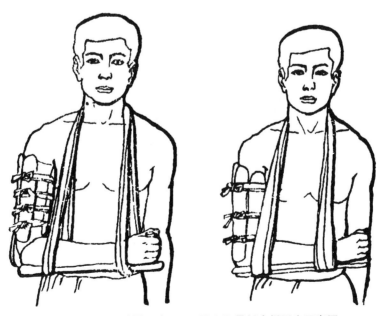

图3－2－13 肱骨干中1/3、下1/3骨折夹板固定示意图

一般固定时间成人6~8周，儿童3~5周。定期复查，做X线透视或拍片，以及时发现是否有再移位或分离，有足够骨痂生长才能解除固定。

【功能锻炼】

固定后即可做握拳、腕关节伸屈活动，有利于气血畅通和消肿。

肿胀开始消退后，做患肢上臂肌用力舒缩活动，逐渐进行肩、肘关节活动。

骨折愈合后，应加强肩、肘关节活动，并配合药物熏洗，使肩肘关节活动功能早日恢复。

【注意事项】

手、前臂肿胀时，可嘱患者每日自行轻柔按摩手和前臂。

除重叠移位较多的横断骨折，牵引力可稍大外，一般牵引力不宜过大，否则易引起过牵。

加强骨折端在纵轴上的挤压力，防止断端分离，保持骨折部位稳定。

发现断端分离时，可一手按肩，一手按肘部，沿纵轴轻轻挤压，使断端接触，并调整向上托力，直到分离消失、骨折愈合。

整个治疗和固定过程，注意检查腕及手指的功能和血液循环，以便确定是否有桡神经或肱动脉损伤，一旦发现，及时处理。

若复位困难，或伴有神经血管损伤时，需手术治疗、探查。

四、肱骨髁上骨折

【解剖与病因病理】

肱骨髁上部处于骨松质和骨密质交界处，两髁稍前屈，与肱骨纵轴形成向前30°~50°的前倾角（图3-2-14）。前臂完全旋后，肘关节伸直时，上臂与前臂纵轴呈10°~15°外翻的携带角，髁上骨折移位时此角改变而呈肘内翻或肘外翻畸形。另外，肱动脉和正中神

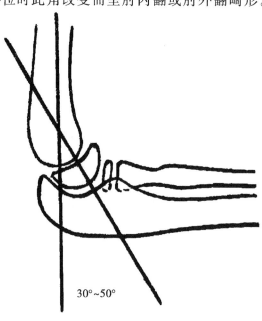

30°~50°

图3-2-14　肱骨干与肱骨髁形成的前倾角

经从肱二头肌腱膜下通过，桡神经通过肘窝前外方并分成深浅两支进入前臂，易被刺伤或受压而合并血管神经损伤。

多因跌倒所致。根据暴力形式和受伤机理不同，分为伸直型、屈曲型，前者为跌倒时伸肘位手掌先触地，因地面反作用力经手掌、前臂将肱骨髁推向后上方，而向下的重力将肱骨干推向前方引起，易损伤血管神经；后者为跌倒时屈肘位肘后侧先触地，暴力从肘后侧经尺骨鹰嘴把肱骨髁由后下方推向前上引起，很少并发血管神经损伤。根据侧方移位情况又可分为尺偏型和桡偏型。

【诊断要点】

（1）有肘部外伤史。

（2）肘部疼痛、肿胀，肱骨髁上处压痛，肿胀明显，甚至出现张力性水泡，肘部呈"靴样"畸形，但"肘后三角"关系保持正常，肘关节活动障碍。

（3）注意桡动脉搏动，腕和手指感觉、活动、温度、颜色，以便确定是否合并神经或血管损伤。若肘部严重肿胀，桡动脉搏动消失，患肢剧痛，手部皮肤苍白、发凉、麻木，被动伸指有剧烈疼痛者为肱动脉损伤或受压，处理不当则前臂屈肌发生肌肉坏死，纤维化后形成缺血性肌挛缩。

（4）X线检查：可见骨折和移位状况。伸直型骨折远端向后上方移位，骨折线多从前下方斜向后上方；屈曲型骨折远端向前上方移位，骨折线从后下方斜向前上方。同时可伴有尺偏或桡偏。

【复位】

采用局部麻醉或臂丛麻醉。

操作方法　患者仰卧，两助手分别握住上臂和前臂，分别向近、远端做顺势拔伸牵引。

伸直型：以两拇指从肘后推按远端向前，两手其余四指重叠环抱骨折近段向后提拉，并令助手在牵引下缓缓屈曲肘关节，并纠正尺偏移位，可感到骨折复位时的骨擦感（图3－2－15）；

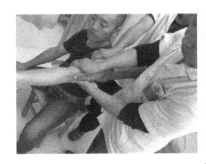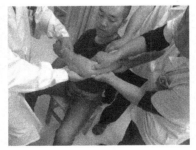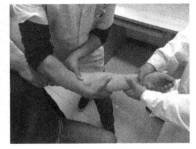

图 3－2－15　肱骨髁上骨折伸直型复位

屈曲型：以两拇指从肘前推按远端向背侧，两手其余四指重叠环抱骨折近段向前提拉，并缓慢伸直肘关节（图3－2－16）。

应特别注意矫正尺偏畸形，以防止发生肘内翻。

【固定】

复位后伸直型固定肘关节于屈曲90°～110°位3周，为防止骨折远端后移和肘内翻畸

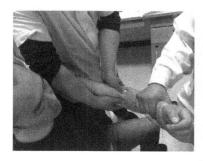
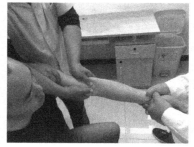
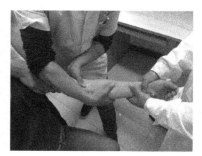

图 3 - 2 - 16　肱骨髁上骨折屈曲型复位

形，可在鹰嘴后方加一梯形垫、在骨折近端外侧和远端内侧分别加一塔形垫（图 3 - 2 - 17）；屈曲型固定肘关节于屈伸 40°~60° 位置 3~4 周，尺偏型其前后垫放置的位置与伸直型相反，以后逐渐将肘屈曲至 90° 位置固定 1~2 周。固定后颈腕带悬吊患肢。

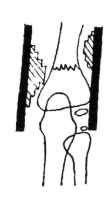
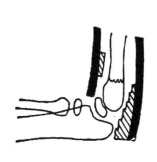
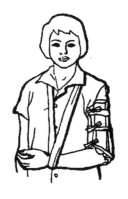
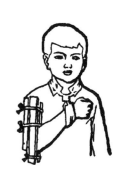

图 3 - 2 - 17　肱骨髁上骨折（伸直型）夹板固定示意图

【功能锻炼】

固定期间多做握拳、腕关节屈伸等活动，在解除固定后，积极主动锻炼肘关节伸屈活动，严禁暴力被动活动。

【注意事项】

肱骨髁上骨折以儿童占大多数，且骨折局部血液供应良好，愈合迅速。

本骨折多数为伸直型骨折，早期调整夹板松紧度或复查 X 线片时都不可使患肘伸直，否则易骨折再移位。反之，屈曲型骨折，早期不可随意做屈肘动作。

骨折固定后，应密切观察患肢血运情况，肱骨髁上骨折有时并发肱动脉损伤而致筋膜间隔综合征者，应及时手术探查。

骨折畸形愈合的后遗症以肘内翻为多见，是由于整复不良或尺侧骨皮质遭受挤压，而产生塌陷嵌插所致。

解除夹板固定以后，可用中药熏洗，有舒筋活络、通利关节的作用，是预防关节强直的重要措施，肘外翻少见。粉碎型骨折多有与后遗肘关节不同程度的屈伸活动功能障碍。

五、肱骨外髁骨折

肱骨外髁骨折是儿童常见的一种肘关节损伤。

【解剖和病因病理】

儿童肘关节有6个骨骺，即肱骨下端4个骨骺、桡骨头骨骺和鹰嘴骨骺。各骨骺的出现和闭合都有一定年龄（图3-2-18）。肱骨外髁包含非关节面（包括外上髁）和关节面2部分。前臂伸肌群附着于肱骨外髁。

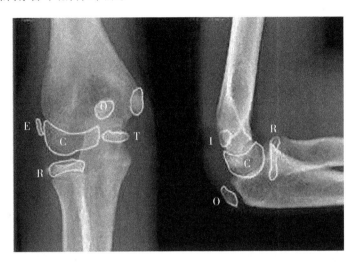

C-肱骨小头（1~2岁），E-外上髁（10~11岁），I-内上髁（4~6岁），T-滑车（8~11岁），R-桡骨头（2~4岁），O-鹰嘴（9~11岁），（引自：《丁香园》）；肱骨小头、内上髁、滑车、外上髁闭合年龄均在16~18岁，其中内上髁较其他3个骨骺闭合较晚。桡骨头和尺骨鹰嘴闭合年龄相同，为17~20岁），（引自《影像园》）。

图3-2-18 儿童肘关节骨骺名称及出现年龄

本病多由间接暴力所致，跌倒时手部着地，肘关节处于外展位或内收位均可引起肱骨外髁骨折，绝大多数发生在5~10岁的儿童。多由外力从手部传达至桡骨头及肱骨外髁而引起，或因附着肱骨外髁的前臂伸肌群强烈收缩而将肱骨外髁撕脱。分离的骨折块包括整个肱骨外髁、肱骨小头骨骺、邻近的肱骨滑车一部分和属于肱骨小头之上的一部分干骺端。外髁骨折后，由于前臂伸肌群的牵拉，骨折块可发生翻转移位，有的甚至可达180°。根据骨折块的移位情况可分为无移位型、轻度移位型和翻转移位型3种（图3-2-19）。

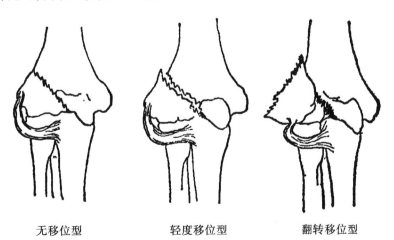

无移位型　　　　　　轻度移位型　　　　　　翻转移位型

图3-2-19 肱骨外髁骨折分型示意图

【诊断要点】

（1）有前臂外伤史。

（2）肘外侧为中心明显肿胀、疼痛，甚至畸形。

（3）肘关节呈半屈曲位，肱骨外髁部压痛明显；分离移位时，肘外侧可摸到活动的骨折块或骨擦感，早期可因明显肿胀而掩盖畸形，消肿以后，肘关节活动明显障碍。

（4）晚期可出现骨不连接、进行性肘外翻和牵拉性尺神经麻痹。

（5）X线检查：正侧位片可明确骨折类型和移位方向。值得高度注意的是，儿童患者大部分骨折块是软骨性，X线片上仅骨化中心在显影，因此常被误认为是一块小骨片的轻微骨折，事实上骨折块很大，几乎等于肱骨下端一半，属关节内骨折，若处理不当会引起严重畸形和功能障碍。

【复位】

尽早在适当麻醉下手法整复。

操作方法 以左肱骨外髁翻转型骨折为例（图 3 - 2 - 20）：

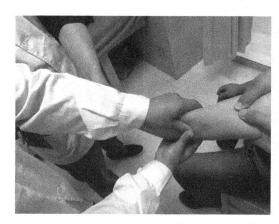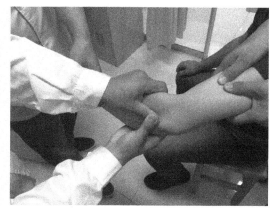

图 3 - 2 - 20 肱骨外髁骨折翻转型复位图

复位时，先用拇指指腹轻柔按摩骨折部，仔细摸认骨折块滑车端和骨折面，辨清移位的方向及翻转程度。

两名助手分别在臂部和腕部顺势做对抗牵引，术者左手握患者腕部，置肘关节于略屈曲前臂旋后位，加大肘内翻，使关节腔外侧间隙增宽，腕背伸以使伸肌群松弛，把肱骨外上髁端推向外上方以矫正旋转移位；用右手拇指将骨折块向内挤压，并将肘关节伸屈、内收、外展以矫正残余移位。触及肱骨外髁骨嵴平整表明复位成功，压住骨折块进行肘关节屈伸活动良好，且无响声。

【固定】

复位后，肘伸直，前臂旋后位，外髁处放固定垫，尺侧肘关节上、下各放一固定垫，4块夹板从上臂中上段到前臂中下段，4条布带缚扎，使肘关节伸直而稍外翻位固定 2 周，以后改屈肘 90°位固定 1 周。亦可用 4 块夹板固定肘关节屈曲 60°位 3 周，定期复查，显示骨折愈合后解除固定。

【功能锻炼】

固定完毕后，即开始做手指轻微屈伸活动、适度用力握拳锻炼，禁止强力前臂旋转、腕关节屈伸活动。

1周后，逐渐加大握拳、腕关节的活动范围。

解除固定之后，逐渐进行肘关节屈伸、前臂旋转和腕手的功能活动，配合中药外用熏洗、热敷等。

【注意事项】

固定期间应密切观察患肢末梢血液循环、感觉状况，调整夹板松紧度，若肱骨外髁处有剧烈疼痛时，应检查有无压疮等。

若时间超过1周或闭合复位不满意，应切开复位。

陈旧性骨折未复位、肘外翻引起牵拉性尺神经麻痹者，则视肘关节的外形和功能而考虑是否手术。

六、肱骨内上髁骨折

【解剖与病因病理】

肱骨内上髁为前臂屈肌群和旋前圆肌附着处，其后方有尺神经紧贴尺神经沟通过。

肱骨内上髁骨折多由间接暴力所致。常见于儿童跌倒时手掌着地引起，或青少年举重、投掷等运动损伤。受伤时，肘关节处于伸直、过度外展位，使肘内侧受到外翻应力，同时前臂屈肌群瞬间急剧收缩，内上髁撕脱，骨折块被拉向前下方，或产生旋转。根据骨折块移位情况分为4度（图3-2-21）。

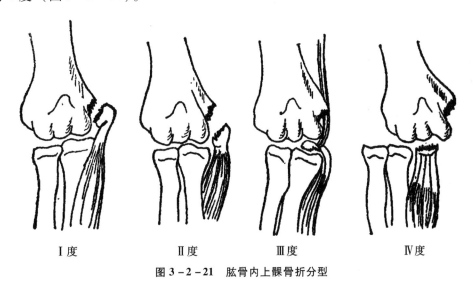

Ⅰ度　　　　　　Ⅱ度　　　　　　Ⅲ度　　　　　　Ⅳ度

图3-2-21 肱骨内上髁骨折分型

Ⅰ度：裂缝骨折或轻度移位，因其部分骨膜尚未完全断离。

Ⅱ度：骨折块有分离和旋转移位，但仍位于肘关节间隙水平面以上。

Ⅲ度：肘关节遭受强大外翻暴力，使内侧关节囊等广泛撕裂，关节腔内侧间隙张开，撕脱的内上髁被带进关节内，伴旋转，被肱骨滑车和尺骨半月切迹关节面夹住。

Ⅳ度：骨折块旋转移位伴肘关节桡侧脱位，骨折块骨折面朝向滑车，并嵌入尺骨鹰嘴和肱骨滑车之间。此型易被忽略，而被误认为单纯肘关节脱位，仅采用一般肘关节脱位复位手法，致使骨折块嵌入尺骨鹰嘴和肱骨滑车之间，转成Ⅲ度骨折。

【诊断要点】

（1）有外伤史。

（2）肘内侧疼痛、肿胀，皮下瘀斑。

（3）肘关节呈半屈伸位，压痛明显，肘关节活动障碍，分离移位时在肘内侧可触及活动的骨折块；Ⅰ、Ⅱ度骨折仅有肘内侧牵拉性疼痛，关节活动轻度障碍；Ⅲ度骨折肘关节屈伸明显障碍；Ⅳ度骨折时肘关节明显畸形，肿胀较严重，肘后三角关系异常，有弹性固定。Ⅲ度和Ⅳ度骨折可合并尺神经损伤，晚期亦有可能损伤尺神经，应注意检查。

（4）X线检查：正侧位片可明确骨折类型和移位方向。但6岁以下儿童该骨骺尚未出现，只要临床检查符合即可诊断，不必完全依赖X线片。

【复位】

采用适当麻醉方法。

操作方法　以Ⅲ度骨折为例（图3-2-22）：

复位时，在两名助手拔伸的牵引下，伸直肘关节，前臂旋后、外展，造成肘外翻，使肘关节内侧间隙增宽，术者拇指在肘关节内侧接触到骨折块边缘时，助手即强度背伸患肢手指及腕关节，使前臂屈肌群紧张，将关节内骨折块拉出，屈肘45°前臂中立位，术者以拇、食指固定骨折块，拇指自下方向上方推挤，使其复位。整复后应及时进行X线复查，检查尺神经有无损伤。

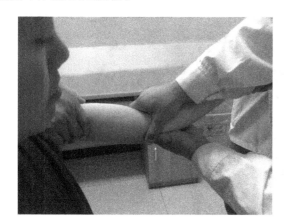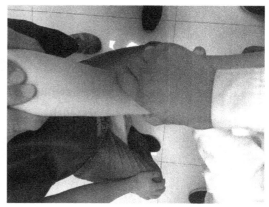

图3-2-22　肱骨内上髁骨折复位图

【固定】

夹板固定　对位满意后，在骨折块的前内下方放一固定垫，再用夹板超肘关节固定于屈肘90°位2~3周。

【功能锻炼】

练功活动　1周内只做手指轻微屈伸活动；1周后可逐渐加大手指屈伸活动幅度，禁忌做握拳及前臂旋转活动；2周后可开始做肘关节屈伸活动；解除固定后可配合中药熏洗，并加强肘关节屈伸活动。

【注意事项】

参照肱骨外髁骨折。

七、尺骨鹰嘴骨折

【解剖与病因病理】

尺骨鹰嘴是肱三头肌附着处，尺骨半月切迹关节面与肱骨滑车关节面构成肱尺关节，是肘关节屈伸的枢纽。尺骨鹰嘴骨折多数由间接暴力造成。跌倒时，肘关节突然屈曲，同时肱三头肌强烈收缩，则发生尺骨鹰嘴撕脱骨折，近端被肱三头肌牵拉而向上移位（图3-2-23）。直接暴力亦可造成尺骨鹰嘴骨折，如肘后部受直接打击，或跌倒时肘后着地而使鹰嘴受到直接撞击，常发生粉碎骨折，但多数无明显移位。鹰嘴骨折线多波及尺骨半月切迹，为关节内骨折；少数撕脱的骨折片较小，骨折线可不波及关节面。

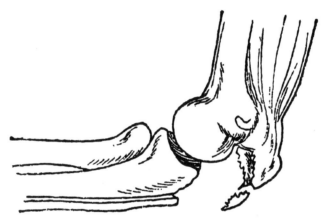

图3-2-23 尺骨鹰嘴骨折

【诊断要点】

（1）有明确肘部外伤史。

（2）肘后侧疼痛，皮肤青紫肿胀，压痛明显，骨折分离移位明显时，尺骨鹰嘴处可因骨片向上移，可触及骨折间隙或骨擦感，主动伸肘功能丧失。关节内积血时，鹰嘴两侧凹陷处隆起。

（3）肘后三角关系无异常。

（4）X线检查：侧位片可明确骨折类型和移位程度。

【复位与固定】

采用臂丛麻醉或骨折端血肿麻醉。

操作方法 先将骨折断端积血抽吸干净。使肱三头肌彻底放松，以免骨折近端回缩，增加复位困难，术者站于患肢外侧，术者右手握患肢腕部，左手触摸尺骨鹰嘴骨折近端，用左手拇指和食指固定尺骨鹰嘴尖，并缓缓向远侧推挤，同时右手使前臂慢慢伸直，骨折远、近端逐渐靠拢，即可复位（图3-2-24）。

复位后，在尺骨鹰嘴上端用抱骨垫固定，用前、后侧超肘夹板或石膏固定肘关节于屈曲0°～20°位3～4周，以后再逐渐固定在90°位1～2周。

【功能锻炼】

固定可靠后即开始进行握拳锻炼，加强手指、腕关节屈伸活动，禁止肘关节屈伸活动。

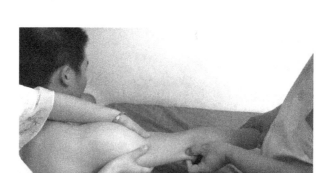

图 3－2－24　尺骨鹰嘴骨折复位图

4 周后才逐步做肘关节主动屈伸锻炼，严禁暴力被动屈肘，并配合进行肩关节锻炼。

定期复查，去除固定后，逐渐进行主动功能锻炼，禁止使用暴力被动活动，以防再发生骨折或骨化性肌炎。

【注意事项】

保持肘关节伸直位固定，逐渐屈曲肘关节。

捆扎带缚绑既不能过紧，也不宜过松，过紧易阻碍远端血运，过松则达不到固定作用。

如粉碎性骨折，关节面破坏严重，复位对位不理想，需手术治疗，以免鹰嘴关节面不平整后移关节痛、影响功能恢复等。

八、桡尺骨干双骨折

【解剖和病因病理】

尺骨是前臂旋转的轴心，通过桡尺近侧、远侧关节及骨间膜与桡骨相连。桡骨沿尺骨旋转，自旋后位至旋前位，幅度可达 150°。前臂肌肉较多，有屈肌群、伸肌群、旋前肌和旋后肌等。骨折后可出现重叠、成角、旋转及侧方移位，整复较困难。前臂骨间膜是致密的纤维膜，几乎连接桡尺骨全长，其松紧度随着前臂旋转而发生改变。前臂中立位时，两骨干接近平行，骨干间隙最大，中部距离最宽，骨间膜上下松紧一致，对桡尺骨起稳定作用；当旋前或旋后位时，骨干间隙缩小，骨间膜上下松紧不一致，两骨间稳定性消失。因此，在处理桡尺骨干双骨折时，为了保持前臂的旋转功能，应使骨间膜上下松紧一致，并预防骨间膜挛缩，尽可能在骨折复位后将前臂固定在中立位。

桡尺骨干双骨折可由直接暴力、传达暴力或扭转暴力造成，但实际中致伤暴力因素复杂，难以截然分开。直接暴力多因重物打击、机器或车轮的直接压轧，或刀砍伤，导致同一平面横断或粉碎性骨折（图），伴有不同程度软组织损伤；间接暴力是跌倒时手掌着地，暴力通过腕关节向上传导，因桡骨负重多于尺骨，暴力首先使桡骨骨折，若有残余暴力，则通过骨间膜向内下方传导，引起低位尺骨斜形骨折（图）；扭转暴力是跌倒手掌着地时前臂发生旋转，导致不同平面的尺桡骨螺旋形骨折或斜形骨折，多为尺骨骨折线高于桡骨骨折线（图 3－2－25）。

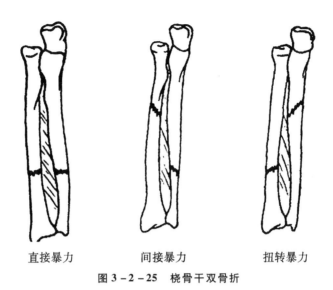

| 直接暴力 | 间接暴力 | 扭转暴力 |

图 3 - 2 - 25 桡骨干双骨折

【诊断要点】

（1）有明确外伤史。

（2）局部肿胀、疼痛、压痛明显，前臂屈伸旋转活动丧失。

（3）骨折多有成角畸形、骨擦音和异常活动，儿童青枝骨折仅有成角畸形。

（4）X线检查：应摄包括肘和腕关节正侧位片，除确定骨折类型和移位方向外，还可排除有无桡尺近侧、远侧关节脱位。

【复位】

桡、尺骨干双骨折可发生多种移位。治疗不当可发生尺、桡骨交叉愈合，影响旋转功能。治疗的目标是良好对位、对线，防止畸形和旋转。

采用臂丛麻醉或全麻。

操作方法 患者平卧，肩外展90°，屈肘90°，中、下1/3骨折取前臂中立位，上1/3骨折取前臂旋后位，由两名助手做拔伸牵引，矫正重叠、旋转及成角畸形。

桡尺骨干双骨折均为不稳定时，如骨折在上1/3，则先整复尺骨（图3-2-26）；如骨折在下1/3，则先整复桡骨（图3-2-27）；骨折在中段时，应根据两骨干骨折的相对稳定性来决定。若前臂肌肉比较发达，加之骨折后出血肿胀，虽经牵引后重叠未完全纠正者，

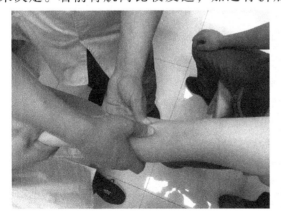
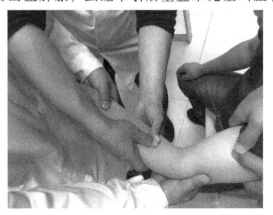

图 3 - 2 - 26 桡尺骨干上 1/3 骨折复位

可用折顶手法加以复位。若斜形骨折或锯齿形骨折有背向侧方移位者，应用回旋手法进行复位。若桡、尺骨骨折断端互相靠拢时，可用挤捏分骨手法，术者用两手拇指和食、中、环3指分置骨折部的掌、背侧，用力将尺、桡骨间隙分到最大限度，使骨间膜恢复其紧张度，向中间靠拢的桡、尺骨断端向桡、尺侧各自分离。

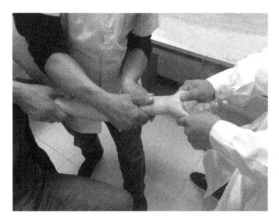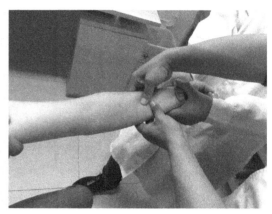

图3-2-27　桡尺骨干下1/3骨折复位

【固定】

若复位前桡、尺骨相互靠拢者，可采用分骨垫放置在两骨之间（图3-2-28）；若骨折原有成角畸形，则采用三点加压法。各垫放置妥当后，依次放掌、背、桡、尺侧夹板；掌侧板由肘横纹至腕横纹，背侧板由鹰嘴至腕关节或掌指关节，桡侧板由桡骨头至桡骨茎突，尺侧板自肱骨内上髁下达第5掌骨基底部，掌背两侧夹板要比桡尺两侧夹板宽，夹板间距离约1cm。捆扎后，再用有柄托板固定，屈肘90°，三角巾悬吊，前臂原则上放置在中立位（图3-2-29），固定至临床愈合，成人6~8周，儿童3~4周。

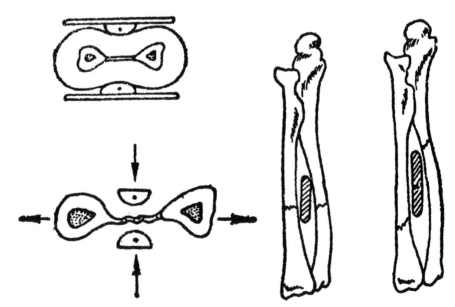

图3-2-28　分骨垫放置示意图

【功能锻炼】

固定期间，应使前臂维持在中立位，要鼓励和正确指导患者做适当的练功活动。

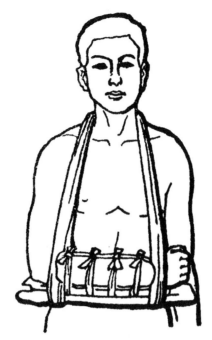

图 3 - 2 - 29 桡尺骨干骨折固定后悬吊制动示意图

初期鼓励做手指、腕关节屈伸活动及上肢肌肉等长舒缩活动。

中期开始做肩、肘关节活动，如弓步云手，活动范围逐渐增大，但不宜做前臂旋转活动。

解除固定后逐渐、适当地做前臂旋转活动。辅以中药外洗热敷，促进功能恢复。

【注意事项】

定期复查，调整夹板松紧度，拍片复查时应双手托平患肢，禁止单手端提患肢，避免伤肢前臂的任何旋转活动，以防骨折再移位。

前臂功能重要，损伤后稳定性差，一旦手法复位失败、骨折开放，合并神经、血管、肌腱损伤，同侧肢体有多发性损伤等，需手术治疗，不可勉强使用手法，以免贻误病情和疗效。

按骨折三期辨证用药，尺骨下 1/3 骨折愈合迟缓时，要着重补肝肾、壮筋骨以促进其愈合，后期前臂旋转活动仍有阻碍者，应加强中药熏洗。

九、尺骨干骨折

尺骨干骨折多以直接暴力多见，如棍棒直接打击前臂尺侧导致。

【解剖与病因病理】

因为有对侧骨的支持，一般无严重移位；由于骨间膜作用，折端易向对侧骨移位，但当有明显移位时，可合并上或下桡尺关节脱位，而出现成角、重叠畸形。

【诊断要点】

（1）有外伤史。

（2）局部有肿胀、瘀斑和疼痛，前臂旋转时疼痛加重。

（3）局部有明显压痛、异常活动和骨擦音，皮下可摸到骨折断端。

（4）X 线片显示尺骨干骨折、移位，肘腕关节正常。

【复位】

采用臂丛麻醉或骨折端血肿内麻醉。

操作方法 以尺骨下 1/3 骨折为例（图 3 - 2 - 30、图 3 - 2 - 31）。

下 1/3 骨折时将前臂置于旋前位，两名助手加大尺侧牵引力为主，术者推挤分骨矫正侧方移位，恢复前臂到中立位即可复位。

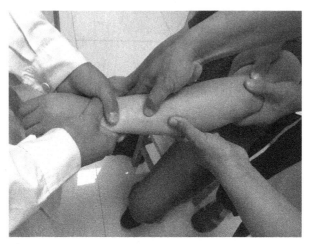

图 3 - 2 - 30　尺骨干骨折复位

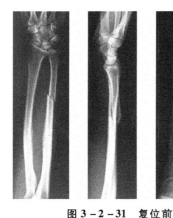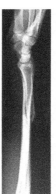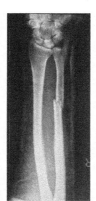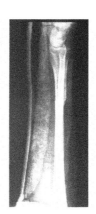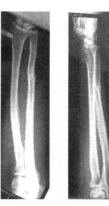

图 3 - 2 - 31　复位前　　　　　复位固定后复查　　　　13 个月后复查

【固定】

复位后用 4 块小夹板或石膏固定前臂。对尺骨下 1/3 骨折，尺侧夹板需超过腕关节，将腕部固定于桡偏位，前臂固定于旋前位。尺骨上 1/3 和中 1/3 骨折，将前臂固定于中立位，一般固定 4~6 星期。尺骨下 1/3 骨折愈合较慢，可适当延长固定时间。固定期间应注意观察患肢的血液循环情况，及时调整夹板的松紧度。尺骨下 1/3 骨折则尺侧板须超腕关节，使腕部固定于桡偏位。

【功能锻炼】

同桡尺骨干骨折。

【注意事项】

尺骨下 1/3 骨折多并发桡尺远侧关节脱位，检查和诊断时一定要注意，止漏误诊。

伴有桡尺远侧关节脱位，一般情况下当骨折复位后，脱位亦随之复位，但骨折不稳定，复位、固定后容易引起再移位，应及时复查，出现问题及时处理。

尺骨下段骨折愈合较慢，加之骨折不稳定，应注意不能过早卸除外固定。

十、桡骨干骨折

【解剖和病因病理】

成人桡骨干上 1/3 骨折，骨折线位于旋前圆肌止点之上，因附着于桡骨粗隆的肱二头肌以及附着于桡骨上 1/3 旋后肌的牵拉，使骨折近段向后旋转移位；附着于桡骨中部及下部的旋前圆肌和旋前方肌的牵拉，使骨折远段向前旋转移位；桡骨干中 1/3 或中下 1/3 骨折、骨折线位于旋前圆肌止点以下，因肱二头肌与旋后肌的旋后倾向，被旋前圆肌的旋前力量所抵消，骨折近段处于中立位；骨折远段因受旋前方肌的牵拉而向前旋转移位（图3 - 2 - 32）。幼儿多为青枝骨折。

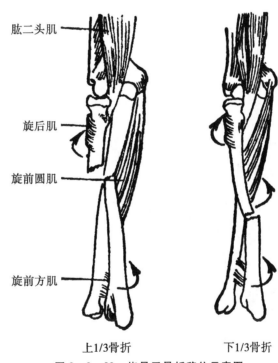

肱二头肌

旋后肌

旋前圆肌

旋前方肌

上1/3骨折　　　　　　下1/3骨折

图 3 - 2 - 32　桡骨干骨折移位示意图

【诊断要点】

（1）有外伤史。

（2）局部肿胀、疼痛，前臂旋转时疼痛加剧。

（3）前臂远段旋前畸形，局部明显压痛，有异常活动和骨擦音。

（4）X 线检查：可见桡骨干骨折、移位，但肘、腕关节正常。

【复位】

采用臂丛麻醉或骨折端血肿腔局部麻醉。

操作方法　以下 1/3 骨折为例（图 3 - 2 - 33、图 3 - 2 - 34）。

患者坐位，肩外展、肘屈曲位，两名助手拔伸牵引。前臂中立位牵引 3 ~ 5min，使断端重叠被牵开，两骨靠拢移位，采用分骨手法纠正；术者将骨折远端提向桡侧、背侧，用拇指将骨折近端挤按向尺侧、掌侧。

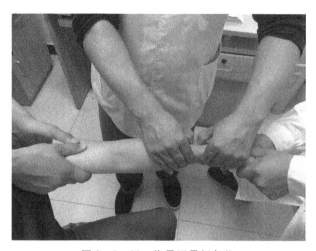

图 3 - 2 - 33　桡骨干骨折复位

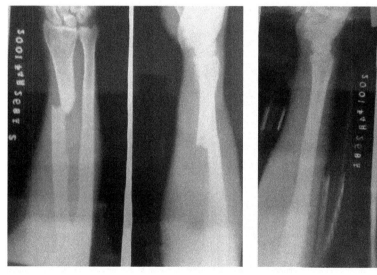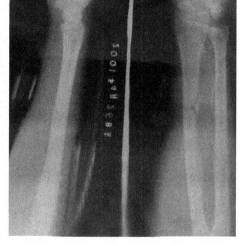

图 3 - 2 - 34　桡骨干骨折复位前、后

【固定】

前臂放置掌、背侧分骨垫各 1 个，上 1/3 骨折须在近端桡侧再放一个固定垫，以防止向桡侧移位，然后放置掌、背侧夹板并适度用力捏住，再放桡、尺侧板；中 1/3 骨折前臂固定于中立位，屈肘 90°；下 1/3 骨折时，桡侧夹板下端超腕关节，固定于前臂中立稍旋后位或旋后位、腕部于尺偏位，借紧张的腕桡侧副韧带限制远端尺偏移位（图 3 - 2 - 35）。用 4 条扎带固定。三角巾屈肘 90°、前臂中立位悬吊于胸前。

【功能锻炼】

同桡尺骨干骨折。

【注意事项】

整复后避免伸肘和旋转前臂，以免引起再移位。

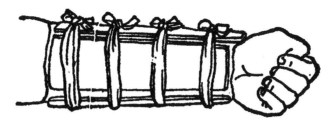

图 3-2-35 桡骨干骨折夹板固定示意图

手法复位失败可考虑切开整复内固定。

十一、尺骨上 1/3 骨折合并桡骨头脱位（孟氏骨折）

尺骨上 1/3 骨折合并桡骨头脱位指尺骨半月切迹以下的上 1/3 骨折，桡骨头同时自肱桡关节、桡尺近侧关节脱位，而肱尺关节没有脱位。

【解剖与病因病理】

尺骨上 1/3 骨折合并桡骨头脱位可由直接暴力和间接暴力引起，以间接暴力为多。根据暴力方向及骨折移位情况，分为伸直、屈曲、内收 3 型（图 3-2-36）：①伸直型：比较常见，多见于儿童。由跌倒时前臂旋后、肘关节伸直或过伸位、手掌着地造成。传达暴力由掌心通过尺、桡骨传向上前方，先造成尺骨斜形骨折，继而迫使桡骨头冲破或滑出环状韧带，向前外方脱出，骨折断端随之突向掌侧及桡侧成角。成人遭受外力直接打击背侧可造成伸直型骨折，为横断或粉碎骨折；②屈曲型：多见于成人。由跌倒时前臂旋前、肘关节处于屈曲位、手掌着地造成。传达暴力由掌心传向上后方，先造成尺骨横断或短斜形骨折，并突向背侧、桡侧成角，桡骨头向后外方滑脱；③内收型：多见于幼儿。由跌倒时肘关节处于内收位、手掌着地造成。传达暴力由掌心传向上外方，造成尺骨冠状突下方骨折并突向桡侧成角，桡骨头向外侧脱出。

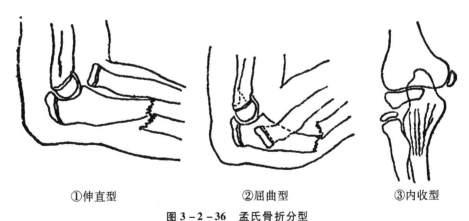

①伸直型　　　　②屈曲型　　　　③内收型

图 3-2-36 孟氏骨折分型

【诊断要点】

（1）有外伤史，多为跌伤所致。

（2）前臂上段和肘部外侧疼痛、肿胀，局部压痛，瘀斑。

（3）移位明显者，可见尺骨成角畸形，前臂旋转和屈肘功能丧失。

（4）尺骨上段有骨擦音和异常活动，肘前侧、后侧或外侧可摸到突起的桡骨头。

（5）应注意腕和手指感觉和运动功能，以便确定是否因桡骨头向外脱位而合并桡神经挫伤。如桡骨头脱位压迫或挫伤桡神经深支，可出现垂腕畸形。

（6）X线检查：可见尺骨上1/3骨折、移位，桡骨头向前（伸直型）、向后（屈曲型）、向外（内收型）脱位。须包括肘、腕关节，以免遗漏上下桡尺关节脱位的诊断。

【复位】

采用臂丛麻醉或全麻。

操作方法 以伸直型为例（图3-2-37）。

患者平卧，前臂置中立位，两名助手顺势拔伸，矫正重叠移位；术者两拇指放在桡骨头外侧和前侧，向尺侧、背侧按挤，同时肘关节徐徐屈曲90°，使桡骨头复位，然后术者捏住骨折断端进行分骨，在骨折处向掌侧加大成角，再逐渐向背侧按压，使尺骨复位。

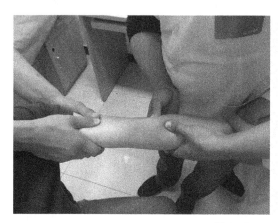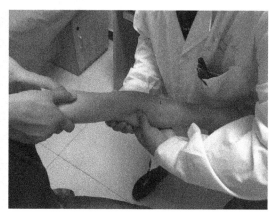

图3-2-37 伸直型复位

【固定】

以尺骨骨折平面为中心，在前臂的掌侧与背侧各置一分骨垫，在骨折的掌侧（伸直型）或背侧（屈曲型）置一平垫；在桡骨头的前外侧（伸直型）或后外侧（屈曲型）或外侧（内收型）放置葫芦垫；在尺骨内侧的上下端分别放一平垫（图3-2-38），用胶布固定。然后在前臂掌、背侧与桡、尺侧分别放上长度适宜的夹板，用四道布带捆绑。伸直型固定于屈肘位4~5周；屈曲型或内收型固定于伸肘位2~3周后，改屈肘位固定2周。

【注意事项】

该型骨折多见于儿童，若有桡神经深支损伤症状亦可手法整复。绝大多数骨折脱位复位后，神经功能可自然恢复。

复位后若尺骨仍有轻度成角或侧方移位，不宜反复粗暴施行手法，以免增加局部软组织损伤。因为在生长发育过程中，轻度畸形会自然矫正。

桡骨头脱位整复后，可按桡尺骨双骨折复位手法进行复位，应根据不同情况灵活运用不同手法。

若肿胀严重可适当牵引固定，待肿胀消退后再施行手法。

若桡骨头不能复位，多为环状韧带嵌顿，可配合钢针挑拨法，必要时需手术治疗。

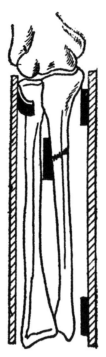

图 3 - 2 - 38　孟氏骨折分骨垫放置

十二、桡骨下 1/3 骨折并发桡尺远侧关节脱位（盖氏骨折）

桡骨下 1/3 骨折合并桡尺远侧关节脱位多见于成人，儿童较少见。桡骨下 1/3 骨折极不稳定，整复固定较难，桡尺远侧关节脱位容易漏诊，而造成不良后果。对这种损伤应予以足够重视。

【解剖与病因病理】

间接和直接暴力均可引起此类骨折。多因跌倒时手掌着地，传达暴力向上传至桡骨下 1/3 处而发生骨折，由于桡骨下端向近侧移位，同时引起三角纤维软骨破裂与桡尺远侧关节脱位，有时可合并尺骨茎突骨折。跌倒时，如前臂旋前，则桡骨骨折远端向背侧移位；如前臂旋后，则桡骨骨折远端向掌侧和尺侧移位。直接暴力引起者较少见，前臂桡背侧遭受暴力打击所致。常见桡骨骨折远端向尺侧移位，因桡骨远端的拇长展肌、拇短伸肌在前臂旋前时，可将其拉向前臂掌侧和尺侧，以及旋前方肌牵拉所造成。

桡骨骨折合并桡尺远侧关节脱位的病理变化比较复杂，可分为 3 型（图 3 - 2 - 39）：

第一型：桡骨干下 1/3 骨折（一般为青枝型），合并尺骨下端骨骺分离，多见于儿童。

第二型：桡骨干下 1/3 横断、螺旋或斜形骨折，骨折移位较多，桡尺远侧关节明显脱位，多属传达暴力造成。此型最常见。

第三型：桡骨干下 1/3 骨折，桡尺远侧关节脱位合并尺骨干骨折或弯曲畸形，多为机器绞伤。

【诊断要点】

（1）有明确外伤史。

（2）局部疼痛、肿胀，桡骨下 1/3 部向掌侧或背侧成角畸形，有异常活动和骨擦音，

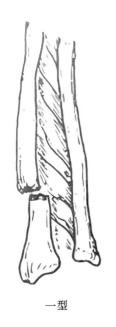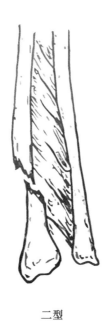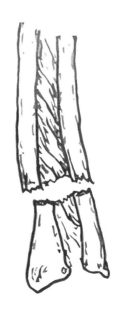

一型　　　　　　　　　　二型　　　　　　　　　　三型

图 3 - 2 - 39　盖氏骨折分型示意图

桡尺远侧关节松弛并肿胀，有挤压痛，尺骨头常向尺侧、背侧突起，有弹跳征象，旋转功能丧失。

（3）X 线检查：必须包括腕关节，以观察下桡尺关节的分离程度，是否伴有尺骨茎突骨折。

【复位】

采用臂丛麻醉。

操作方法　以第二型为例。

患者坐位，肩外展，肘屈曲，前臂中立位，两名助手行拔伸牵引 3～5min，纠正重叠移位，然后术者用左手拇指及食指、中指挤平掌侧移位（图 3 - 2 - 40①），再用两手掌由桡尺侧向中心扣紧桡尺远侧关节（图 3 - 2 - 40②）。

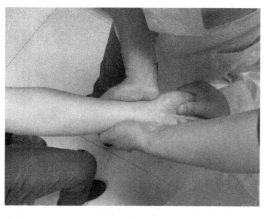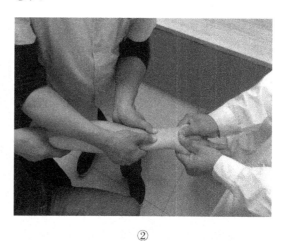

①　　　　　　　　　　　　　　　　　　②

图 3 - 2 - 40　盖氏骨折手法复位图

关节脱位整复后，将合骨垫置于腕部背侧，由桡骨茎突掌侧 1cm 处绕过背侧到尺骨茎突掌侧1cm，做半环状包扎，再用4cm宽绷带缠绕4～5周固定。然后嘱咐牵引远段的助手，用两手环抱腕部维持固定，持续牵引。

骨折整复后，再次扣挤下桡尺关节。如合骨垫松脱，则重新固定。用分骨垫、夹板固定后，经X线透视检查，位置满意，再正式包扎固定。

【固定】

维持牵引和分骨下，捏住骨折部，掌、背侧各放1个分骨垫。分骨垫在骨折线远侧占2/3，近侧占1/3。再放置掌、背侧夹板，用手捏住，再放桡、尺侧板，桡侧板下端稍超过腕关节，以限制手的桡偏，尺侧板下端不超过腕关节，以利于手的尺偏，借紧张的腕桡侧副韧带牵拉桡骨远折段向桡侧，克服其尺偏倾向。对于桡骨骨折线自外侧上方斜向内侧下方的患者，置分骨垫于骨折线近侧（图3－2－41），尺侧夹板改用固定桡尺骨干双骨折的尺侧夹板（即长达第5掌骨颈的尺侧夹板），以限制手的尺偏，利于骨折对位。复位后，以前臂塑形夹板固定。固定桡尺远侧关节的绷带包缠要松紧适宜，一般固定6～8周。

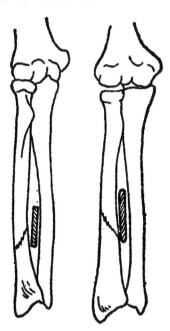

图3－2－41 盖氏骨折分骨垫固定放置法

【功能锻炼】

与桡、尺骨干双骨折大致相同。早期练习握拳、伸指活动，但要严格限制前臂旋转与手尺偏活动。

【注意事项】

桡骨下1/3骨折合并桡尺远侧关节脱位属于不稳定性骨折，复位与固定后极易发生再移位，3周内必须加以严密观察，如有移位，应及时整复。

要经常检查夹板和分骨垫的位置是否合适、松紧度如何。

十三、桡骨远端骨折

桡骨远端骨折是桡骨远侧端3cm以内的骨折，临床上比较常见。该骨折手法治疗效果良好。

【解剖与病因病理】

桡骨远端背侧缘长于掌侧，故远端关节面向掌侧倾斜 10°～15°，称掌倾角；桡骨远端桡侧的桡骨茎突，较其内侧长 1～1.5cm，故远端关节面还向尺侧倾斜 20°～25°，称尺偏角（图 3－2－42）。这个解剖关系在骨折时常被破坏，造成掌倾角和尺偏角减小，在整复时应尽可能恢复正常解剖。桡骨下端内侧切迹与尺骨头形成桡尺远侧关节，切迹下缘为三角纤维软骨的基底部所附着，三角软骨的尖端起于尺骨茎突基底部。前臂旋转时桡骨沿尺骨头回旋，而以尺骨头为中心。

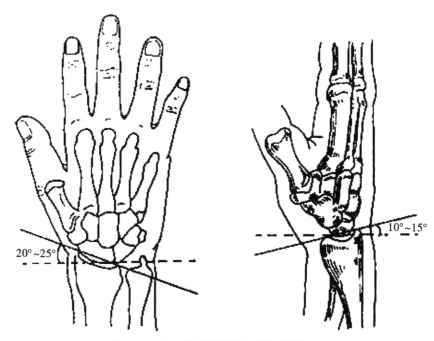

图 3－2－42　桡骨远端尺偏角和掌倾角

桡骨远端骨折多为间接暴力所致，跌倒时，手掌或手背撑地，身体重力与地面向上的反作用力作用于桡骨远端而发生骨折。根据受伤姿势和骨折移位的不同，可分为伸直型和屈曲型 2 种。跌倒时，腕关节呈背伸位，手掌先着地，可造成伸直型骨折（图 3－2－43）。伸直型骨折远段向背侧和桡侧移位，桡骨远段关节面改向背侧倾斜，向尺侧倾斜减少或完全消失，甚至形成相反的倾斜。跌倒时，腕关节呈掌屈位，手背先着地，可造成屈曲型骨折（图 3－2－44）。屈曲型骨折远段向桡侧和掌侧移位，此类骨折较少见。直接暴力造成的骨折为粉碎型，老人、青壮年、儿童均可发生。20 岁以前，桡骨远端骨骺尚未融合，可发生骨骺分离。

【诊断要点】

（1）有外伤史，尤其是跌倒伤。

（2）伤后局部肿胀、疼痛，手腕功能部分或完全丧失。骨折远端向背侧移位时，可见"餐叉样"畸形；向桡侧移位时，呈"枪刺样"畸形；缩短移位时，可触及上移的桡骨茎突。

（3）局部疼痛和压痛，有骨擦音和异常活动，可有环状压痛和纵轴压痛，腕部功能丧失，手握力减弱。

（4）X线正侧位片可显示桡骨远端骨折及类型和移位方向。

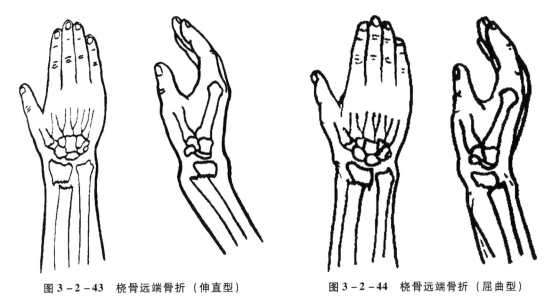

图 3 - 2 - 43　桡骨远端骨折（伸直型）　　　　图 3 - 2 - 44　桡骨远端骨折（屈曲型）

【复位】

桡骨远端骨折对于骨折线未波及关节面、年老体弱对位要求不高或不能耐受手术者，经手法复位治疗，效果较好。

一般采用局部麻醉。

伸直型（Colles 骨折）

操作方法　采用折顶成角法复位（图 3 - 2 - 45）。

患者坐位或平卧位，肘部屈曲 90°，前臂旋前。

术者双手拇指并列置于骨折远端背侧，其余指及手掌置于患肢腕、手掌、手背部，扣紧大、小鱼际，顺势拔伸牵引，结合手摸心会。

助手立于患侧，双手握住患肢前臂近端，进行对抗，持续牵引 4 ~ 5min，使骨折断端的嵌入或重叠移位、旋转移位得以矫正。

维持牵引下轻度尺偏，术者一手拇指由骨折远端背侧移至远端桡侧，向尺侧用力以矫正桡侧移位，使骨折由背桡侧移位变为单纯背侧移位。然后术者双手拇指在背侧按住骨折远端突出部分，在缓缓牵引下，使骨折远端背伸，加大掌侧成角，同时双手拇指由背侧推

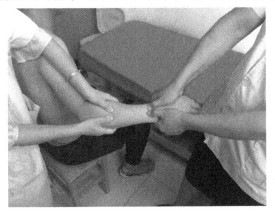
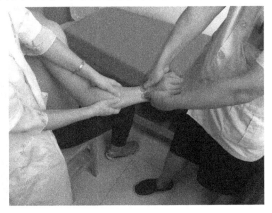

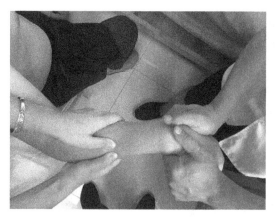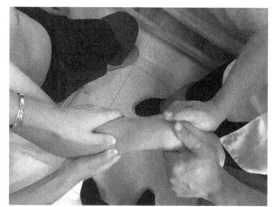

图 3 - 2 - 45　Colles 骨折手法复位

按突出的骨折端，感到骨折远近端背侧骨皮质相顶后，骤然掌屈，拇指同时辅助用力，变为掌屈位并维持。

合并桡尺远侧关节脱位，则在掌屈位双手横向挤压桡尺远侧关节；伴尺骨茎突骨折，一般无明显移位，可暂不处理，复位完成（图 3 - 2 - 46）。

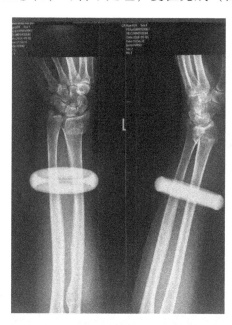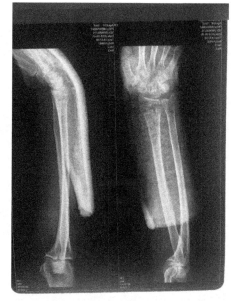

复位前　　　　　　　　　　　　　　　复位后

图 3 - 2 - 46　复位前后对比

【固定】

复位后，石膏放置于前臂远侧、桡侧，近端达前臂中、上 1/3，远端超过腕关节达掌指关节水平，将骨折固定在掌屈尺偏位，限制手腕的桡偏和背伸活动（图 3 - 2 - 47）。

屈曲型（Smith 骨折）

此手法适用于重叠或嵌入移位不严重，肌肉不发达者，亦适用于桡骨远端掌侧缘骨折。

操作方法　一名助手握住前臂近端向近侧拔伸牵引，术者一手握患者的手向远端做对抗拔伸，另一名手食指由掌侧将远段骨折片向背侧推挤，同时用拇指将近段由背侧向掌侧

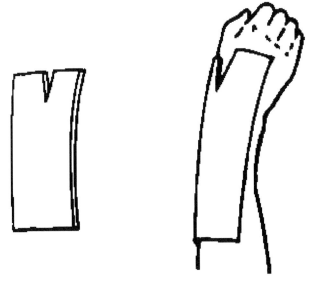

图 3 - 2 - 47 Colles 骨折石膏固定

挤压，然后捏住骨折部，助手在向远端牵引下缓慢将腕关节背伸，使屈肌腱紧张，防止复位的骨折片移位（图 3 - 2 - 48）。

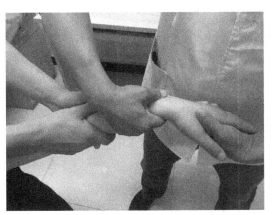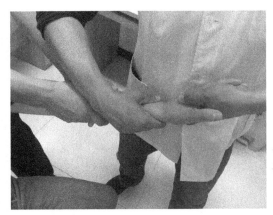

图 3 - 2 - 48 Smith 骨折复位图

陈旧性桡骨远端骨折

麻醉满意后，使肌肉松弛。

术者反复来回摇摆和按压推挤，使骨痂松动、粘连松解。待骨折端分离后，按新鲜骨折复位法操作。

伸直型骨折，用腕部塑形夹板将腕关节固定于掌屈尺偏位 4~6 周；屈曲型骨折，用腕部塑形夹板将腕关节固定于背伸尺偏位 4~6 周。

【固定】

夹板固定 伸直型骨折在骨折远端背侧和近端掌侧分别放置一平垫，然后放上夹板，夹板上端达前臂中上 1/3，桡、背侧夹板下端应超过腕关节，限制腕桡偏和背伸活动；屈曲型骨折则在远端的掌侧和近端的背侧各放一平垫，桡、掌侧夹板下端应超过腕关节，限制桡偏和掌屈活动，3 条扎带捆扎，将前臂悬挂胸前，保持固定 4~5 周。

石膏固定　将骨折固定在腕关节功能位。

【功能锻炼】

固定期间积极做握拳锻炼及肩肘部活动。

解除固定后，逐步进行腕关节屈伸和前臂旋转锻炼。

卸除固定后，可以应用中药熏洗以舒筋活络，通利关节。

【注意事项】

定期复查，固定后应观察手部血液循环，随时调整夹板松紧度。

注意将患肢保持在旋后15°或中立位，纠正骨折再移位倾向。

伸直型骨折固定期间，应避免腕关节桡偏与背伸活动。

十四、掌骨骨折

掌骨骨折是手部常见的骨折，多见于成年人，男多女少。

【解剖与病因病理】

掌骨全长均可在皮下摸到，第1掌骨短而粗，活动度较大，骨折多发生在基底部。第2、3掌骨细长，较突出，握拳击物时，暴力常落在第2、3掌骨上，故易骨折。第4、5掌骨短细，以第5掌骨易受直接暴力而骨折，当其受间接暴力时可致掌骨颈骨折。

依据受伤情况，掌骨骨折可分为：

（1）拇指掌骨基底部骨折：多由间接暴力引起，骨折远端受拇长屈肌、拇短屈肌与拇收肌牵拉，近端受拇长展肌牵拉，骨折容易向桡背侧成角。

（2）拇指掌骨基底部骨折脱位（Bennet骨折脱位）：由间接暴力引起，骨折线呈斜形经过第1掌腕关节面，基底部内侧的三角形骨块，因有掌侧韧带相连，仍留在原位，而骨折远端从大多角骨关节面上脱位至背侧及桡侧（图3-2-49）。

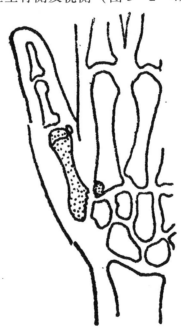

图3-2-49　拇指掌骨基底部骨折脱位（Bennett骨折脱位）

（3）掌骨颈骨折：由间接暴力或直接暴力所致，以握拳时掌骨头受到冲击的传达暴力导致多见。第5掌骨因其易暴露和受打击最多见，第2、3掌骨次之。骨折后断端受骨间肌与蚓状肌的牵拉向背侧成角，掌骨头向掌侧旋转（图3－2－50）；又因手背伸肌腱牵拉，以致近节指骨向背侧脱位，掌指关节过伸，手指越伸直，畸形越明显。

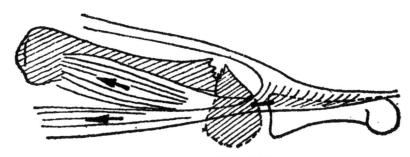

图3－2－50 掌骨颈骨折

（4）掌骨干骨折：可为单根或多根骨折。由直接暴力所致者，多为横断或粉碎骨折；扭转及传达暴力引起者，多为斜形或螺旋形骨折。骨折后因骨间肌及屈指肌牵拉，使骨折向背侧成角及侧方移位，单根的掌骨骨折移位较轻，而多根骨折则移位较明显，且对骨间肌的损伤也比较严重。

【诊断要点】

（1）有明确外伤史。

（2）局部疼痛、肿胀，腕及手指活动受限。

（3）受伤处明显压痛，或有骨擦音、异常活动，纵向叩击掌骨头疼痛加剧，如有重叠移位，则有短缩畸形，可见掌骨头凹陷。

（4）X线检查：因侧位片第2～4掌骨互相重叠，容易漏诊，摄手掌正位与斜位片，可明确诊断。

【复位】

1. 拇指掌骨基底部骨折

操作方法 术者沿拇指长轴方向向远侧、桡侧牵引，使第一掌骨头尽量外展的同时，用推挤法矫正成角（图3－2－51）。

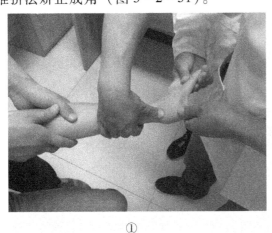
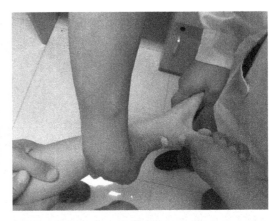

① ②

图3－2－51 拇指掌骨基底部骨折复位图

【固定】

固定方法如图 3 - 2 - 52 所示。

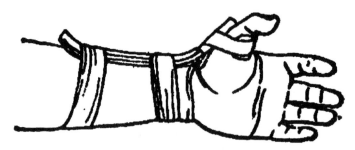

图 3 - 2 - 52　拇指掌骨基底部骨折固定

2. 拇指掌骨基底部骨折脱位（Bennett 骨折）

操作方法　同拇指掌骨基底部骨折复位方法。但应注意应使拇指掌骨外展而不要将拇指远端外展，否则会加重掌骨内收，而导致脱位难以整复。

【固定】

固定方法如图 3 - 2 - 53 所示。

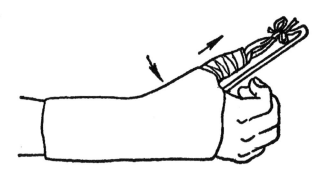

图 3 - 2 - 53　拇指掌骨基底部骨折脱位石膏 - 拇指牵引固定

3. 掌骨颈骨折

操作方法　术者沿伤指纵轴方向向远侧牵引，使掌指关节屈曲90°，借用指骨基底部顶推掌骨头，使骨折复位。

4. 掌骨干骨折

操作方法　术者沿伤指纵轴方向向远侧牵引，同时挤压两断端，使用夹挤分骨法，使骨折复位。

【固定】

如图（3 - 2 - 54）所示。

【功能锻炼】

由于骨折端向背侧成角，常错误地将掌指关节于背伸或伸直位牵引，这样会以侧副韧带在掌骨头上的止点处为轴，使掌骨头向掌侧旋转，反而加重掌骨头屈曲畸形，更难以复位。

【注意事项】

拇指掌骨基底部骨折或骨折脱位复位后，用特制的弧形夹板，或撬压固定器固定于第一掌骨外展30°、轻度背伸、拇指屈曲位。若骨折脱位固定后不稳定，可采用皮肤牵引，或

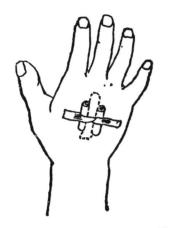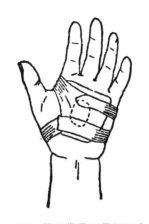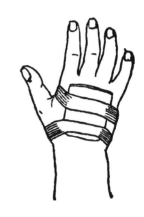

图 3 - 2 - 54　第 3 掌骨干骨折固定

做拇指远节指骨牵引。

　　掌骨颈骨折整复后，用夹板或铝板在背侧将掌指关节和近侧指骨间关节固定于屈曲 90°位。掌骨干骨折复位后，可用前后两块夹板固定，骨折部背侧两骨间各放一分骨垫。若不稳定可加用远节指骨牵引。掌骨骨折一般固定 4~6 周。

十五、指骨骨折

　　指骨骨折是手部最常见的骨折，骨折断端因受到附着肌腱牵拉而造成典型的畸形。因手部功能重要，指骨骨折的治疗不容忽视和轻视，处理不当可发生畸形愈合、关节囊挛缩，骨折端与邻近肌腱粘连而导致关节功能障碍，对手的功能产生不良影响，给患者造成较大痛苦。

【解剖与病因病理】

　　指骨均在皮下，指骨骨折多由直接暴力所致，易引起开放性骨折。有横断、斜形、螺旋、粉碎或波及关节的骨折。骨折可发生于近节、中节或末节，以近节骨干骨折多见。指骨骨折常见的类型有：

　　（1）近节指骨骨折：骨折断端因骨间肌与蚓状肌牵拉而向掌侧成角（图 3 - 2 - 55）。

　　（2）指骨颈骨折：骨折向掌侧成角，因伸肌腱中央部牵拉，远端可向背侧旋转达 90°，使远端背侧与近端断面相对而阻止骨折复位（图 3 - 2 - 56）。

　　（3）末节指骨基底背侧骨折：末节指骨基底背侧为指伸肌腱扩张的止点，多因手指伸直时，指端受暴力急剧弯曲引起撕脱性骨折。如接球时，指端被球撞击所致。骨折后末节手指屈曲，呈典型的"锤状"畸形，不能主动伸直，又称"锤状指"（图 3 - 2 - 57）。

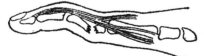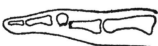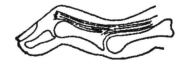
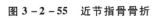

图 3 - 2 - 55　近节指骨骨折　　**图 3 - 2 - 56　指骨颈骨折**　　**图 3 - 2 - 57　末节指骨基底背侧骨折**

【诊断要点】

　　（1）有明显手部外伤史。

（2）局部疼痛，明显肿胀，或骨折移位者有畸形，同时手指屈伸活动受限。

（3）局部压痛，有异常活动、骨擦感（音），纵轴叩击痛明显。

（4）X线检查：可确定骨折及移位情况。

【复位与固定】

采用局部麻醉或臂丛麻醉。

操作方法 （1）指骨干骨折：术者沿手指纵轴向远侧拔伸牵引，用拇指与食指自尺桡侧挤压矫正侧方移位，然后将远端逐渐掌屈，同时以另一手拇指将近端自掌侧向背侧顶住，以矫正向掌侧成角（图3-2-58）。

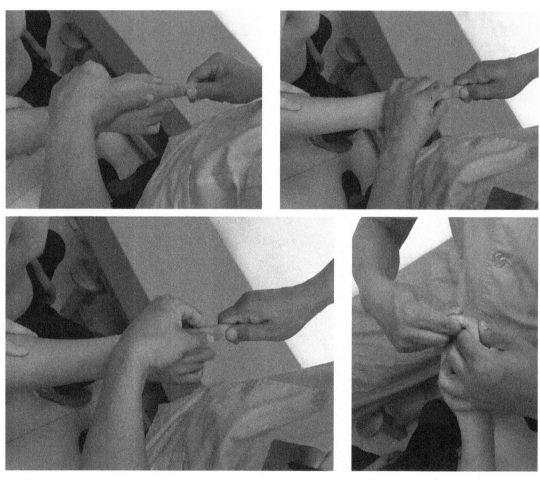

图3-2-58 指骨干骨折复位图

复位完成。复位后根据成角情况放置小固定垫，用夹板或手部支具局部固定患指，使手指屈向手舟骨结节（图3-2-59）。3~4周后依据复查情况，决定是否卸除固定。

（2）指骨颈骨折：术者将骨折远端向背侧呈90°牵引，然后迅速屈曲骨折远端，屈曲的同时应将骨折近端掌侧顶向背侧，使近侧指间关节屈曲成约90°，以矫正掌侧成角。

复位完成（图3-2-60）。固定方法与指骨干骨折相同。

（3）末节指骨基底背侧撕脱骨折：整复和固定较容易，术者将近侧指间关节屈曲、远侧指间关节过伸，使末节指骨基底向被撕脱的骨片靠近，然后将骨折片推向末节指骨基底部，复位完成。用塑料夹板、铝板或石膏固定于使患指近侧指间关节屈曲90°位、远侧指间

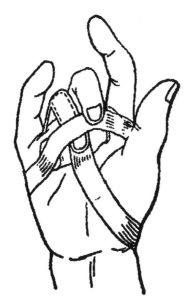

图 3 - 2 - 59　指骨干骨折固定

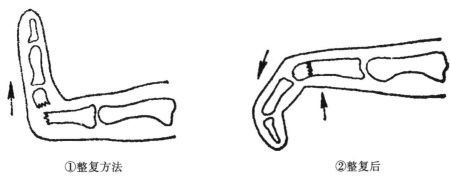

①整复方法　　　　　　　　　②整复后

图 3 - 2 - 60　指骨颈骨折复位方法

关节过伸位（图 3 - 2 - 61）。

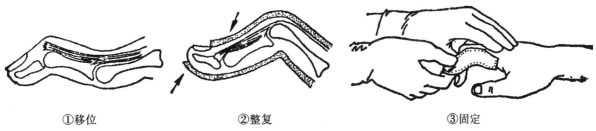

①移位　　　　　　　②整复　　　　　　　③固定

图 3 - 2 - 61　末节指骨基底部背侧撕脱性骨折复位、固定

【功能锻炼】

固定期间伤指暂不宜活动，但其他未固定的关节可适当地主动或被动活动，防止关节僵硬。

复查确定卸除固定后，逐步开始指间关节屈伸活动，并用舒筋活血药熏洗，进行功能锻炼。

【注意事项】

指骨骨折要尽量做到解剖复位，成角、旋转、重叠移位畸形将妨碍肌腱的正常滑动，造成手的功能障碍。

固定期间注意观察伤指末梢血运，防止血液循环障碍。

按时复查，及时调整固定松紧度，防止固定过紧或过松。

如末节指骨粉碎骨折或指端骨折，其折块较小，或合并开放性骨折、并发肌腱断裂者，应手术处理，必要时将碎骨片切除，以免引起指端疼痛。

第三节　下肢骨折

下肢的主要功能是负重和行走，双下肢要等长、关节结构稳定是首要条件，稳定性大于灵活性。下肢发生骨折后，对骨折整复要求高，不仅需要患肢与健肢的长度相等，而且要求对位对线良好。若患肢成角畸形，将会影响肢体承重力，短缩在2cm以上则会出现跛行。下肢肌肉发达，骨折复位后，单纯的夹板、石膏等外固定难以维持断端复位后的位置，尤其是股骨干骨折及不稳定的胫腓骨骨折，常需配合持续牵引，固定时间也相对长，以防止过早负重而发生畸形或再骨折。因不能行走，需要长时间卧床或扶拐、乘坐轮椅等，移动困难，给患者日常生活带来严重不便，尤其对老年卧床患者，甚至会危及生命，这对日常的护理和预防并发症有更高的要求。

一、股骨颈骨折

【解剖与病因病理】

股骨颈位于股骨头与转子间线之间。股骨颈和股骨干的轴线形成一个角度，称内倾角或颈干角，正常值为110°~140°，颈干角随年龄的增加而减小，儿童平均为151°，成年男性为132°，女性为127°。颈干角大于正常值为髋外翻，小于正常值为髋内翻（图3-3-1）。股骨颈中轴线与股骨两髁中点间的连线形成一个角度，称前倾角或扭转角，正常值为12°~15°（图3-3-2）。股骨颈骨折的治疗必须恢复正常的颈干角和前倾角，特别是前倾角，否则会遗留髋关节畸形，影响髋关节功能。

股骨头血运主要来自3个途径：①关节囊小动脉，分为外骺动脉、上干骺端动脉和下干骺端动脉，来源于旋股内、外动脉和臀下、闭孔动脉，进入股骨颈，供应股骨颈和大部分股骨头的血运；②股骨干滋养动脉，仅达股骨颈基底部，小部分与关节囊小动脉有吻合支；③圆韧带小动脉，较细，仅供应股骨头内下部分的血运，与关节囊小动脉之间有吻合支。此3条血管均比较细小，且股骨头的血液供应主要依靠关节囊和圆韧带的血管（图3-3-3）。股骨头、颈的血运较差，发生股骨颈骨折后容易出现骨折不愈合和股骨头缺血坏死。

股骨颈骨折常发生于老年人，女性略多于男性，随着人们寿命的延长，其发病率日渐增高。因股骨颈处于骨松质和骨密质交界，属于应力集中处，且老年人肝肾不足，筋骨衰弱，即使受轻微外力，如平地滑倒、髋关节旋转内收，臀部着地，可引起骨折。青壮年、儿童若发生本骨折，必是遭受强大暴力导致，如车祸、高处坠落等，较少见。

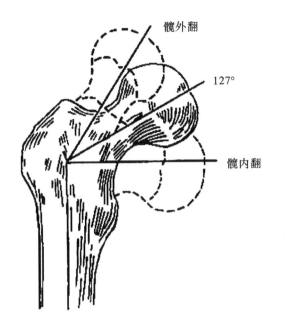

图 3 - 3 - 1　股骨颈的颈干角

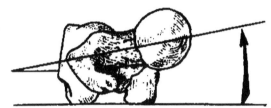

图 3 - 3 - 2　股骨颈的前倾角

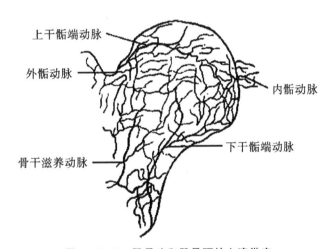

图 3 - 3 - 3　股骨头和股骨颈的血液供应

　　股骨颈骨折按部位分为头下部、颈中部和基底部骨折 3 种（图 3 - 3 - 4①），头下部和颈中部骨折属囊内骨折，基底部骨折属囊外骨折。囊内骨折难以愈合且容易发生股骨头缺血性坏死，股骨颈骨折线越高，越易破坏颈部血供，骨折不愈合、股骨头缺血性坏死发生率较高。基底部骨折由关节囊来的血运大多完整，骨折近端血供良好，骨折不愈合和股骨头缺血性坏死的发生率较低。按 X 线表现分为外展型和内收型 2 种（图 3 - 3 - 4②），外展型在髋外展时发生，多为头下骨折，骨折端常互相嵌插，骨折局部剪力小，较稳定，血运破坏较少，愈合率高；内收型在髋内收时发生，多为颈中部骨折或头下部或基底部，两骨折端往往接触很少，有移位，骨折处剪力大，极不稳定，血运破坏较大，骨折愈合率低，股骨头缺血坏死率高。临床上内收型骨折比较多见，外展型骨折比较少见。

【诊断要点】

（1）有明显或轻微外伤史，多发于老年人。

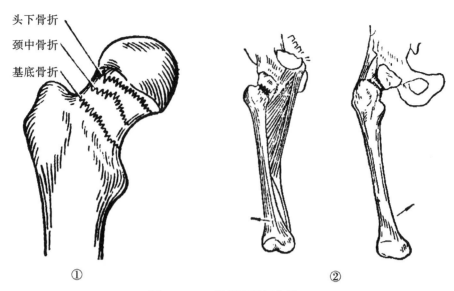

头下骨折
颈中骨折
基底骨折

① ②

图 3 - 3 - 4　股骨颈骨折分型

（2）髋部疼痛，不能站立、行走。

（3）伤肢轻度屈髋、屈膝和外旋畸形，腹股沟中部有压痛，大转子叩击痛明显，可扪及大粗隆上移。

（4）X 线检查：正侧位片可明确骨折部位、类型和移位情况，对指导治疗及预后均有帮助。

【复位】

采用腰麻或硬膜外麻醉。

操作方法　患者仰卧，一名助手固定骨盆，术者握其腘窝，屈膝、屈髋均 90°，向前牵引，纠正短缩，然后伸髋、内旋、外展以纠正成角畸形，使骨折面接触紧密（图 3 - 3 - 5）。

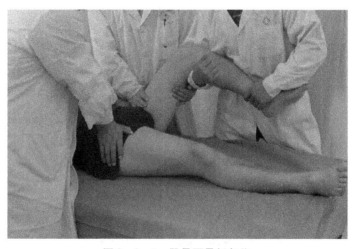

图 3 - 3 - 5　股骨颈骨折复位

【固定】

复位后，需卧床，将患肢置于外展、腘窝垫枕，膝关节轻度屈曲、足中立位，患足穿"丁字鞋"，防止患肢外旋；或用轻重量皮肤牵引固定 6 ~ 8 周。一般需牵引和丁字鞋配合使用，或使用股骨髁上骨牵引固定。牵引时保持骨盆两侧对称，防止骨盆倾斜和向对侧旋转，力量要适当，防止过度牵引。

定期复查 X 线片，依据复查和骨折愈合情况，决定扶拐下床及进行不负重活动。

固定期间应做到"三不"：不盘腿，不侧卧，不负重。

【功能锻炼】

伤后数天疼痛减轻后，应行患肢屈伸活动，但要防止盘腿、侧卧及负重。对于骨质疏松者，大约需 6 个月才可逐渐过渡到负重活动。

应积极进行患肢股四头肌的舒缩活动，以及踝关节和足趾关节的屈伸功能锻炼，以防止肌肉萎缩、关节僵硬及骨质脱钙现象。

解除固定和牵引后，逐渐加强患肢髋、膝关节的屈伸活动，并可扶双拐不负重下床活动。

下地活动后，每 1～2 个月拍 X 线片复查 1 次，至骨折坚固愈合、股骨头无缺血性坏死现象时，方可弃拐逐渐负重行走，一般需半年左右。

【注意事项】

（1）固定期间应注意保持病房空气流通，预防心力衰竭、脑血管意外及肺梗死，预防长期卧床的并发症，加强护理，进行骶尾部按摩，防止发生褥疮，并经常按胸、叩背，鼓励病人深呼吸，咳嗽排痰，以防发生坠积性肺炎。

（2）骨折亦可用多根钢针或螺纹钉内固定治疗，固定相对牢靠，避免复位后再移位，减少卧床时间。

（3）特别要注意的是，有些患者伤后髋部疼痛不显著，仍可短时站立或跛行，因骨折端嵌入，拍 X 线片骨折线因重叠显示不清或看不到骨折线，对这些病人要特别注意，先按骨折对待，建议 7～10d 复查，或进一步查 CT，不要因遗漏诊断而使无移位的稳定骨折变为有移位的不稳定骨折。

（4）股骨颈骨折不愈合或发生股骨头缺血性坏死者，可根据病人年龄、健康状况，结合局部的不同病理变化，选用手术治疗。

二、股骨转子间骨折

股骨转子间骨折又称股骨粗隆间骨折，多见于老年人，男性多于女性。

【解剖与病因病理】

解剖特点和发病原因及受伤机制与股骨颈骨折相同。转子部骨质疏松，多为粉碎性，根据骨折线的方向和位置可分为顺转子间型、顺转子间粉碎型、反转子间型、转子下型（图 3-3-6）。顺转子间型是骨折线自大转子顶点开始，斜向内下方达小转子，若小转子保持完整，股骨上端内侧的骨支柱保持完整，支撑作用较好，髋内翻不严重，移位较小，远端因下肢重量而轻度外旋；若小转子变为游离骨块，大转子及其内侧骨支柱亦破碎，髋内翻严重，远端明显移位，患肢外旋短缩畸形。反转子间型是骨折线自大转子下方斜向内上方达小转子上方，骨折线走向与转子间线或转子间嵴大致垂直，骨折近端因外展肌与外旋肌的收缩而外展、外旋，远端因内收肌与髂腰肌牵引而向内、向上移位。转子下型是骨折线经过大小转子的下方。其中，顺转子间粉碎型、反转子间型及转子下型骨折均属不稳定型骨折。

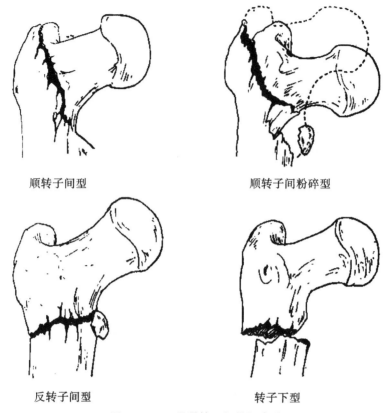

顺转子间型　　　　　　　　顺转子间粉碎型

反转子间型　　　　　　　　转子下型

图 3 - 3 - 6　股骨转子间骨折分型

【诊断要点】

（1）有外伤史，多发于老年人。

（2）髋部疼痛，肿胀明显，部分大转子外下方可见瘀斑，患肢短缩、内收、外旋畸形，大转子部明显压痛，沿肢体纵轴叩击明显疼痛，不能站立或行走，活动障碍。

（3）X 线检查：可明确诊断和骨折类型。

【复位】

采用腰麻或硬膜外麻醉。

操作方法　一名助手固定骨盆，另一名助手顺势牵引，至双下肢等长，踝部向上提。术者两手掌内外相对挤压，使骨折对位。助手牵引力稍减使两骨折断端靠拢，同时外展、内旋患肢（图 3 - 3 - 7）。

【固定】

复位后用骨牵引或皮肤牵引维持患肢于外展、中立位固定 6 ~ 8 周，外加沙袋固定或穿"丁字鞋"，防止髋内翻和外旋。定期复查 X 线片，骨折愈合后去除牵引，扶拐下床活动。骨牵引有复位和固定作用。

【功能锻炼】

复位固定后，即开始鼓励患者在床上进行全身锻炼，如每天进行踝屈伸运动与股四头肌舒缩锻炼。

解除固定后，先在床上做髋、膝关节的功能活动，以后可扶双拐做不负重步行锻炼，

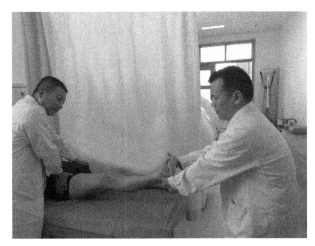

图 3 - 3 - 7　股骨转子间骨折复位手法

待 X 线片证实骨折愈合后才可逐步负重。

后期配合应用中药海桐皮汤外洗。

【注意事项】

（1）股骨转子部血运丰富，骨折预后良好。

（2）少数不稳定性骨折，因年老不宜长期卧床或经手法复位而不理想者，可手术治疗。

（3）该骨折端不强求两断端的严密对合，而应着重于颈干角的恢复，以免后遗髋内翻。

（4）固定期间应注意保持病房空气流通，预防心力衰竭、脑血管意外及肺梗死，预防长期卧床的并发症，加强护理，进行骶尾部按摩，防止发生褥疮，并经常按胸、叩背，鼓励病人深呼吸、咳嗽排痰，以防发生坠积性肺炎。

三、股骨干骨折

股骨干骨折是股骨小转子下 2～5cm 至股骨髁上 2～4cm 之间发生的骨折。股骨干骨折多见于儿童及青壮年，男多于女。

【解剖与病因病理】

股骨是人体最长、最坚强的管状骨，有一个轻度向前外的弧度，有利于股四头肌发挥其伸膝作用。股骨干后面有一条隆起的粗线，称股骨嵴，是肌肉附着处，皮质厚而致密，骨髓腔略呈圆形，上、中1/3内径大体均匀一致，下 1/3 内径较膨大。股骨干周围由三群肌包围，以股神经支配的前侧伸肌群（股四头肌）为最强大，坐骨神经支配的后侧屈肌群（腘绳肌）次之，闭孔神经支配的内收肌群最小。坐骨神经和股动脉、股静脉，在股骨下1/3 处紧贴股骨下行至腘窝部，若此处发生骨折，最易损伤血管和神经。

股骨干骨折多由直接暴力和间接暴力产生的杠杆作用、扭转作用等引起。前者引起者多为横断或粉碎骨折，后者引起者多为斜形或螺旋骨折，均属不稳定性骨折。青枝骨折仅见于小儿。股骨干骨折多由强大暴力所造成，骨折后断端移位明显，软组织损伤较重。可发生于任何年龄和部位，但以股骨干中下 1/3 交界处为最多，下 1/3 骨折时，容易损伤血管。

骨折移位的方向，除受外力和肢体重力的影响外，主要是受肌肉牵拉所致。股骨干不同部位的骨折，其移位方向亦不相同（图3-3-8）。

（1）上1/3骨折　骨折近端因受髂腰肌、臀中肌、臀小肌以及其他外旋肌牵拉而产生屈曲、外展、外旋移位；骨折远端由于内收肌作用则向后、向上、向内移位。

（2）中1/3骨折　两骨折段除有重叠畸形外，移位方向依暴力而定，多数骨折近端呈外展屈曲倾向，远端因内收肌作用，其下端向内上方移位。无重叠畸形的骨折，因受内收肌收缩的影响有向外成角倾向。

（3）下1/3骨折　因膝关节囊及腓肠肌的牵拉，骨折远端往往向后移位。严重者，骨折端有损伤腘动、静脉及坐骨神经的危险。

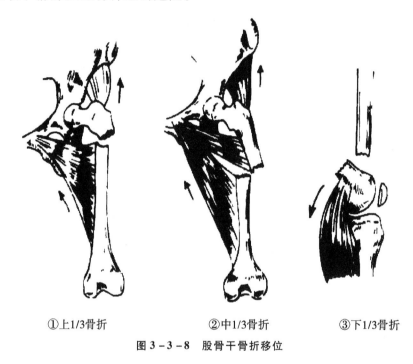

①上1/3骨折　　　　②中1/3骨折　　　　③下1/3骨折

图3-3-8　股骨干骨折移位

【诊断要点】

（1）有明显外伤史，局部疼痛、肿胀、压痛、功能丧失，出现缩短、成角或旋转畸形，有异常活动，可扪及骨擦感；严重移位的股骨下1/3骨折，腘窝处有巨大血肿，小腿感觉和运动障碍，足背、胫后动脉搏动减弱或消失，末梢血循环障碍，应考虑有血管、神经的损伤。

（2）损伤严重者，由于剧痛和出血，早期可合并外伤性休克。严重挤压伤、粉碎性骨折或多发性骨折，还可并发脂肪栓塞。

（3）X线检查：可显示骨折部位、类型及移位情况。

【复位】

采用腰麻或硬膜外麻醉。

操作方法　取患者仰卧位，一名助手固定骨盆，另一名助手双手握小腿上段，顺势拔伸，缓慢将伤肢屈髋、屈膝各90°，沿股骨纵轴方向用力牵引，矫正重叠移位。

（1）上1/3骨折：将伤肢外展，略外旋，术者一手握近端向后挤按，另一手握住远端由后向前端提（图3-3-9）。

（2）中1/3骨折：将伤肢外展，术者以手自骨折断端外侧向内挤按，然后以双手在断端按大腿轴线夹挤，恢复力线（图3-3-10）。

（3）下1/3骨折：维持牵引下，膝关节慢慢屈曲，以紧挤在腘窝内的双手作支点将骨折远端向背侧推移（图3-3-11）。

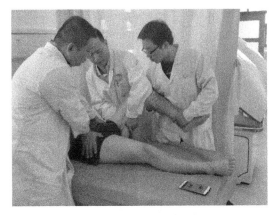

图3-3-9　上1/3骨折复位

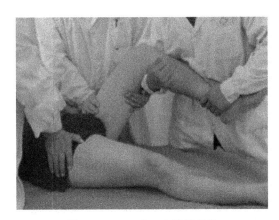

图3-3-10　中1/3骨折复位

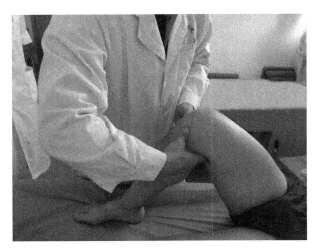

图3-3-11　下1/3骨折复位

骨牵引复位与固定　对于成年人或较大年龄儿童的股骨干骨折，特别是粉碎、斜形或螺旋骨折，采用较大重量骨牵引逐渐复位，往往能得到良好对位，无需专门进行手法复位。经3~5d牵引后X线复查，若畸形已纠正可逐步减轻牵引重量。若横断骨折仍有侧方移位，可用双手手指或手掌，置于大腿两侧挤按以矫正侧方移位，粉碎骨折可用四面挤按手法，使碎片互相接近。粉碎骨折愈合较慢，牵引时间应适当延长。

垂直悬吊皮肤牵引　适用于治疗3岁以内儿童的股骨干骨折。

操作方法：把患肢和健肢同时用皮肤牵引向上悬吊，用重量悬起，以臀部离开床面一拳之距为宜，依靠体重做对抗牵引（图3-3-12）。牵引期间要注意双下肢血液循环情况。患儿能很快地适应，对治疗和护理都比较方便。一般牵引3~4周后，骨折可获得良好愈合。

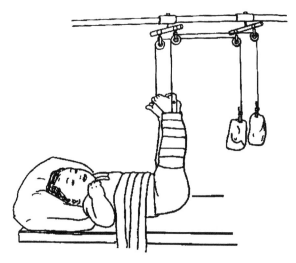

图 3 - 3 - 12 垂直悬吊皮肤牵引

【固定】

夹板固定 骨折复位后，维持牵引下，根据上、中、下不同部位放置压垫，防止骨折成角和再移位。上 1/3 骨折将压垫放在近端前方和外方，中 1/3 骨折把压垫放在骨折线外侧和前侧，下 1/3 骨折把压垫放在骨折近端前侧。再按照大腿的长度放置 4 块夹板，后侧夹板上应放置一较长的塔形垫，以保持股骨正常的生理弧度，然后用 4 条布带捆扎固定（图 3 - 3 - 13）。

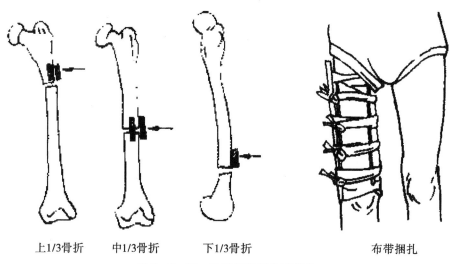

上1/3骨折　　中1/3骨折　　下1/3骨折　　　　布带捆扎

图 3 - 3 - 13 股骨干骨折夹板固定

持续牵引固定 大腿肌肉丰厚，肌力强大，骨折手法复位夹板固定后，骨折端仍有可能发生再移位。因此，一般还应按照患者年龄、性别、肌力强弱，采用持续皮肤牵引或骨牵引，才能维持复位后对位。皮肤牵引适用于儿童和年老、体弱成年人；骨骼牵引适用于肌肉发达的青壮年或年龄较大的儿童（图 3 - 3 - 14）。牵引重量儿童约为 1/6 体重，成人约为 1/7 体重，时间儿童为 4 ~ 6 周，成人 10 ~ 12 周。常用的骨牵引有：股骨髁上牵引，适用于中 1/3 骨折或远侧骨折端向后移位的下 1/3 骨折；股骨髁牵引，适用于上 1/3 骨折和远侧骨折端向后移位的下 1/3 骨折；胫骨结节牵引，适用于上 1/3 骨折和骨折远端向前移位的下 1/3 骨折，较大儿童或少年不宜在胫骨结节部穿针，应向下 2~3cm 穿针。

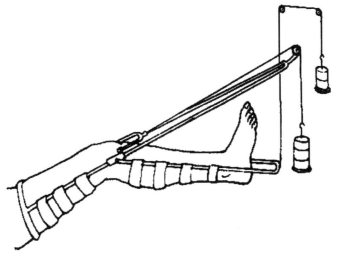

图 3-3-14 股骨干骨折骨牵引治疗

牵引后定期 X 线复查，如骨折对位、愈合良好，可将牵引重量逐渐减轻至维持重量，成人 5kg 左右，儿童 3kg 左右。维持牵引过程中，注意调整牵引重量和方向，防止过度牵引，同时加强护理，防止卧床并发症。

【功能锻炼】

固定后即开始进行股四头肌舒缩活动及踝关节伸屈活动，在医师指导和牵引保护下，逐渐增加运动量，练习收腹、抬臀等动作。经 X 线复查，骨折端有连续性骨痂时，患肢可在夹板或支具保护下循序渐进地增加负重。经观察证实骨折端稳定，可改用单拐，1~2 周后再弃拐行走。进行 X 线检查，若骨折没有重新移位，且愈合较好，可解除夹板固定。

【注意事项】

股骨干骨折经过非手术治疗，一般都能获得满意的效果。但有严重开放性骨折合并神经血管损伤、多发性损伤者，骨折断端间嵌夹软组织者，骨折不愈合或畸形愈合超过 3 个月者，应考虑手术治疗。

处理股骨干骨折，应注意患者全身情况，积极防治外伤性休克，重视对骨折的急救处理。

四、股骨髁上骨折

股骨髁上骨折是发生于股骨自腓肠肌起点上 2~4cm 范围内的骨折。青壮年多见。

【解剖与病因病理】

多由间接暴力或因直接打击造成，如高处坠落，足部或膝部着地引起。此外，膝关节强直、废用性骨质疏松，也容易因外力而发生髁上骨折。股骨髁上骨折分为屈曲型和伸直型，前者骨折线由后上斜向前下方，骨折远端因受腓肠肌牵拉和关节囊紧缩向后移位，容易压迫或损伤腘动、静脉和神经；后者骨折线从前上斜向后下远端向前移位（图 3-3-15）。临床以屈曲型多见。

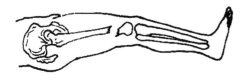

屈曲型

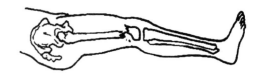

伸直型

图 3 - 3 - 15　股骨髁上骨折分型

【诊断要点】

（1）多为高处坠落致伤，或直接暴力击打致伤。

（2）大腿中下段肿胀严重，疼痛剧烈，有异常活动及骨擦音；腘窝部肿胀严重、足背动脉搏动减弱或消失者，应考虑腘动脉损伤。

（3）X线检查：可确定骨折类型和移位情况。

【复位】

因股骨髁部周围有强有力的肌肉附着牵拉，手法复位后容易重新移位，所以多用于在骨牵引下纠正移位（图 3 - 3 - 16）。

采用腰麻或硬膜外麻醉。

屈曲型骨折　在维持股骨髁上牵引下，一名助手握小腿下段，屈曲膝关节，屈曲程度视远端后倾角度而定，术者两手抱住小腿上段近腘窝处向远侧牵拉，纠正成角与重叠移位，然后两手将骨折远端由后向前提托，纠正前后移位。

伸直型骨折　在胫骨结节牵引下，膝关节屈曲20°～30°，两名助手分别握住大腿中下段及小腿近段对抗牵引，术者一手将近折端向前上提托，另一手置大腿下段前面向后压，握远端助手逐渐将膝关节屈曲至90°～110°，即可复位。屈膝时注意角度不可少于70°，否则易压迫近腘窝血管。

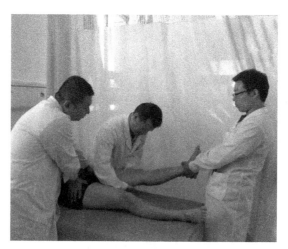

图 3 - 3 - 16　股骨髁上骨折复位

【固定】

复位后用4块夹板捆扎固定，配合骨牵引维持整复后位置。屈曲型骨折用股骨髁部牵引，膝关节屈曲约45°位；伸直型骨折用胫骨结节牵引，膝关节保持伸直位。固定8～10周，复查骨折愈合后，可去除牵引，在夹板固定保护下扶拐逐渐负重下床活动（图3-3-17）。

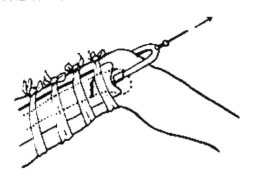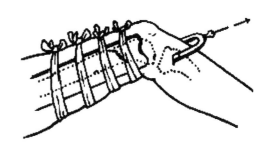

屈曲型骨折固定　　　　　　　　　　　　伸直型骨折固定

图3-3-17　股骨髁上骨折固定示意图

【功能锻炼】

与股骨干骨折基本相同，因骨折近关节，易发生膝关节功能受限，所以应尽早进行股四头肌锻炼和关节屈伸锻炼。

为了防止关节僵硬，解除夹板固定后应用中药熏洗并结合按摩。

【注意事项】

固定期间观察伤肢末端血运、感觉、运动状况，防止血管神经损伤。

复位时要注意保护腘窝神经血管，用力不宜过猛。

复位困难者，可加大牵引重量后整复。

复位失败或困难，合并腘动、静脉损伤和压迫者，考虑手术探查、切开整复内固定。

五、髌骨骨折

髌骨骨折属关节内骨折，多见于30~50岁成年人，儿童极为少见。

【解剖与病因病理】

髌骨系人体中最大的籽骨，股四头肌腱连接髌骨上部，并跨过其前面，移行为髌下韧带止于胫骨结节。髌骨有保护膝关节、增强股四头肌力量的作用。

髌骨骨折多由直接暴力或间接暴力所造成，以后者多见。直接暴力导致骨折，多呈粉碎性，髌骨两侧的股四头肌筋膜以及关节囊一般尚完整，对伸膝功能影响较少；间接暴力所致骨折，多因膝关节在半屈曲位时跌倒，为避免倒地，股四头肌强力收缩，髌骨与股骨滑车顶点密切接触成为支点，髌骨受到肌肉强力牵拉而骨折，骨折线多呈横形。髌骨旁股四头肌筋膜和关节囊破裂，骨块分离，伸膝装置受到破坏，影响伸膝功能。

【诊断要点】

（1）有明确外伤史。

（2）局部肿胀、疼痛，膝关节不能自主伸直，常有皮下瘀斑及膝部皮肤擦伤；分离移位时，可摸到骨折断端皮肤下的间隙。

（3）X线检查：膝关节侧、轴位片可明确骨折的类型和移位情况。

【复位】

采用局部麻醉。

操作方法　患者平卧，伤肢伸直，在无菌操作下抽吸关节腔及骨折断端间积血后，注入2%利多卡因注射液5～10ml局部麻醉，术者以一手拇指及中指先捏挤骨折远端向上推并固定，另一手拇指及中指捏挤近端上缘向下推挤，使骨折近端向远端对位（图3-3-18）。

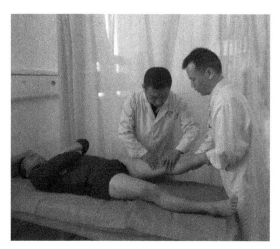

图3-3-18　髌骨骨折复位

【固定】

石膏固定或抱膝圈固定　用铁丝或钢丝做一个较髌骨略大的圆圈，外缠以较厚的纱布绷带，并扎上4条布带，后侧直板长度由大腿中部到小腿中部，宽10～15cm，厚1～1.5cm。复位满意后，用抱膝圈固定，腘窝部垫软枕，使膝关节屈曲约10°，抱膝圈4条布带捆扎于后侧固定板上，时间一般为4～6周（图3-3-19）。

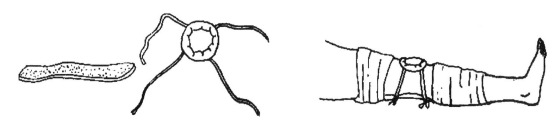

图3-3-19　抱膝圈固定

【练功活动】

固定后即可行踝关节和足趾功能活动，逐步加强股四头肌舒缩活动。

解除固定后，应逐步进行膝关节的屈伸锻炼，配合中药熏洗，骨折未达到临床愈合之前，注意勿过度屈曲，以免再骨折、再移位。

【预防和调护】

注意调整抱膝圈扎带的松紧度或抓髌器螺旋盖的压力，松则不能有效地维持对位，紧则抱膝圈影响肢体的血液循环，而抓髌器不能产生骨折自身模造效应。

【注意事项】

（1）整复时切忌盲目用力反复推压，防止骨折断端相互摩擦而磨平，使对位不稳。

（2）整复后用1块超膝关节夹板放置患肢后侧，腘窝垫棉垫用抱膝器固定髌骨，4条固定布带连同托板捆绑，直至骨折愈合。

（3）髌骨骨折治疗要求恢复伸膝装置的功能，并保持关节面的完整光滑，防止创伤性关节炎发生。

（4）无移位的髌骨骨折，移位不大的裂纹骨折、星状骨折，可单纯地采用抱膝圈固定膝关节于伸直位；横断骨折若移位在1cm以内者，可采用手法整复，抱膝圈固定膝关节于伸直位。

（5）如骨折移位较大，手法整复有困难者，可考虑手术治疗。

六、胫腓骨干骨折

胫腓骨干骨折很常见，各种年龄均可发病，以10岁以下儿童或青壮年为多，儿童多为青枝骨折或无移位骨折。

【解剖与病因病理】

胫骨干中上段横截面呈三角形，有前、内、外三嵴将胫骨干分成内、外、后三面，胫骨嵴突向前外，形成胫骨的生理弧度，其上端为胫骨结节。胫骨干下1/3处横断面变成四方形。该骨中下1/3交界处比较细弱，为骨折的好发部位。

直接暴力和间接暴力均可导致骨折，前者如重物打击或挤压，暴力多来自外侧或前外侧，骨折为横断、短斜形或粉碎性，且骨折线都在同一水平，软组织损伤较严重；后者如高处坠落的传达暴力或扭伤时的扭转暴力，骨折为斜形或螺旋形骨折，骨折线腓骨较胫骨为高，软组织损伤较轻（图3-3-20）。

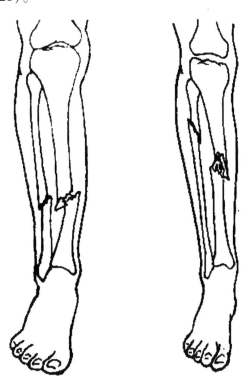

①直接暴力骨折线型　②间接暴力骨折线型

图3-3-20　胫腓骨干骨折骨折线特点

【诊断要点】

（1）有明显外伤史。

（2）局部肿胀，疼痛和压痛，患肢短缩，成角或旋转畸形，功能活动丧失，可触及骨擦感或闻及骨擦音，出现异常活动；胫骨前内侧位于皮下，易形成开放骨折；上1/3骨折可伤及腓总神经，呈现下垂足。

（3）若损伤严重，肿胀明显，扪之硬实，应注意检查远端血液循环情况，警惕骨筋膜间隔综合征。

（4）小儿青枝骨折或裂纹骨折，临床症状可能很轻，但患者拒绝站立和行走，局部有轻微肿胀及压痛。

（5）X线检查：可明确骨折部位和移位方向，因胫腓骨干可不在同一平面，摄片应包括胫腓骨全长。

【复位】

胫腓骨干骨折的治疗原则主要是恢复小腿的长度和负重功能。因此，应重点处理胫骨骨折。对骨折成角和旋转移位，应予以完全纠正。有移位的稳定性骨折（如横断骨折），可手法整复，夹板固定。

操作方法 患者平卧，膝关节屈曲20°~30°，一名助手环握患者腘窝部，另一名助手握住踝足部，沿胫骨长轴做对抗牵引3~5min，矫正重叠及成角畸形（图3-3-21）。近端向前内移位，术者两手环抱骨折远端向前内端提，助手将近端向后外按压，使之对位。螺旋形、斜形骨折时，远端易向外移位，术者可用拇指置于胫、腓骨间隙，将远端向内侧推挤，其余四指置于近端的内侧，向外用力提拉，并嘱助手将远端稍稍内旋，可使对位。最后以拇指和食指沿胫骨前嵴及内侧面来回触摸骨折部，检查对位对线情况。应注意的是，牵引力量要均衡，忽大忽小或不连续会增加肌肉防御性收缩，不利于复位；牵引开始，先顺肢体原有畸形做短时间顺势牵引，然后逐渐改成顺肢体纵轴牵引，可避免软组织嵌入骨折端。复位时一定要用远侧断端对合近侧断端，对横形骨折复位后应在牵引下慢慢摇动患肢，使骨折端互相紧密接触，增强稳定性。

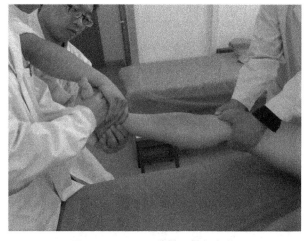

图3-3-21 胫腓骨干骨折复位

【固定】

夹板固定 根据骨折断端复位前移位的方向及其倾向性而放置适当的压垫夹板（图3 - 3 - 22）。

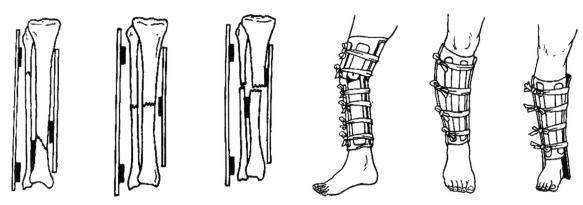

图 3 - 3 - 22　胫腓骨骨折压垫放置及夹板固定

夹板固定要注意抬高患肢，下肢在中立位置，膝关节屈曲呈20～30°，每天注意调整布带的松紧度，检查夹板、压垫有无移位。定期复查，若骨折对位良好，4～6周后X线有骨痂生长，则可解除牵引，单用夹板固定，直至骨折愈合。

【功能锻炼】

固定后，即做踝、足部关节屈伸活动及股四头肌锻炼和趾伸、屈活动。

从第2周开始进行抬腿及屈膝关节活动，4～6周开始扶双拐做不负重步行锻炼，经8～10周后根据X线片及临床检查，达到临床愈合标准即可去除外固定。骨折无疼痛，自觉有力，即可改用单拐逐渐负重锻炼。

【注意事项】

注意检查患肢远端血液循环、活动和感觉情况。

夹板固定要注意松紧度适当，既要防止消肿后外固定松动而致骨折重新移位，也要防止夹缚过紧而妨碍患肢血运或造成压疮。

对于复位后骨折不稳定，容易再移位者，可配合跟骨牵引固定或外固定架固定。

对于复位不成功、开放性骨折、粉碎严重不稳定，或伴有骨筋膜室综合征者，需手术治疗。

七、踝部骨折

【解剖和病因病理】

踝关节由胫、腓骨下端和距骨组成。胫骨下端内侧向下的骨突为内踝，后缘向下突出者为后踝，腓骨下端骨突是外踝。外踝比较窄而长，位于内踝后约1cm、下约0.5cm，内踝的三角韧带较外踝的腓距、腓跟韧带坚强，所以踝关节阻止外翻的力量大，阻止内翻的力量小。内、外、后三踝构成踝穴，距骨居于其中。胫、腓骨下端之间被坚强而有弹性的下胫腓韧带连接在一起。距骨分体、颈、头3部，体前宽后窄，体上面为鞍状关节面，做背伸运动时，距骨体宽部进入踝穴，腓骨外踝稍向外后侧分开，踝穴较跖屈时能增宽1.5～

2mm，以容纳距骨体，下胫腓韧带紧张时，关节面之间紧贴，关节稳定，不易扭伤，暴力太大仍可造成骨折。踝关节处于跖屈位（如下楼梯或下坡）时，下胫腓韧带松弛，关节不稳定，容易发生扭伤。

踝部损伤原因复杂，类型很多。韧带损伤、骨折和脱位可单独或同时发生。根据受伤姿势可分为内翻、外翻、外旋、纵向挤压、侧方挤压、跖屈和背伸等多种，其中以内翻损伤最多见，外翻损伤次之。

（1）内翻损伤：高处坠落，足底外缘着地；或步行在平路上，足底内侧踏在凸处，使足突然内翻。骨折时，内踝多为斜形骨折，外踝多为横形骨折，严重时可合并后踝骨折、距骨脱位（图3-3-23）。

（2）外翻损伤：高处坠落，足底内缘着地；或外踝受暴力打击引起踝关节强度外翻。骨折时，外踝多为斜形骨折，内踝多为横形骨折，严重时可合并后踝骨折、距骨脱位（图3-3-24）。

根据骨折脱位的程度，损伤又可分为三度：单踝骨折为一度；双踝骨折、距骨轻度脱位为二度；三踝骨折、距骨脱位为三度。

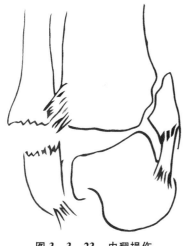 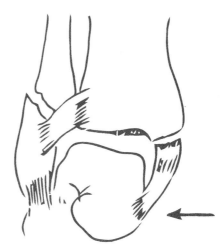

图3-3-23　内翻损伤　　　　　　　　图3-3-24　外翻损伤

【诊断要点】

（1）有踝部受伤史，如高处坠落足部先着地，或行路不平时踝部突然扭伤。

（2）局部疼痛、肿胀，皮肤有瘀斑，压痛，可触及骨擦感或闻及骨擦音，踝关节活动障碍。踝关节呈内翻或外翻畸形，足内翻或外翻时疼痛加剧。

（3）X线检查：可显示骨折脱位程度和损伤类型。

【复位】

（1）患者平卧位，屈髋45°、屈膝90°使小腿三头肌松弛，麻醉要完善。

（2）牵引力量不宜过大、过猛，以免加重内、外侧副韧带损伤。

（3）牵引后先矫正旋转移位，再按造成骨折外力的相反方向进行整复，使内翻骨折变外翻。

（4）如为三踝骨折，先矫正内、外踝骨折，再用提拉、推顶法矫正距骨脱位和后踝移位。

操作方法 患者平卧,助手抱住其大腿,术者握足跟和足背做顺势拔伸牵引,外翻损伤使踝部内翻,内翻损伤使踝部外翻。如下胫腓连接分离,可在内、外踝部横向加以挤压;如后踝骨折合并距骨后脱位,用一手握胫骨下段向后推,另一手握前足向前提,并缓慢背伸踝关节。利用紧张的关节囊,使后踝逐渐复位(图3-3-25)。

总的遵循原则是分析受伤机制和损伤类型,然后逆受伤机制确定复位手法,必要时在X线透视下进行。

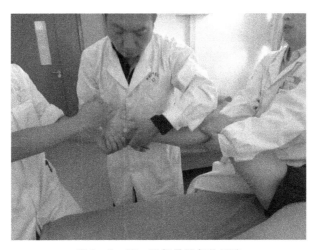

图3-3-25 踝部骨折复位手法

【固定】

用石膏托或超踝关节夹板外固定。在内外踝的上方各放一塔形垫,下方各放一梯形垫,用5块夹板进行固定。其中内、外、后板上自小腿上1/3,下平足跟,前内侧及前外侧夹板较窄,其长度上起胫骨结节,下至踝关节上。夹板必须塑形,使内翻骨折固定在外翻位,外翻骨折固定在内翻位。最后可加用踝关节活动夹板(铝制或木制),将踝关节固定于90°位置4~6周,伴有后踝骨折者轻度背伸位固定,有胫骨前缘骨折者轻度跖屈位固定(图3-3-26)。

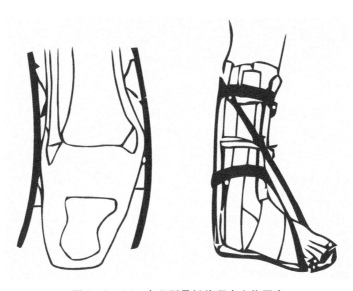

图3-3-26 内翻型骨折外翻中立位固定

【功能锻炼】

固定后即开始鼓励患者进行足趾屈伸活动。第2周起,可在保持夹板固定的情况下适当加大踝关节主动活动范围,辅以被动活动,只做屈伸,不做旋转或翻转活动,并配合中药熏洗。

【注意事项】

牵引应先沿骨折移位的方向轻轻用力,3～5min后,待嵌插的骨折断端和夹在断端间的软组织被牵开后,再按骨折移位的相反方向复位。如果过早按骨折移位的相反方向牵引和复位,则难以达到满意效果。

固定后,应卧床休息并抬高患肢,以促进患踝血液回流,减轻瘀肿,同时常规检查外固定松紧度,如患踝出现进行性加重的疼痛、肿胀,局部麻木,趾端皮肤苍白,提示局部压迫过紧,应及时予以松解。

踝部肿胀一般固定4～6d后逐渐消退,应及时调整松紧度,以免扎带松脱、骨折再移位。

踝部损伤原因和机制复杂,除内外翻损伤外,可能还伴有内外旋、纵向挤压、侧方挤压等,给手法复位增加了难度。若手法整复失败、开放性骨折脱位或陈旧性骨折脱位等,考虑手术治疗,应作复位前评估,不要勉强或反复操作,以免增加患者痛苦。

八、跟骨骨折

【解剖与病因病理】

跟骨是正常足底负重三点之一,和距骨组成纵弓后臂,负担60%的重量。通过跟距关节可使足有内收、内翻或外展、外翻,以适应在凹凸不平的道路上行走。跟骨结节为跟腱附着处,腓肠肌、比目鱼肌收缩,可做强有力的跖屈动作。跟骨结节上缘与跟距关节面成30°～45°的结节关节角,为跟距关节的一个重要标志(图3-3-27)。

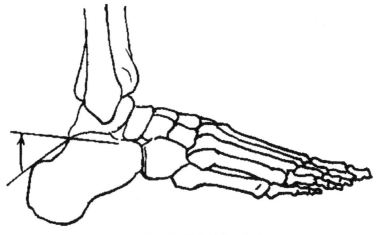

图3-3-27 跟骨结节关节角

跟骨骨折多由间接暴力导致。高处坠落,足跟先着地,身体重力传达至跟骨,地面反作用力上传至跟骨体,使跟骨被压缩或劈开;亦有因跟腱牵拉而致撕脱骨折。跟骨骨折常有结节关节角减小、消失或成负角,足弓塌陷,从而减弱跖屈力量及足弓的弹簧作用。根据骨折线的走向可分为不波及跟距关节面骨折和波及跟距关节面骨折2类（图3－3－28）。前者预后较好，后者预后较差。

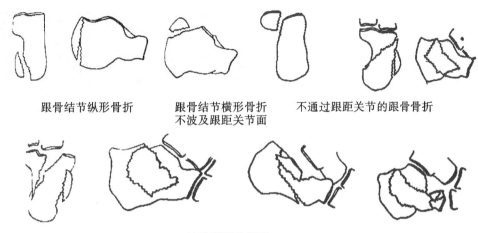

跟骨结节纵形骨折　　　跟骨结节横形骨折　　不通过跟距关节的跟骨骨折
　　　　　　　　　　　不波及跟距关节面

波及跟距关节面

图3－3－28　跟骨骨折分型

【诊断要点】

（1）有明显外伤史，如高处坠落、足跟着地等。

（2）足跟部较健侧增宽、疼痛、肿胀、压痛，常有皮下瘀斑，足内、外翻功能障碍，足底变形，足弓消失。

（3）X线检查：足跟侧位、轴位片可明确骨折类型、程度和移位方向，注意测量结节关节角。

【复位】

跟骨骨折治疗重点是恢复跟距关节的对位关系和结节关节角，矫正跟骨体增宽。

采用局部麻醉。

不波及跟距关节面的跟骨骨折　　跟骨结节纵形骨折的骨折块一般移位不大，予以横向挤按对位即可（图3－3－29①）；横形骨折是一种撕脱性骨折，若骨折块大且向上移位者，取患者俯卧位，屈膝，助手使足尽量跖屈，术者两手拇指在跟腱两侧用力向远侧推挤骨折块复位（图3－3－29②）。尽量向下牵引以恢复正常的结节关节角。

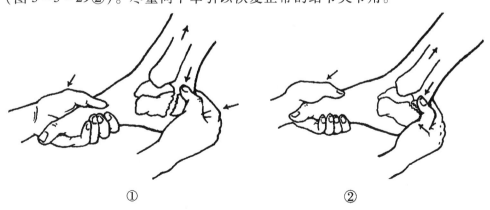

①　　　　　　　　　　　　　　　②

图3－3－29　跟骨结节骨折复位

波及跟距关节面的跟骨骨折　有关节面塌陷、粉碎而移位较多者，用手掌横向扣挤足跟，矫正跟骨体宽度，屈膝、屈跖趾关节消除跟腱张力，摇晃足跟，同时向下用力牵引，纠正结节关节角。

【固定】

复位后用跟骨夹板或长腿石膏屈膝、踝跖屈位固定 3～4 周，然后改功能位再固定 6 周。骨折达临床愈合后可去除固定，并在足心加垫后逐渐负重行走（图 3－3－30）。

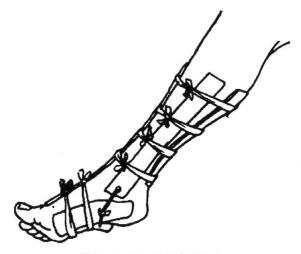

图 3－3－30　跟骨夹板固定

【功能锻炼】

固定后即开始足趾屈伸活动。待卸除外固定，逐渐开始踝关节锻炼和负重活动，配合中药熏洗，促进功能康复。

【注意事项】

严密观察患足末端血运和感觉。

复位困难或足弓不能恢复而影响以后功能者，需手术处理。

九、跖骨骨折

跖骨骨折是足部常见的骨折。

【解剖与病因病理】

跖骨骨折由直接暴力如压砸或重物打击，或间接暴力如扭伤而引起，以第 2～4 跖骨较多见，多根跖骨同时发生，此外累积性劳损如长途跋涉或行军可引起疲劳骨折。骨折可发生于基底部、骨干及颈部。因跖骨相互支持，骨折移位多不明显。跖骨骨折可分为 3 型：

（1）跖骨干骨折：多由重物压伤足背所致，多为开放性、多发性，或并发跗跖关节脱位。

（2）第 5 跖骨基底部撕脱骨折：因足内翻扭伤时附着于其上的腓骨短肌及腓骨第 3 肌猛烈收缩所致，一般骨折移位不严重。

（3）跖骨颈疲劳骨折：好发于长途行军的战士，多发于第 2、3 跖骨颈部，其中尤以第 2 跖骨颈发病率较高。一般骨折段不至完全断离，同时骨膜产生新骨。

【诊断要点】

（1）有足部外伤史，或长途行走经历。

（2）局部疼痛、压痛、肿胀、畸形，可闻及骨擦音与异常活动，活动功能障碍，纵向叩击痛。

（3）跖骨颈疲劳骨折最初为前足痛，劳累后加剧，休息后减轻，2~3周后在局部可摸到有骨隆凸。

（4）X线检查：常规摄正、斜位片。

【复位】

采用局部麻醉。

以跖骨干骨折为例。

操作方法 一手牵引骨折部位对应的足趾，以矫正其重叠及成角畸形，以另一手拇指从足底部推压断端，使其复位。如仍有残留侧方移位，在继续牵引下，从跖骨之间以拇、食二指用夹挤分骨法使其复位（图3-3-31）。最后将分骨垫放置于背侧跖骨间隙之间，上方再以压力垫加压包扎于足托板上。

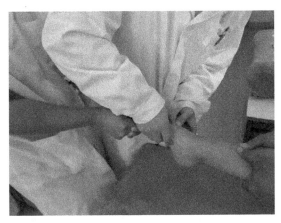

图3-3-31 跖骨骨折复位

【固定】

复位后用跖骨板及分骨垫或石膏托固定4~6周，第5跖骨骨折线消失较慢，只要症状消失即可负重行走。

【功能锻炼】

待卸除外固定后，逐渐开始足趾活动，配合中药外洗。

【注意事项】

跖骨骨折跖侧移位和成角一定要矫正以恢复正常足弓；侧方轻度移位对功能妨碍较小；第1、5跖骨头与跟骨构成足的三点负重，骨折一定要正确对位。

第5跖骨基底部撕脱骨折的诊断应与跖骨基底骨骺未闭合腓骨长肌腱的籽骨相鉴别，后两者压痛、肿胀不明显，骨片光滑规则，且为双侧性。

跖骨骨折上下重叠移位或向足底突起成角必须纠正，否则会妨碍将来足行走功能，而侧方移位则对功能妨碍较少。

十、趾骨骨折

趾骨骨折发生率占足部骨折的第2位。

【解剖与病因病理】

多因重物砸伤或踢碰硬物所致。前者多为粉碎或纵裂骨折，后者多为横断或斜形骨折，且常合并有皮肤或甲床的损伤。第5趾骨由于踢碰外伤的机会多，骨折较常见。第2~4趾骨骨折较少发生。第1趾骨较粗大，其功能也较重要，第1趾骨近近节趾骨骨折亦较常见，远节趾骨多为粉碎性骨折。

【诊断要点】

（1）有外伤史，如砸伤、踢撞等。

（2）伤后患趾肿痛、青紫瘀斑，畸形、活动受限，可触及骨擦音和异常活动。

（3）X线检查：可显示骨折情况。

【整复手法】

采用局部麻醉。

操作方法 术者用一手拇、食二指捏住患趾近段内外侧，另一手拇、食二指捏住患趾远段前后侧或用绷带绑住远端方便牵引，缓和对抗牵引，将远骨折段向近端推挤捺正，多能获得满意复位（图3-3-32）。

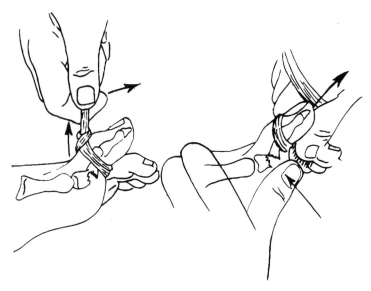

图3-3-32　趾骨骨折复位

【固定】

用小夹板、石膏托或邻趾固定，注意血液循环情况，防止固定过紧，引起足趾坏死，3~4周即可卸除外固定。

【功能锻炼】

同跖骨骨折。

【注意事项】

若复位不稳定或伴有趾骨脱位，可行手术复位。

有甲下血肿，可在趾甲上开小窗引出。

开放性骨折，需清创并拔去趾甲，同时内固定。

第四节 躯干骨骨折

躯干骨由脊柱、肋骨和骨盆所组成，对胸腔、腹腔和盆腔脏器的保护和承重起着非常重要的作用。躯干骨损伤的致伤暴力强大，损伤机制复杂，合并内脏损伤是严重的并发症，可致终身残废甚至死亡。因此，对躯干骨骨折的诊断和治疗，既要重视骨折，更要重视并发症，如内脏损伤、脊髓损伤的预防和治疗。

一、肋骨骨折

【解剖与病因病理】

肋骨共 12 对，左右对称排列，与胸椎和胸骨相连构成胸廓，对胸部脏器具有保护作用。第 1~7 对肋骨借软骨直接附着于胸骨，第 8~10 肋骨借第 7 肋骨间接与胸骨相连，第 11~12 肋骨前端游离，称为浮肋。第 1~3 肋骨较短，且受锁骨、肩胛骨及上臂保护，浮肋弹性较大，故均不易骨折。第 4~9 肋骨较长且固定，在外力作用下较易发生骨折。

直接暴力，如棍棒打击、车祸撞击等外力直接作用于肋骨而骨折；间接暴力，如塌方、车轮辗轧、重物挤压等使暴力胸廓受到前后方对挤，肋骨被迫向外弯曲凸出，在最突出处发生骨折，多发生在腋中线附近；也有因打击前胸而致后肋骨折，或打击后胸而致前肋骨折；或肌肉收缩如长期剧烈咳嗽或喷嚏时，胸部肌肉急剧而强烈地收缩致肋骨发生疲劳骨折，多发生于体质虚弱、骨质疏松者。

肋骨骨折可发生于单根或多根。若暴力大，导致同时有多根肋骨前端的肋软骨关节脱位或肋软骨骨折，使胸廓失去支持作用，产生浮动胸壁，形成反常呼吸或发生肺脏损伤，影响血气交换，或在损伤胸膜、肺脏、血管，使空气、血液进入胸膜腔，即为气胸、血胸、血气胸，发生感染则称脓胸等。凡此种种，都是肋骨骨折的合并症，比较凶险，除轻微血气胸无需特别处理外，大部分都需要动态观察、及时处理，否则可能危及患者生命。

【诊断要点】

（1）明确胸部外伤史，或年老体弱，有剧烈咳嗽、喷嚏后突然胸壁剧痛。

（2）局部疼痛，说话、喷嚏、咳嗽、深呼吸和上身转动时疼痛加剧，呼吸较浅而快；局部肿胀或瘀斑，明显压痛，可触及骨连续性中断或骨擦感。

（3）特殊检查：

1）胸廓挤压：两手分别置于胸骨和胸椎，前后挤压胸部，引起损伤处剧烈疼痛，为阳性，提示肋骨骨折。

2）反常呼吸：正常吸气时胸廓抬起，呼气时胸壁下降；反常呼吸运动正好相反，在吸气时胸廓下降，呼气时胸壁抬起。反常呼吸是一种病理的呼吸运动，是胸部外伤后至胸部多根多处肋骨骨折、胸壁失去完整肋骨支撑而软化所致，见于多根双处肋骨骨折。

（4）并发症：

1）内脏血管损伤：第 1、2 肋骨骨折多由强大暴力引起，应同时考虑其周围的锁骨下血管和臂丛神经损伤的可能性；下部肋骨骨折，应注意有无肝、脾、肾脏损伤。

2）血气胸：应特别注意病人的血压、脉搏和呼吸情况，有无紫绀缺氧症状，以及由于不能正常呼吸和咳嗽排痰，而引起的肺部感染、肺不张，对年老体弱或原有慢性阻塞性肺部疾病者，更应提高警惕。

（5）X 线检查：胸部正侧位片可证实骨折、确定血气胸及其程度。无移位骨折，早期X 线可呈"阴性"，需待伤后 3～4 周，出现骨痂时，才能证实。

【复位】

适用于单纯肋骨骨折，无并发症者。

采用骨折断端局部麻醉。

操作方法 患者正坐，助手在患者背后，将一膝顶住患者背部，双手握其肩，缓缓用力向后方拉开，使患者挺胸，医者一手扶健侧，一手按定患侧，用挤按手法将高凸起部分按平。若患者身体虚弱时，可取仰卧位，背部垫高，同样采用挤按手法将骨折整复（图 3-4-1）。

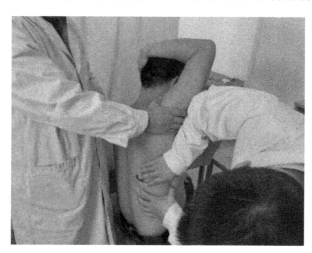

图 3-4-1　肋骨骨折复位

【固定】

（1）胶布固定：患者正坐，做呼气时使胸围缩至最小，然后屏气，用宽 7～10cm 的长胶布，自健侧肩胛中线绕过骨折处紧贴到健侧锁骨中线，第 2 条盖在第 1 条的上缘，互相重叠 1/2，由后向前、由上至下地进行固定，直至将骨折区和上下邻近肋骨全部固定，固定时间 3～4 周（图 3-4-2）。

（2）弹力胸带固定：适用于老年人、患肺部疾患或皮肤对胶布过敏者。嘱患者作深呼气，然后用尼龙扣带或宽弹力绷带环绕胸部固定骨折区及上下邻近肋骨，固定时间 3～4 周。

【功能锻炼】

固定后，病情轻者可下地自由活动。重症需卧床者，可取半坐卧位，进行腹式呼吸运动锻炼。有痰者，鼓励患者固定伤处进行咳痰。防止并发症是关键。

【注意事项】

肋骨骨折引起的疼痛、血气胸及肺部感染，可严重影响病人的呼吸循环功能，导致进

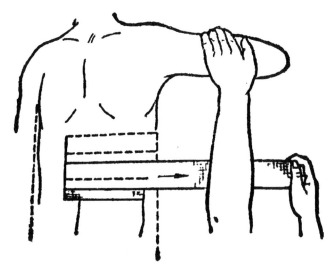

图 3－4－2　肋骨骨折胶布固定图

行性低氧血症，甚至死亡，应引起高度重视并积极采取措施加以处理。

药物治疗　肋骨骨折因疼痛剧烈，容易引起并发症，配合应用药物治疗是很有必要的。因此治疗重点在于止痛和预防肺部感染。初期宜活血理气止痛，可选用复元活血汤、血府逐瘀汤。后期宜化瘀理气止痛，可选用三棱和伤汤、八珍汤合柴胡疏肝散等；对于疼痛剧烈者，可用盐酸利多卡局部注射，必要时可重复使用，或肋间神经封闭。鼓励并协助病人咳嗽、排痰，做深呼吸，辅以雾化吸入，稀释痰液，助痰液排出，预防感染，若已发生肺部感染，应及时做痰细菌培养加药敏，应用敏感抗生素。如并发血气胸，应急症处理。此外，可外贴消肿止痛膏、狗皮膏或用海桐皮汤熏洗等。

二、脊柱骨折

【概述】

脊柱由 24 块椎骨、1 块骶骨和 1 块尾骨藉骨连接形成，分为颈椎、胸椎、腰椎、骶骨和尾骨，构成人体的中轴，是人体的支柱，其周围有坚强的韧带及肌附着，具有负重、缓冲、支持、保护的作用。脊柱有颈段前凸、胸段后凸、腰段前凸、骶尾段后凸 4 个生理弧度，类似弹簧作用，以缓冲外力对脊柱的冲击和震荡。脊椎骨的椎体是椎骨的负重部分，椎体后侧为椎弓部分，与椎体的后面和椎板围成椎孔，各椎骨椎孔形成椎管，椎管内有脊髓和马尾神经，相邻椎弓根上下切迹组成椎间孔，有脊神经通过。第 2 颈椎到第 1 骶椎，相邻的上位椎骨下关节突与下位椎骨的上关节突构成关节突关节，属微动关节。脊柱各段的关节突关节的形状及排列方向因其活动度和方向而不同。颈椎关节突关节利于屈伸运动，但稳定性较差。胸椎的关节突关节稳定性良好，腰椎关节突关节有损伤即可导致创伤性关节炎，发生慢性胸腰背痛。

依据脊柱解剖和受力活动特点，脊柱损伤常发生于活动较多的颈椎、腰椎和处于静止胸椎与运动腰椎结合部的胸腰段，损伤后对人影响较大。特别是随着现代生活节奏的加快、交通建筑业的发展和劳动工作方式的改变，导致脊柱骨折的暴力强大，很多情况下伴有内脏损伤、脊髓损伤时，可造成终身残疾，甚至危及患者生命。根据骨折发生的部位，分为颈椎骨折、胸椎骨折、腰椎骨折、骶尾椎骨折，其中，颈椎骨折、腰椎骨折及胸腰椎骨折最常见，可伴有脊髓损伤。

脊柱损伤程度及稳定性的判断：根据损伤后脊柱的稳定程度分为稳定性骨折与不稳定性骨折。稳定性骨折指搬运或脊柱活动时，骨折无移位趋向者。常见的有：单纯椎体压缩性骨折不超过 1/3、单纯横突棘突骨折等。不稳定性骨折指在强大外力作用下，除椎体、附件骨折外，还伴有韧带、椎间盘损伤，或骨折压缩、移位较大，使脊柱的稳定因素大部分被破坏，而在搬运、护理、愈合过程中易发生继续移位、畸形加重，甚至损伤脊髓或马尾神经者。常见的有：脊柱骨折脱位、椎体爆裂性骨折、压缩性骨折超过 1/2 等。

1983 年，Denis 提出脊柱"三柱"概念，即前纵韧带、椎体及椎间盘前 2/3 为前柱；后纵韧带、椎体及椎间盘后 1/3 为中柱；椎弓、关节突关节、棘突、椎板、黄韧带、棘间韧带、棘上韧带为后柱。脊柱稳定性主要依赖于中柱的完整（图 3-4-3）。

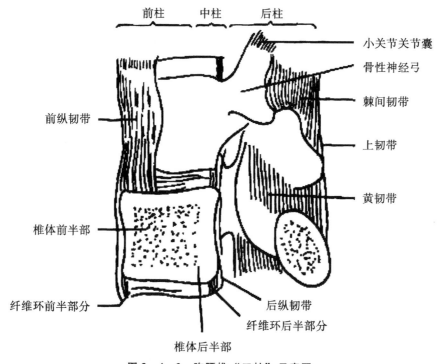

图 3-4-3 胸腰椎"三柱"示意图

凡损伤累及二柱以上结构均为不稳定性损伤。如爆裂骨折破坏前柱与中柱，屈曲型骨折脱位三柱结构尽遭破坏，均属不稳定性损伤。根据脊柱骨折分类判断脊柱稳定性和根据影像学检查明确脊髓有无受压及受压部位，是制订脊柱损伤治疗方案的主要依据。对于稳定性骨折或虽为不稳定性骨折，但经过严格制动、休息和患者能够积极配合的，是非手术治疗的适应证。

【诊断要点】

1. 外伤史

有高处坠下、重物落砸、车祸撞击、坍塌事故等受伤史，应详细了解和分析暴力作用的过程和部位、受伤时的姿势及搬运情况。

2. 临床表现

椎体轻微压缩骨折时，疼痛及功能障碍多不明显；沿脊柱中线自上而下棘突有压痛，并可能有棘突后突；棘上或棘间韧带断裂棘突周围软组织肿胀、皮下瘀血；脊柱有旋转或侧方移位时棘突排列不在一条直线上。各部位骨折表现如下：

（1）颈椎骨折：伤后头颈外观倾斜，颈部疼痛，局部压痛，活动障碍；颈椎过伸性损伤可有额面部皮肤擦伤或挫伤，有脊髓损伤者可出现截瘫。

（2）胸腰椎骨折：局部疼痛，不能站立，翻身困难；局部后凸畸形，受伤椎体棘突旁压痛、叩击痛。

（3）对任何脊柱损伤患者，均应进行详细的神经系统检查，以排除是否伴有脊髓损伤。

（4）X线检查：可判断脊柱损伤部位、类型、程度和移位方向，间接了解脊髓损伤平面和评估损伤程度。有时暴力结束后，移位的骨折脱位可因肌肉收缩或搬运而复位，虽然脊髓损伤很重，但X线片却不能显示骨折脱位的真实情况，因此X线片必须与临床检查相结合，才能做出正确诊断。

CT 检查 可显示X线片不能显示的骨折、椎管形态及骨块突入侵占情况，对检查脊柱损伤合并脊髓损伤特别重要。

MRI 检查 能清楚地三维显示脊椎及脊髓改变和其相互关系，尤其对软组织如椎间盘突出移位，脊髓受压部位、原因、程度和病理变化判断比较准确。

神经电生理检查 目的是确定截瘫程度。完全性脊髓损伤时SEP无诱发电位波形出现，不完全损伤时，则可出现诱发电位，但波幅降低或潜伏期延长，其中尤以波幅降低意义更大。

【复位】

对于稳定性骨折或虽为不稳定性骨折，但经过严格制动、休息和患者能够积极配合的，可以考虑非手术复位治疗。

根据损伤的类型和程度，选择恰当的复位方法。原则是逆损伤病因病理进行，并充分利用脊柱的稳定结构复位。屈曲型损伤采用伸展位复位，过伸型损伤采用屈曲位复位。在复位时应注意牵引力的作用方向和大小，防止骨折脱位加重或损伤脊髓。

（1）颈椎损伤：持续枕颌布托牵引（图3-4-4）、颈托（图3-4-5）或石膏围领制动，适用于轻度移位、压缩而无关节绞锁的颈椎损伤。

操作方法 将枕颌布托套枕部与上颌部，通过滑车进行牵引，头颈略后伸，牵引重量2~3kg，持续牵引3~4周后，改用颈围保护8~10周（图3-4-6）。

颅骨牵引复位法 牵引复位时应注意：①牵引方向。由屈曲位开始，当关节突脱位绞锁纠正后再改为伸展位，忌一开始就采用伸展位，以免加重关节突相互嵌压绞锁和脊髓损伤。②牵引重量。因维持颈椎稳定的韧带结构均已损伤，增加牵引重量一定要注意观察脊髓损害是否加重，避免过度牵引。椎体间隙明显增宽为过度牵引的征象，此时应酌情减轻牵引重量。如重量超过15kg仍未复位，多系关节突骨折嵌顿所致，需改为手术复位。适用于轻度移位、压缩而无关节绞锁的颈椎损伤。

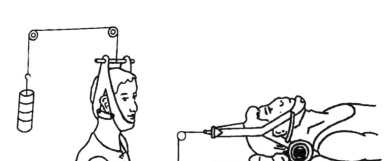

①坐位　　　　　　　　　　　②卧位

图 3 - 4 - 4　枕颌带牵引

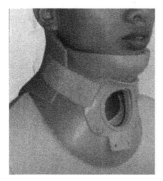

图 3 - 4 - 5　颈托固定

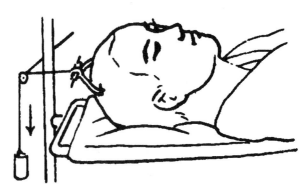

图 3 - 4 - 6　颈椎损伤颅骨牵引图

（2）胸腰椎损伤：整复前可服用镇静止痛药或局部麻醉，使颈部肌肉松弛，减少复位难度。

垫枕腰背肌功能锻炼复位法　适用于屈曲型胸腰椎骨折。

早期腰背肌锻炼可以促进血肿吸收，以骨折处为中心垫软枕，使腰椎过伸位牵拉，因而因椎体压缩而皱折的前纵韧带重新恢复张力，牵拉椎体前缘张开，达到部分或全部复位，恢复和改善关节突关节关系；腰背肌的不断锻炼，可防止肌肉萎缩，减轻骨质疏松和减少晚期脊柱僵硬挛缩等。

操作方法　患者仰卧于硬板床上，找到骨折处，垫一高 5 ~ 10cm 软枕，可依据耐受性逐渐增高，待疼痛能够忍受时，尽快进行腰背肌肉锻炼（图 3 - 4 - 7）。

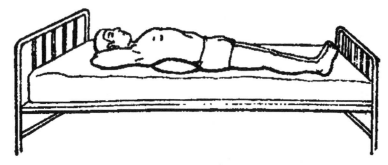

图 3 - 4 - 7　胸腰椎骨折垫软枕复位法

伸直型脊柱骨折，临床极少见。治疗应避免脊柱后伸，将脊柱安置于伸直或略屈曲位置。

腰背肌锻炼 仰卧位用头部、双肘及双足作为支撑点，使背、腰、臀部及下肢呈弓形撑起（五点支撑法），一般在伤后1周内要达到此种练功要求；逐步过渡到仅用头顶及双足支撑，全身呈弓形撑起（三点支撑法）（图3-4-8）。

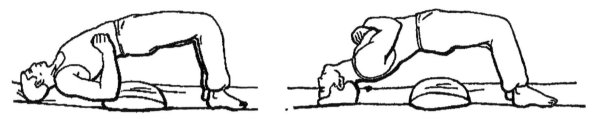

图3-4-8 腰背肌锻炼

【功能锻炼】

①早开始，即复位固定后开始肢体肌肉、关节锻炼。锻炼越早功能恢复愈快，错过时机则恢复同样功能所需的时间越长，甚至不能恢复。②循序渐进，从易到难，主动与被动运动结合。③进行有效锻炼。制订适当的目标和计划，只有功能锻炼动作到位，时间持久，才能达到康复的要求。④力量和耐力训练并重。肌力量的增长，是通过逐步锻炼达到的，具有一定肌力量的同时，还必须具备力的持续性，即耐力，才能完成日常动作的要求。腰背肌主动舒缩可促进骨折复位，防止肌肉僵硬、萎缩，有助于恢复脊柱稳定。

功能锻炼应遵循：复位后，患者仰卧硬板床，骨折部垫软垫，单纯性稳定性骨折复位后第2日则可行腰背部过伸功能锻炼，四肢肌力、髋膝踝屈伸锻炼。不稳定性骨折1~2周后可开始锻炼，6~8周后依据患者恢复情况，可考虑腰围在保护的前提下下床活动。

【注意事项】

损伤严重和并发脊髓损伤者禁用手法。

拔伸牵引时不要摇摆头部，以免加重局部损伤或脊髓损伤，颈部整复后外固定8~10周，或枕颌带维持牵引4~6周后改用颈围外固定4~6周。

轻者8~12周可下地活动，但应避免弯腰动作，12周后即可进行脊柱的全面锻炼。

伤情严重的病人也不应绝对卧床，应在1~2h内翻身1次，同时进行按摩以防止褥疮，一旦病情稳定，即可在指导和帮助下开始功能活动。

脊髓损伤发生后，只有在脊髓发生坏死之前所进行的有效治疗，才能对保存脊髓结构的完整和促进功能的恢复发挥作用，一般损伤后6~10h是治疗的黄金时期，如伤后入院已超过24h，也应积极创造条件尽早手术。

脊柱损伤后，必须采用防止脊柱、脊髓损伤加重的搬运方法和器具，加强宣传教育，提高全民急救防瘫的意识和能力。

三、骨盆骨折

【解剖与病因病理】

骨盆由骶骨、尾骨和左右髋骨及其间的骨连接构成，形如漏斗。两髂骨耳状面与骶骨耳状面构成骶髂关节，关节面粗糙不平，嵌合紧密，周围有骶髂前、后韧带和骶髂骨间韧带连接。两侧耻骨联合面借纤维软骨的耻骨间盘相连，有耻骨上韧带和耻骨弓状韧带加强。骨盆是躯干与下肢骨的连接部分，有传导重力和支持、保护盆腔脏器的作用，是负重的重要结构。

人体直立时，上身重力从第5腰椎、骶骨经两侧骶髂关节、髋臼传达到股骨头至下肢，这个弓形的力传递称为股骶弓；坐位时，重力由骶髂关节传达到两侧坐骨结节，这个弓形的力传递称为坐骶弓。耻骨联合将坐骶弓和股骶弓连接构成一个闭合三角形系统，使之更加稳定。而骨盆前部的2条约束弓（1条在耻骨联合处连接耻骨上支，另1条为两侧耻骨、坐骨下支连成的耻骨弓）可以防止股骶弓被压挤和约束坐骶弓不散开，因约束弓不如上述两弓强大，受外伤时，其容易发生骨折（图3-4-9）。骨盆处有大量肌附着，这些肌的急骤收缩均可引起附着点撕脱性骨折，同时也是骨盆骨折发生移位的因素之一。

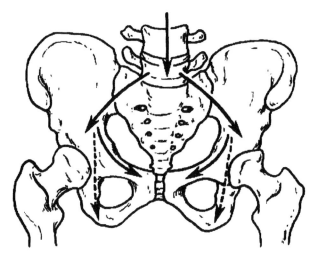

图3-4-9　骨盆的力学传导

骨盆盆腔内有膀胱、直肠、输尿管、尿道及女性子宫和阴道等脏器和丰富的交织成网的血管系统，因此，骨盆骨折可导致脏器破裂、血管损伤、大量出血等，极易发生休克、严重感染而危及生命。其中与骨盆骨折相关的失血性休克、脏器破裂后严重感染、脂肪栓塞和DIC是其早期死亡的主要因素。

骨盆骨折多由强大外力直接作用所致，如高处坠落伤、重物土石压砸伤和交通事故伤等。根据致伤暴力作用方向和部位不同可分为5种类型。

（1）侧方压缩型：外力作用于骨盆侧面，使伤侧骨盆向中线旋转，造成单侧或双侧耻骨支骨折，或髂骨翼骨折内旋移位、骶髂后韧带断裂而骶髂前韧带保持完整，出现骶髂关节旋转性半脱位等（图3-4-10）。

（2）前后压缩型：前后方向暴力挤压骨盆，使骨盆以骶髂关节为轴向两侧分离，故又称"开书本"样损伤。其特点是耻骨联合分离或耻骨支骨折，骶髂前韧带断裂而骶髂后韧带保持完整，骶髂关节向外旋转性半脱位，或髂骨翼骨折向外旋转移位等（图3-4-11）。前后力造成骨盆外旋，使骨盆内软组织、血管及神经受到牵拉撕裂，而出现内脏损伤、盆腔内大出血和腰骶神经丛损伤。

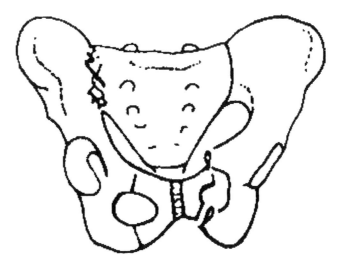

图 3 - 4 - 10　侧方压缩型

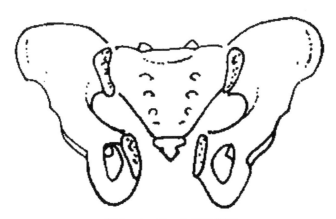

图 3 - 4 - 11　前后压缩型

（3）垂直压缩型：由高处跌落双下肢着地后，骨盆受到上下方的剪切暴力致伤。表现为耻骨联合分离、耻骨支骨折，骶髂关节纵向分离脱位，或骶骨孔处的纵向骨折、骶髂关节髂骨侧的纵向骨折，其特征是半侧骨盆向头侧的纵向移位（图 3 - 4 - 12）。

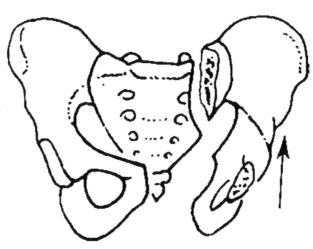

图 3 - 4 - 12　垂直压缩型

（4）混合型：由多种不同方向的暴力混合造成骨盆的多发性骨折和多方向移位。

（5）撕脱性骨折：因肌肉急骤收缩所致，多发生于青少年剧烈运动过程中，如起跑、跳跃时，尤以髂前上、下棘和坐骨结节撕脱骨折常见。该损伤不影响骨盆环的完整和稳定。

【诊断要点】

1. 外伤史

多为交通事故、重物压砸或高处坠落等高能量外力所致。因骨盆骨折可能伴有严重的合并伤，危及患者生命，因此，判断伤情，全面了解患者全身情况，以抢救生命为第一要务。

2. 临床症状和体征

（1）全身情况：由于致伤暴力强大，可能同时有颅脑、胸部和腹部脏器损伤，出现意识障碍、呼吸困难、紫绀、腹部疼痛、腹膜刺激症状等。骨盆骨折易造成大出血，出现面色苍白、头晕恶心、心慌脉速、血压下降等失血性休克的表现。

（2）骨折症状和体征：局部疼痛肿胀、皮肤挫擦痕，均提示有骨盆损伤可能。按顺序触按髂嵴、髂前上棘、髂前下棘、耻骨联合、耻骨支、坐骨支、骶尾骨和骶髂关节，在骨折处压痛明显，髂前上、下棘和坐骨结节撕脱性骨折，常可触及移位的骨折块，下肢因疼痛而活动受限，被动活动伤侧肢体可使疼痛加重，无下肢损伤而两下肢不等长或有旋转畸形。

（3）功能障碍：不能起坐、站立和翻身等。

3. 特殊检查

（1）骨盆分离挤压试验阳性，说明骨盆骨折，骨盆环完整性被破坏。

（2）"4"字试验阳性，说明骶髂关节损伤。

（3）直腿抬高试验：患者自己缓慢将下肢平抬，引发骨盆部疼痛为阳性，对诊断骨盆骨折有很高的灵敏度。

（4）脐与两侧髂前上棘的距离不等长，较短的一侧为骶髂关节错位上移。

（5）肛门指诊：指套上有血迹，直肠前方饱满、张力大，或可触及骨折端，说明有直肠损伤。肛门指诊应作为骨盆骨折患者的常规检查。

（6）导尿检查：对耻骨支、耻骨联合处损伤者，应常规做导尿检查。如导尿管无法插入及肛门指诊发现前列腺移位者，为尿道完全断裂。

（7）阴道检查：可发现阴道撕裂的部位和程度。

4. X线检查

诊断骨盆骨折的主要方法。必要时加摄特殊体位X线片、行CT检查等，以明确诊断。

【复位】

骨盆骨折属于严重损伤，而且多伴有合并伤，治疗应抢救生命，综合考虑，手法治疗的类型有限。但对于损伤暴力小、伤情比较单一、骨折类型相对单纯的损伤，骨盆环稳定的骨折（前后和侧方压缩型）不需内固定，可以考虑手法治疗。手法前应用镇静止痛药，让患者安静，肌肉松弛，以利于复位；手法用力由轻到重，不可骤然施力，以免加重损伤。

复位方法：

前后压缩型　术者用双手从两侧向中心对挤髂骨翼，使分离的骨折复位。

侧方压缩型　患者仰卧，术者用两手分别置于两侧髂前上棘向外推按，分离骨盆使之复位（图）。

髂前上、下棘撕脱骨折　患者仰卧，患侧膝下垫高，保持髋、膝关节呈半屈曲位，术者捏挤按压骨折块使之复位，可同时在局麻下，用钢针经皮交叉固定骨块。

【固定】

前后压缩型骨折、耻骨联合分离或骨盆环有分离倾向者，复位后，应用多头带加压包扎或用骨盆帆布兜悬吊固定4～6周（图3-4-13）。

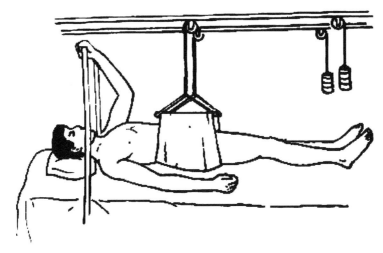

图3-4-13　骨盆骨折骨盆兜固定

骨折有上、下移位者，行患侧下肢皮肤牵引、股骨髁上或胫骨结节骨牵引固定，6周后复查显示骨折复位、骨痂形成后则减轻牵引重量。

垂直方向移位明显骨盆骨折，复位后需行股骨髁上骨牵引，同时应用前方外固定架，可获得安全而充分的治疗。牵引重量为体重的1/7～1/5，时间维持8～12周，否则可因软组织或骨折端愈合不良而再移位或下地后再次移位。牵引重量不足和时间过短是治疗中常易发生的错误。

外固定器固定　有多种类型，均由针、针夹和连接棒3部分组成。多用于前后或侧方暴力造成的骨折复位后固定。外固定器固定简便易行，创伤小，在急诊期尤为适用，利于稳定骨盆、控制出血、纠正休克。主要并发症是针道感染，应注意护理。

操作方法　在距髂前上棘3～5cm和6～10cm处的髂嵴上做皮肤小切口，经髂嵴内外板之间钻入直径5mm螺纹针，用针夹把持住螺纹针尾，再用连接棒将两侧针夹连成一体。通过调整连接棒并结合手法纠正骨盆向外或向内旋转移位，摄X线片证明复位满意后，拧紧外固定器旋钮，保持外固定器的固定作用（图3-4-14）。因外固定对骨盆垂直方向移位矫正不足，对此类损伤配合患侧股骨髁上骨牵引。

【功能锻炼】

复位固定后，第1周练习下肢肌肉舒缩及踝关节屈伸活动，第2周开始逐步适当练习髋膝关节屈伸活动，依据复查情况，4～6周后可扶拐下地站立活动。

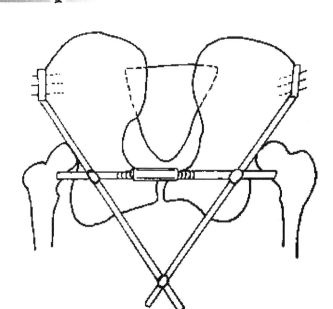

图 3－4－14　骨盆骨折外固定架固定

（引自《实用骨科学（第 3 版）》）

配合外用海桐皮汤煎水熏洗。

【注意事项】

（1）骨盆骨折常引起严重并发症，治疗时要分清病情的轻重缓急，首先处理危及生命的并发症，然后在保证生命安全的前提下施整复手法或其他治疗。

（2）重叠移位不严重者，不必过于强求解剖复位，以免造成神经、血管更严重的损伤。

（3）必要时，在 X 线透视支持下复位，确保质量。

（4）骨盆骨折特别是严重骨折合并出血较多者，应尽量减少不必要的搬动，卧硬板床，以减少骨折端活动与出血，要注意预防褥疮发生。

（5）对于大多数不稳定的骨盆骨折，伴有神经、血管、内脏损伤等则需要手术处理。

（6）骨盆周围有坚强的软组织，且骨盆为松质骨，血运丰富，容易愈合。

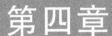

第四章

脱　位

第一节　脱位概论

脱位指构成关节的骨端关节面脱离正常位置，引起关节功能障碍的关节异常状态。多发生在活动频繁和活动幅度大的关节，以肩关节为最多，其次为肘、髋及颞下颌关节。在中医文献中，脱位有"脱臼、出臼、脱骱、脱髎"等多种称谓。晋葛洪《肘后救卒方》记载了"失欠颌车"，即颞颌关节脱位。唐蔺道人《仙授理伤续断秘方》首次描述了髋关节脱位，并分为"从档内出"和"从臀上出"（前脱位和后脱位）两种类型，利用手牵足蹬法进行复位，介绍了"肩胛骨出"（肩关节脱位）的椅背复位法等，表明中医学对脱位的认识很早，而且积累了丰富的治疗经验。

【病因病理】

1. 外因

损伤性脱位多由直接或间接暴力作用所致。其中间接暴力（传达、杠杆、扭转暴力等）引起者较多见。如患者在肩关节外展、外旋和后伸位跌倒时，不论是手掌或肘部着地，地面的反作用力都可向上传导，引起肩关节前脱位。当髋关节屈曲90°时，如果过度地内收、内旋股骨干并遭受前方暴力作用时，则可造成后脱位。不论跌扑、挤压、扭转，还是冲撞、坠堕等损伤，只要外力达到一定程度，超过关节所能承受的应力，就能破坏关节的正常结构，使组成关节的骨端运动超过正常范围而引起脱位。

2. 内因

（1）生理特点：脱位与患者年龄、性别、体质、局部解剖结构特点等有关。如老人和青壮年发生脱位需要的暴力大小不同，部位也有区别，儿童体重轻，关节软骨富有弹性，缓冲大，关节周围韧带和关节囊柔软而不易撕裂，虽遭受暴力机会多，但不易脱位（小儿桡骨头半脱位例外）。

（2）病理因素：骨骼、关节先天性发育不良，体质虚弱，关节囊和关节周围韧带松弛，易发生脱位，如先天性髋关节脱位、过度膝外翻及股骨外髁发育不良等是髌骨习惯性脱位的病理基础；关节内病或关节周围病变，可引起骨端或关节面损坏，发生关节病理性脱位，如化脓性关节炎、骨关节结核等疾病中、后期，可并发关节脱位；习惯性脱位因关节囊和关节周围其他装置的损伤未得到修复，而变得薄弱，受轻微外力即可发生脱位。

3. 分类

脱位的分类是为了更好地分析其发生机制，用来指导治疗。分类依据较多，常用的有：按脱位方向分为前脱位、后脱位、上脱位、下脱位及中心性脱位；按脱位时间分为新鲜脱位（2~3周内）、陈旧性脱位（超过2~3周）和习惯性脱位（多次反复）；按脱位程度分为完全脱位、不完全脱位、单纯性脱位、复杂性脱位；按产生脱位病因分为外伤性、病理性、先天性；按脱位关节是否与外界相通分闭合性和开放性等。其中，以按方向和时间分类临床应用最多。按脱位方向分类时，四肢及颞颌关节脱位以远侧骨端移位方向为准，如肩关节脱位时，按脱位后肱骨头所在的位置可分为前脱位、后脱位；髋关节脱位时，按股骨头所在位置可分为前脱位、后脱位及中心性脱位；脊柱脱位则根据上位椎体移位方向而定。

【临床表现】

一般表现：

（1）关节处疼痛和压痛：关节局部出现不同程度的疼痛，活动时加剧。单纯脱位的压痛一般较广泛，不像骨折的压痛点明显。

（2）局部肿胀或瘀斑：单纯关节脱位，肿胀多不严重，且较局限；合并骨折时，多有严重肿胀，伴有皮下瘀斑，甚至出现张力性水泡。

（3）关节功能障碍：任何已脱位的关节，都将完全或大部分丧失运动功能，包括主动运动和被动运动，有的关节可影响到协同关节的运动，如踝关节脱位后会影响距下关节运动。

特有体征：

（1）关节畸形：关节脱位后，骨端脱离正常位置，关节正常骨性关系标志发生改变，与健侧对比不一致而发生畸形。如肩关节前脱位呈"方肩"畸形；肘关节后脱位呈"靴样"畸形，肘后三角关系明显改变；髋关节后脱位时下肢呈"屈曲、内收、内旋和短缩"畸形等。

（2）关节盂空虚：构成关节的一侧骨端部分或完全脱离了关节盂，使关节盂空虚，关节头处于异常位置，这是脱位的特征。如肩关节脱位后，肱骨头完全离开关节盂，肩峰下出现凹陷，触摸时有空虚感。

（3）弹性固定：脱位后关节周围损伤的肌肉痉挛、收缩，将脱位后的骨端保持在特殊位置，对脱位关节做被动运动时，可有轻微活动，但有弹性阻力，去除外力后，脱位的骨端又回复到原来的特殊位置，称为弹性固定。

（4）脱出骨端：关节脱位后可以触扪到脱位的骨端，如肩关节前脱位，在喙突或锁骨下可扪及肱骨头；髋关节后脱位，在臀部可触到股骨大转子。

影像学X线检查对于关节脱位的诊断、治疗、复查等都是必要的。通过X线检查，可以判断脱位的程度和方向、有无骨折和其他病理改变，可以检查复位是否完全，有指导手法复位的作用。一般情况下，X线检查即可诊断，对于有骨折或有波及关节面损伤可疑时，需要进一步行CT检查，以明确诊断。

【脱位并发症】

脱位可引起其他组织损伤而发生并发症，有早期和晚期并发症两种。早期并发症有：骨折（如肩关节脱位并发肱骨大结节撕脱性骨折、髋关节脱位引起髋臼缘骨折等，大多数骨折块不大，脱位整复成功后，骨折亦可随之复位）、神经、血管损伤（如肩关节脱位时腋神经、腋动脉损伤，髋关节后脱位时坐骨神经被压迫或牵拉，膝关节脱位导致腘动脉遭到挤压等）、感染（多因开放性关节脱位未及时清创或清创不彻底所致）；晚期并发症有：关节僵硬、骨化性肌炎（好发于肘、膝、肩等处）、骨的缺血性坏死（好发于股骨头、手舟骨、月骨、距骨等）、创伤性关节炎（因关节软骨面被损伤造成，以膝关节多见）。无论是早期并发症还是晚期并发症，都应及时诊断和处理，否则容易导致严重后果，特别是血管神经的损伤，可能直接导致肢体坏死或功能丧失，造成残疾。

【治疗】

脱位治疗的目的，是恢复受损关节的正常解剖关系及功能。应根据脱位的不同原因、类型决定治疗方案。

1. 新鲜脱位的治疗

（1）麻醉：可使痉挛肌肉松弛，减轻患者痛苦，便于整复成功。可采用全身麻醉、臂丛神经阻滞、硬膜外麻醉等。对于肌肉不紧张的新鲜脱位、估计复位时间短或青壮年疼痛耐受性强患者，可不需麻醉，或仅选用止痛剂、镇痛剂进行复位。

（2）整复方法：根据脱位的方向和骨端的所处位置，选用适当手法。术者与助手应熟悉受伤机制和手法操作步骤，密切配合，动作宜缓慢、轻柔、持续，避免粗暴、反复的手法复位。手法整复脱位的机理为：①拔伸牵引：通过术者与助手对抗牵引或持续骨牵引使之离而复合，牵引手法是其他整复手法的基础。②逆脱位方向复位：根据造成关节脱位的损伤机制，使脱出的骨端沿发病原路，通过关节囊破裂口送回正常位置。③杠杆作用：利用杠杆原理，将脱位骨端轻巧地回纳，并恢复关节的正常关系。④松弛肌肉：应用阻滞麻醉或肌肉松弛剂，使患肢肌肉松弛，骨端易于回纳。

需要注意的是，如果经多次手法复位失败、关节周围软组织阻挡复位困难，合并肌腱韧带断裂，复位后可能产生关节不稳定、开放性脱位，需要手术清创，须行血管、神经探查等，如无手术禁忌证，应考虑手术复位。早期手术应比晚期容易，效果也好。

2. 陈旧性脱位的治疗

陈旧性脱位是关节脱位未复位或复位不成功超过2~3周。脱位时间过久，关节囊内、外血肿机化，瘢痕组织充填在关节腔，关节周围软组织粘连、挛缩，导致整复困难。常用的复位方法有：（1）手法闭合复位，适用于伤后1~3个月以内的单纯脱位，关节尚有一定活动范围，用手牵拉时，脱位的骨端能随之移动者，需在充分麻醉下进行，操作时用力要稳而持续，切忌粗暴，必要时需借助杠杆、骨牵引辅助；（2）手术治疗，适用于伤期较长，关节在脱位时损伤较重，以致关节周围的软组织形成广泛粘连，而且由于关节长期处在畸形位置，周围肌肉发生挛缩者。

【固定与功能锻炼】

固定是脱位整复后巩固疗效的重要措施之一。将肢体固定在功能位或关节稳定的位置上，可减少出血，使损伤组织迅速修复，并可预防再脱位和骨化性肌炎。固定的器材有牵引、绷带、三角巾、石膏、支具等。一般脱位应固定2~3周，不宜过长，否则易发生组织粘连、关节僵硬，影响疗效。

功能锻炼可促进血液循环，加快损伤组织修复，预防肌肉萎缩、骨质疏松及关节僵硬等发生。练功活动范围由小到大，循序渐进并持之以恒，但要防止活动过猛，尤其要避免粗暴的被动活动。

固定与功能锻炼既是矛盾，又是统一的。固定是为了维持关节的正常位置和为损伤组织修复创造条件，固定的时间过长会造成关节僵硬、肌肉萎缩等，导致功能受限；功能锻炼是为了恢复关节正常功能，在复位后关节位置正常的情况下进行的关节活动，锻炼过早，不利于损伤修复，甚至造成再脱位，过晚则因组织粘连、挛缩关节活动范围恢复不到位，影响功能。因此，功能锻炼应贯穿于损伤治疗与康复的始终，是一个需长期坚持的过程。固定早期，应严格对损伤关节和组织予以制动，促进修复，其他未固定关节应积极进行有计划的系统锻炼，随着时间延长和损伤修复，至卸除固定，应逐步加强锻炼时间的长度和动作的强度，扩大活动范围。

值得一提的是，一定要做有效锻炼，即锻炼时间和频度一定要足够，既不能多，也不能少；锻炼的幅度要有效，既不要动作不到位达不到效果，也不能动作过度而加重损伤。

【注意事项】

脱位肯定伴有筋伤，很多关节脱位后功能恢复不理想，其本质是关节周围"筋"的功能恢复不佳。这种情况，单一的治疗方法总是效果不佳，需要综合治疗，同时也要患者积极配合，而且容易复发，迁延难愈。因此，应向患者告知病情，树立信心，积极配合。

第二节　颞下颌关节脱位

颞下颌关节脱位，又称下颌关节脱位。多发于老年人及体质虚弱者。根据不同原因分为新鲜性、陈旧性和习惯性脱位，单侧脱位和双侧脱位，前脱位和后脱位等。临床以前脱位多见，后脱位很少见。

【解剖与病因病机】

颞下颌关节是由下颌骨一对髁突和颞骨一对下颌关节窝组成。髁突和关节窝均在关节囊内，关节囊较薄弱而松弛，尤以关节囊前壁更为薄弱。颞下颌关节是人体头面部唯一能活动的关节，属左右联动关节，主要运动是下颌骨的下掣（开口）、上提（闭合）、前伸、后退及侧转（图4-2-1）。

发生颞下颌关节脱位的常见原因有：

（1）过度张口：如大笑、打呵欠、拔牙时，下颌骨髁突可过度向前滑动，移位于关节结前方，引起关节一侧或双侧前脱位。

（2）外力打击：张口状态下，外力向前下方作用于下颌角或颏部，关节囊侧壁韧带不能抗御外来暴力，则可形成单侧或双侧颞下颌关节前脱位。

（3）杠杆作用：单侧上下臼齿之间，咬食较大硬物时，硬物为支点，肌力拉动下颌体

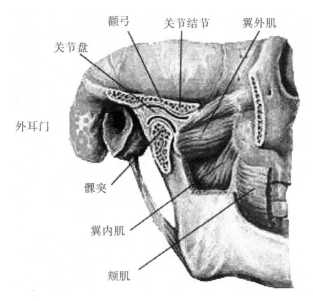

关节盘　　　　颧弓　　关节结节　　翼外肌

外耳门

髁突

翼内肌

颊肌

图 4 - 2 - 1　颞下颌关节解剖图（矢状切面）

向前下滑动，多形成单侧前脱位。

（4）肝肾亏虚：以老年人和久病体质虚弱者多见。此类患者均有不同程度的气血不足、肝肾虚损，导致筋肉失养、韧带松弛，容易发生习惯性颞下颌关节脱位。

【诊断要点】

（1）多有过度张口或暴力打击下颌处等外伤史。

（2）单侧前脱位：口角㖞斜，颊部也向前突出，并向健侧倾斜。在患侧颧弓下可触及下颌骨髁状突，在患侧耳屏前方可触及一凹陷；双侧前脱位局部酸痛，下颌骨下垂，向前突出。

（3）口不能张合，言语不清，口流涎唾，摸诊时在双侧耳屏前方可触及下颌关节凹陷，颧弓下方可触及下颌髁突。

【复位】

一般不需麻醉。

操作方法

双侧脱位口腔内复位法　患者坐位，术者站在患者面前，用无菌纱布包缠拇指，然后将双手拇指伸入到患者口腔内，指尖尽量置于两侧最后一个下臼齿的咬面上，其余手指放于两侧下颌骨下缘，两拇指将臼齿向下按压，等到下颌骨移动时再向后推，余指协调地将下颌骨向上端送，听到滑入的响声，复位完成。同时，术者拇指迅速向两旁颊侧滑开，从口腔内退出（图 4 - 2 - 2）。

口腔外复位法　术者站在患者前方，双手拇指分别置于患者两侧下颌体与下颌支前缘交界处，其余四指托住下颌体，然后双手拇指由轻而重向下按压，余指同时用力将下颌向后方推送，听到滑入关节之响声，复位完成。适于年老习惯性脱位者（图 4 - 2 - 3）。

【固定】

复位成功后，托住颏部，维持闭口位，用四头带兜住患者下颌部，四头分别在头顶上打结，固定时间 1～2 周。习惯性颞颌关节脱位固定时间为 2～3 周（图 4 - 2 - 4）。

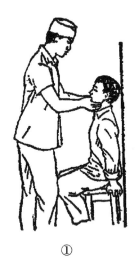

①

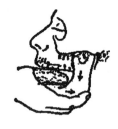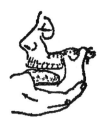

②

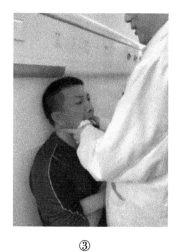

③

图 4 - 2 - 2　颞下颌关节脱位口腔内复位法

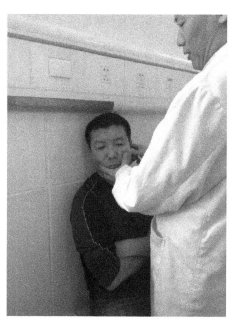

图 4 - 2 - 3　颞下颌关节脱位口腔外复位法

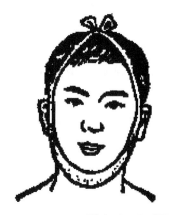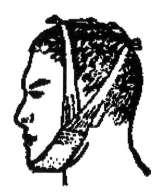

图 4 - 2 - 4　颞下颌关节脱位复位后固定

【功能锻炼】

（1）每天进行数次叩齿动作，锻炼咀嚼肌，增强肌张力，维持与加强下颌关节稳定。

（2）固定期间，患者不应用力张口、大声讲话，宜吃软食，避免咬嚼硬食，防止再脱位。

（3）四头带或绷带捆扎不宜过紧，允许张口约 1cm。

【注意事项】

陈旧性脱位手法复位较为困难，若关节周围粘连严重，手法复位失败者，可行切开复位或髁突切除术。

第三节　上肢脱位

一、肩关节脱位

肩关节脱位，又称肩肱关节脱位，古称"肩胛骨出""肩髆骨出臼"或"肩骨脱臼"。肩关节是全身关节脱位中最常见的部位之一。好发于 20～50 岁之间的青壮年人，男性多见。

【解剖与病因病理】

肩关节由肱骨头及肩胛盂构成，肩胛盂小且浅，占肱骨头关节面的 1/4～1/3，肩关节囊薄而松弛，前方尤为明显，这种结构利于肩关节灵活活动，但不利于稳定，若肩部主要肌欠发达、麻痹或受损伤，肌力下降，可致关节容易脱位。

多见于间接暴力，如传达暴力、杠杆作用两种，跌倒时上肢外展、外旋，手掌撑地，暴力由掌面沿上肢上传至肱骨头，或上肢过度高举、外旋、外展向下跌倒，肱骨颈受到肩峰冲击成为杠杆支点，均可使肱骨头冲破肩关节囊前壁，形成盂下、喙突下或锁骨下前脱位。由直接暴力如打击或冲撞等作用于肩部引起的比较少见，如向后跌倒时，肩部着地，或从后方的冲击力使肱骨头向前脱位等。根据不同原因脱位分为新鲜性、陈旧性和习惯性脱位 3 种，或前脱位、后脱位两种，而前脱位又分为盂下、喙突下、锁骨下脱位，其中以喙突下脱位最多见（图 4-3-1）。

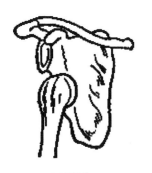
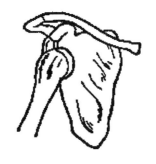
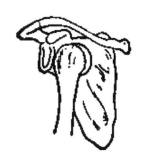

盂下脱位　　　　　　　　　喙突下脱位　　　　　　　　　锁骨下脱位

图 4-3-1　肩关节脱位类型

肩关节脱位的主要病理变化为关节囊撕裂及肱骨头移位，关节周围软组织可发生不同程度的损伤，或合并肩胛盂边缘骨折、肱骨头骨折与肱骨大结节骨折等，其中以肱骨大结节骨折最为常见，有30%～40%的患者合并有大结节撕脱骨折。偶见腋神经损伤，故复位前后应注意检查神经有无损伤。

【诊断要点】

（1）有明显外伤史，患者常以健手扶持患肢前臂，头倾向患侧以减轻肩部疼痛。

（2）肩部疼痛、肿胀、压痛、功能障碍。

（3）前脱位时，上臂处轻度外展、前屈位。肩部失去正常圆钝平滑的曲线轮廓，呈"方肩"畸形，关节盂空虚，可在腋窝、喙突下、锁骨下扪到肱骨头，患肩于25°～30°外展位弹性固定，搭肩试验和直尺试验阳性（图4-3-2）。

后脱位较少见，易误诊，多数为肩峰下脱位，无前脱位那样明显的"方肩"畸形及肩关节弹性交锁现象，主要表现喙突突出明显，肩前部塌陷扁平，在肩胛冈下可触到肱骨头，上臂呈轻度外展及明显内旋畸形。

（4）搭肩试验（Dugas征）阳性。检查方法：肩关节正常时，肘部贴近胸壁手可触及对侧肩膀。当上肢屈肘肘部贴近胸壁时，手不能摸到对侧肩峰；或以手触摸对侧肩峰时，肘部不能贴近胸壁，为搭肩试验阳性，提示肩关节前脱位。

（5）X线检查：X线片见肱骨头脱出关节盂，可确定肱骨头移位方向、有无并发骨折。

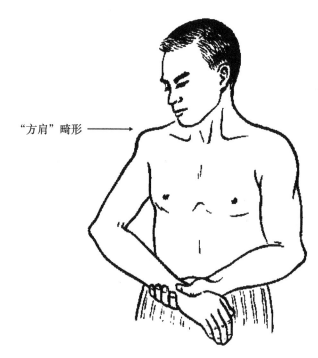

"方肩"畸形 ——→

图4-3-2 肩关节脱位"方肩"畸形

合并症

（1）肩袖损伤：肩关节本身疼痛和功能障碍，常常混淆和掩盖肩袖损伤的体征，所以易造成漏诊。因此，肩关节脱位在复位后，应详细检查肩外展功能。对于肱骨头移位明显的病例，如无大结节骨折，则应考虑肩袖损伤的可能。诊断不能明确时，可行肩关节造影，如发现造影剂漏入肩峰下滑囊，则证明已有肩袖撕裂。

（2）骨折：合并大结节、肱骨外科颈、肱骨解剖颈骨折（图4-3-3）。表现为疼痛、肿胀更严重，与单纯肩关节脱位不同的是上臂无固定外展畸形，有一定活动度，并可闻及骨擦音。X线片可帮助诊断及了解骨折移位情况。

（3）肱二头肌长头腱滑脱：临床上往往无明显症状，只是在整复脱位时，有软组织嵌插于关节盂与肱骨头之间而妨碍复位。

（4）血管、神经损伤：腋动脉、腋神经或臂丛神经内侧束容易遭受牵拉损伤，表现为三角肌瘫痪，肩部前外、后侧的皮肤感觉消失以及患肢前臂及手部发冷和紫绀，桡动脉搏动持续减弱或消失。

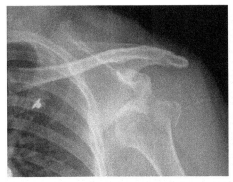
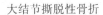
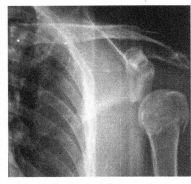
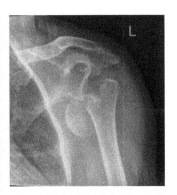

大结节撕脱性骨折　　　　　　　　外科颈骨折　　　　　　　　解剖颈骨折

图4-3-3　肩关节脱位合并骨折

【复位】

新鲜肩关节脱位，只要手法应用得当，一般都能成功。陈旧性脱位在1个月左右者，关节内外若无钙化影，亦可采用手法复位。

不用麻醉或采用局部麻醉。

操作方法　以右肩前脱位为例，采用手牵足蹬法：

取患者仰卧位，术者立于患侧，双手握住患肢腕部，右膝伸直用足蹬于患者腋下，做顺势用力牵拉，持续1~3min，先外展、外旋，后内收、内旋，伤处有滑动感并发出肱骨头归位的弹响声，表示复位成功（图4-3-4）。此法最常用，单人操作，方便简单有效。

需要注意的技巧：①牵引时术者应双上肢伸直，身体后仰，依靠体重做顺势持续牵引，牵引时间适当长一些，肱骨头在牵拉下移后常能自行滑入关节盂内。②足蹬腋下对抗、增

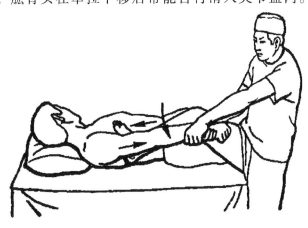

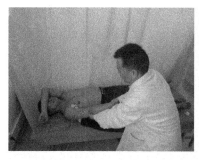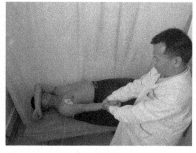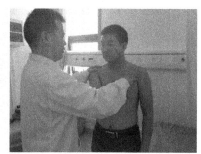

搭肩试验阴性

图 4 - 3 - 4　肩关节脱位手牵足蹬法复位

强牵引力，且可作为支点撬出肱骨头，引导其复位。③复位困难者，可轻柔旋转患肢使上臂内收，同时将蹬在腋窝处的足内翻，借以向外推挤肱骨上段使肱骨头复位。

此外，复位方法还有：

拔伸托入法　患者取坐位，第一助手立于患者健侧肩后，两手斜形环抱固定患者做反牵引，第二助手一手握肘部，一手握腕上，向外下方牵引，用力由轻而重，持续 2～3min，术者立于患肩外侧，两手拇指压其肩峰，其余手指插入腋窝内，在助手对抗牵引下，术者将肱骨头向外上方钩托，同时第二助手逐渐将患肢向内收、内旋位牵拉，直至肱骨头有回纳感觉，复位即告完成（图 4 - 3 - 5）。

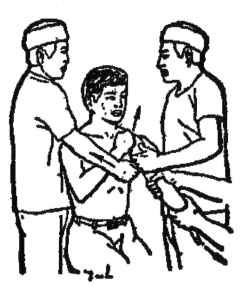

图 4 - 3 - 5　拔伸托入法

椅背复位法　唐·蔺道人着《仙授理伤续断秘方》记载了此方法。患者坐在靠背椅上，将患肢放在椅背外侧，腋肋紧靠椅背，用棉垫置于腋部，保护腋下血管、神经，一助手扶住患者和椅背，术者握住患肢，先外展、外旋牵引，再逐渐内收，并将患肢下垂，然后内旋屈肘，即可复位成功。此法应用椅背作为杠杆支点整复肩关节脱位，适用于肌力较弱者。

后脱位　肩关节后脱位较少，症状不如前脱位明显，容易误诊，应仔细观察。X线前后位片常因肱骨头遮挡而不能显示脱位征象，必要时需加拍上下或头足位片。整复前要充

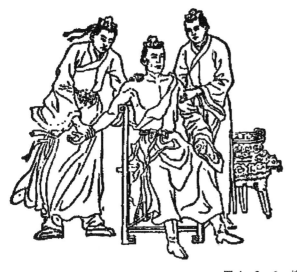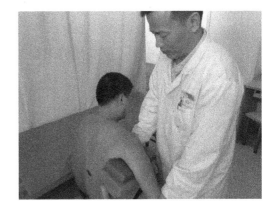

图 4 - 3 - 6 椅背复位法

分松弛肩关节周围组织。

操作方法 在上臂稍外展并屈肘位沿上臂长轴做持续牵引下，以拇指经患侧肩部向下推肱骨头。保持牵引并内收上臂，当肱骨头接近盂缘后，先外旋然后内收上臂是手法成功的关键。

【固定】

一般采用胸壁绷带、三角巾或支具悬吊固定（图 4 - 3 - 7）。前脱位将患肢保持在内收、内旋、肘关节屈曲 60°～90°位，前臂置于胸前，用绷带将上臂固定在胸壁上，固定 3 周。后脱位复位后保持患肢于外旋位固定，即用石膏固定上臂于外展 30°、后伸 40°位，3 周后练习主动活动。

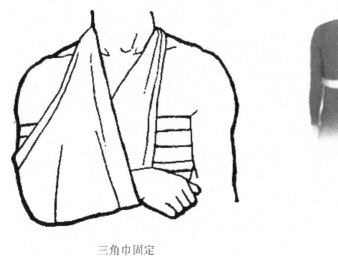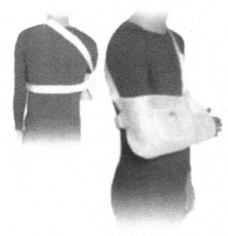

三角巾固定 支具固定

图 4 - 3 - 7 肩关节脱位复位后固定

【功能锻炼】

（1）制动期间可行肘、腕、手的功能锻炼以及上肢肌肉的舒缩活动。

（2）去除固定后，开始肩关节自主活动，禁止强烈被动活动，6 周内禁止做强力外旋动作。

（3）青少年患者，当脱位复位后，应接受严格制动3～4周，并按一定康复要求进行功能锻炼，不要过早参加剧烈活动。

（4）后期可选用中药煎水熏洗患处，促进肩关节功能的恢复。

（5）功能锻炼应循序渐进，活动量及活动范围逐渐加大，禁忌强力被动推拿按摩，以免增加创伤，影响功能恢复。

【注意事项】

对于陈旧性肩关节脱位治疗，不要把复位作为唯一目标，而应以最后的功能恢复效果作为治疗的目的。

对于年老体弱、骨质疏松或脱位时间超过2个月的中年以上的患者，可认为功能锻炼是一种积极的、有效的治疗方法。

闭合复位适用于1个月以内青壮年脱位、无骨折及神经血管受损等合并症者；脱位在1～2个月者也偶有成功的机会。复位时应采用全麻，以使肌肉完全松弛。

多数新鲜肩关节脱位，都能通过手法复位，但遇到合并肱二头肌长头腱滑脱、外科颈骨折、关节盂大块骨折、大结节骨折等，手法复位不能成功者，或血管、神经损伤者，可考虑切开复位。

陈旧性肩关节脱位治疗因患者年龄、全身情况、脱位时间长短以及存在的症状和功能情况而有很大不同。老年患者脱位时间较长，无任何临床症状者，可不采取治疗；年龄虽在50岁左右，体质强壮，脱位时间超过2个月以上，但肩关节外展达70°～80°者，亦可顺其自然，不作治疗；年龄较轻，脱位时间超过2～4个月，且伴有骨折，或大量瘢痕组织形成者，不宜采用手法复位，应切开复位。

若手法复位失败及习惯性肩关节脱位者，应考虑手术治疗。

二、肘关节脱位

肘关节脱位临床常见，多发生于青壮年，儿童与老年人少见。

【解剖与病因病理】

肘关节是屈戌关节，由肱桡关节、肱尺关节及桡尺近侧关节组成，这3个关节共有一个关节囊和关节腔，关节囊前后壁薄弱而松弛，两侧纤维层增厚形成桡侧和尺侧副韧带，桡骨环状韧带是关节囊纤维层环形纤维形成的，包绕桡骨头。肘关节屈伸活动以肱尺关节为主，肱桡关节和桡尺近侧关节的协调配合完成的。

"肘后三角"是肘部肱骨内、外上髁及尺骨鹰嘴3个骨突标志，伸肘时这3点成一直线，屈肘时这3点形成一等边三角形，可作为判断肘关节脱位和肱骨髁上骨折的标志（图4-3-8）。

肘关节侧方有坚强韧带保护，前后关节囊都相对薄弱，尺骨冠突较鹰嘴小，对抗尺骨向后移位的能力要比对抗向前移位的能力差，所以肘关节后脱位比其他方向的脱位多见。临床分为后脱位、前脱位、侧方脱位及骨折脱位等，或分为新鲜及陈旧脱位。

肘关节后脱位多因间接暴力（传达暴力或杠杆作用）所造成。跌倒时肘关节伸直位、

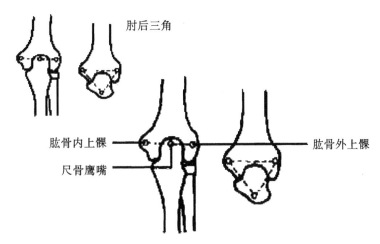

图 4 - 3 - 8　肘后三角

手掌撑地，外力沿前臂传导到肘部，鹰嘴尖端急骤撞击肱骨鹰嘴窝，在肱尺关节处形成杠杆作用，半月切迹自肱骨下端滑车部脱出，使肱肌及关节囊前壁撕裂，肱骨下端向前移位，尺骨鹰嘴、尺骨冠突和桡骨头同时滑向后方，形成后脱位（图 4 - 3 - 9）。同时，暴力可导致肘内翻或外翻，形成后内侧或后外侧脱位，桡侧严重移位者可引起尺神经牵拉伤。

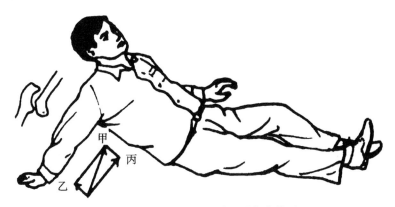

图 4 - 3 - 9　肘关节后脱位受伤姿势图

肘关节前脱位极少见，因肘关节屈曲位跌倒，肘尖着地，暴力由后向前，先发生尺骨鹰嘴骨折，再将尺桡骨上部推移至肱骨下端的前方。前脱位不合并鹰嘴骨折罕见。

肘关节脱位同时伴有屈肌或伸肌急骤收缩，造成肱骨内上髁或外上髁撕脱骨折；或肱三头肌腱和肘前部肌腱、韧带、关节囊均损伤，肘窝形成血肿。若血肿纤维化、骨化则成为陈旧性肘关节脱位整复的最大困难。

【诊断要点】

（1）有外伤史。

（2）局部疼痛、肿胀，弹性固定，肘部功能障碍。

（3）后脱位：肘关节半屈曲位，弹性固定于45°左右，呈"靴状"畸形，肘窝前饱满，可触到肱骨下端，肘后空虚，尺骨鹰嘴后突，与健侧对比，关节前后径增宽，左右径正常。

侧后方脱位：具有后脱位症状、体征，同时呈现肘内翻或肘外翻畸形，肘部左右径增宽。

前脱位：肘关节过伸，屈曲受限，肘窝部隆起，可触及脱出的尺桡骨上端，在肘后可触到肱骨下端及游离的尺骨鹰嘴骨折片，与健侧比较，前臂掌侧较健肢明显变长。

（4）"肘后三角"关系改变。

（5）X线检查：可确诊并确认有无骨折。

（6）合并症：早期，肱骨内或外上髁撕脱骨折，尺骨冠状突骨折，桡骨头或桡骨颈骨折，肘内、外侧副韧带断裂，桡神经或尺神经牵拉性损伤，肱动、静脉压迫性损伤及前脱位并发鹰嘴骨折等。后期，侧副韧带骨化、损伤性骨化性肌炎、创伤性关节炎及肘关节僵直等。

【复位】

新鲜性肘关节脱位以手法复位为主，宜早期复位及固定。并发骨折者，应先整复脱位，然后处理骨折。选用适当麻醉，使复位手法在肌松弛及无痛下进行。陈旧性脱位力争手法复位，若失败可根据实际考虑手术。

操作方法 以后脱位为例：

拔伸屈肘法 取患者坐位，助手立于患者背侧，双手握上臂，术者站在患者前面，双手握腕部，置前臂于旋后位，做对抗牵引，持续 3 ~ 5min，术者以一手握腕部保持牵引，另一手拇指抵住肱骨下端向后推按，其余四指置于鹰嘴处，向前端提，并缓慢将肘关节屈曲，闻及入臼声，复位完成（图 4 - 3 - 10）。

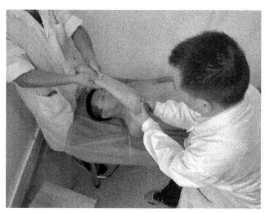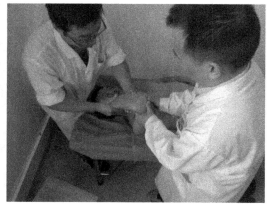

图 4 - 3 - 10 肘关节脱位复位

此外，还有的复位方法：

膝顶复位法 取患者坐位，术者立于患侧前面，一手握前臂，一手握腕部，同时一足踏在凳面上，以膝顶在患侧肘窝内，顺势拔伸，然后逐渐屈肘，有入臼弹响声，即为复位成功（图 4 - 3 - 11）。

推肘尖复位法 取患者坐位，一助手双手握其上臂，第二助手双手握腕部，术者立于患侧，双拇指置于鹰嘴尖部，其余手指环握前臂上段，先拉前臂向后侧，使冠突与肱骨下端分离，然后助手在牵引下，逐渐屈曲肘关节，同时术者由后向前下用力推鹰嘴，即可还纳鹰嘴窝而复位。助手与术者要密切配合，形成一个整体的连贯动作。

【固定】

复位后，用绷带做肘关节屈曲位"8"字固定，三角巾、颈腕带或支具悬吊3周，前臂横放胸前，儿童可用石膏托固定2~3周；合并骨折可加用夹板或石膏后托功能位固定3~4周。

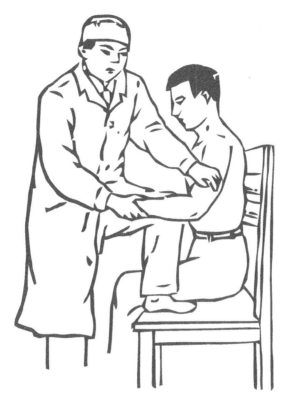

图 4 – 3 – 11　膝顶复位法

【功能锻炼】

固定期间，做肩、腕及掌指关节的活动。

解除固定后肘部用中药熏洗，积极进行肘关节主动伸屈运动，以屈肘为主，因伸肘功能容易恢复。

切忌强力被动活动。

【注意事项】

关节腔内有大量积血者，在无菌下穿刺抽以减少肘关节发生粘连和僵硬的机会。

闭合复位不成功者、伤后已数月且无骨化性肌炎和明显骨萎缩、习惯性脱位者，考虑手术治疗。

三、桡骨头半脱位

桡骨头半脱位，又称"牵拉肘"，俗称"肘错环""肘脱环"。多发生于 5 岁以下幼儿，1～3 岁发病率最高，是临床中常见的肘部损伤。

【解剖与病因病机】

多因患儿肘部在伸直位，腕部受到纵向牵拉所致，如穿衣、行走时跌倒，患儿前臂在旋前位被成人用力向上提拉，即可造成桡骨头半脱位。发病机制有：①5 岁以下儿童桡骨头和颈部的直径几乎相等，环状韧带松弛，肘部被牵拉时，部分环状韧带被夹在肱桡关节间隙中所致；②小儿肘关节囊前部及环状韧带松弛，突然牵拉前臂使肱桡关节间隙增大，关节内负压增加，肘前关节囊及环状韧带被吸入关节内而发生嵌顿所致；③肘关节处于伸直位被牵拉，桡骨头从围绕其周围的环状韧带中向下滑脱，因肱二头肌收缩，将桡骨头拉向前方（图4-3-12）。

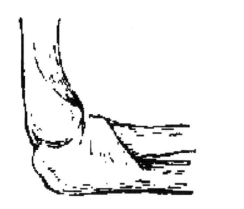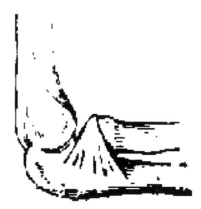

图4-3-12 桡骨头半脱位机制

【诊断要点】

（1）有纵向被牵拉伤史。

（2）患儿因疼痛而啼哭，患肢不肯上举，前臂处于旋前位，不敢旋后，不敢屈肘、举臂，触及伤肢肘部和前臂时，患儿哭叫疼痛，桡骨头处有压痛。

（3）X线检查：骨骼一般无异常改变。

【复位】

一般手法复位均能成功。不用麻醉。

操作方法 嘱家长抱患儿坐位。术者一手握住前臂，另一手握住肘关节，拇指触摸桡骨头，缓慢将前臂旋后即可复位；或拇指压住桡骨头，另一手屈曲肘关节，即可复位；或牵引并旋转前臂的同时，拇指向内试探挤压桡骨头，即可复位。一般按压桡骨头的拇指可感到桡骨头"归位感"。疼痛立即消失，患儿即能屈伸伤肢（图4-3-13）。

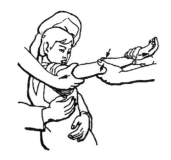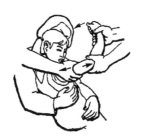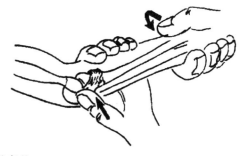

图4-3-13 桡骨头半脱位复位

【固定】

可不外固定，但应防止牵拉患者前臂。必要时，可用颈腕吊带或三角巾悬吊前臂2～3d。习惯性脱位需要石膏托固定肘关节屈曲90°位7～10d。

【注意事项】

手法复位时切忌用力牵引，牵引力过大不但不能复位反而会加重症状。

嘱家长避免用力牵拉伤臂，为小儿穿脱衣服时多加注意，以防反复发生而形成习惯性脱位。

四、桡尺远侧关节脱位

【诊断要点】

（1）有外伤史。

（2）桡尺远侧关节疼痛，腕背伸、尺偏活动受限。

（3）局部压痛、弹响，被动活动桡尺远侧关节比正常侧松弛。

（4）患手不能端举重物，不能用力做腕部旋转动作。

（5）X线检查：可见桡尺远侧关节间隙增宽。

【复位】

采用局部麻醉。

操作方法 以背侧脱位为例。

牵引下术者用拇指由背侧、外侧向掌侧、内侧推压尺骨头并将前臂旋后即可复位（图4-3-14）。

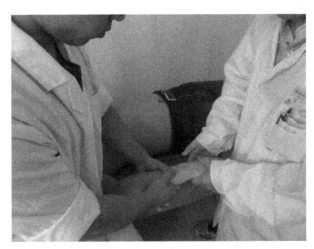

图4-3-14 桡尺远侧关节脱位尺骨头背侧移位复位

尺骨头向掌侧脱位：在牵引下逐渐将前臂旋前，术者用拇指由掌侧向背侧推压尺骨头即可复位。桡尺远侧关节分离移位在牵引下用双手合抱桡尺远侧关节向中间挤压即可复位。

复位后，采用小夹板加纸压垫或支具固定（图4-3-15）。背侧移位者，前臂固定于旋后位；掌侧移位者，固定于旋前位；桡尺远侧关节分离者，加一合骨垫，中立位固定。如上述固定不可靠者，可用管型石膏固定。

【功能锻炼】

复位固定后，早期功能锻炼应以适度握拳为主，避免做腕部旋转动作，待固定卸除后，逐步加大活动度，但要防止再脱位。

【注意事项】

桡尺远侧关节脱位并不少见，但常被忽视，以致延误治疗，应认真检查，以便早期确诊、早期治疗。如延误治疗，往往遗留腕部慢性疼痛，迁延难愈。

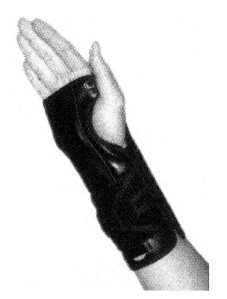

图 4 - 3 - 15　腕部支具固定

五、手关节脱位

（一）桡腕关节脱位

桡腕关节脱位，又称腕关节脱位，是一种非常罕见的严重腕部损伤，脱位发生后会导致腕关节功能障碍以及后期可能酸痛无力等症状。脱位时间越长，复位越困难，应尽可能迅速就医。

【解剖与病因病理】

桡腕关节脱位系由强大暴力所致，故可能伴有全身其他部位的创伤，对于此类患者应认真仔细检查，以防疏漏。必要时摄健侧腕关节 X 线平片，以排除先天性的韧带松弛。一旦确诊，应用手法尽早恢复腕关节的大致解剖关系，目的是迅速解除因关节脱位对腕管内正中神经的压迫以及局部血运障碍。一些学者主张采用积极的手术治疗，其优越性在于不仅可使骨折片复位、关节面恢复平整，撕裂的韧带尤其是月状骨、三角骨上所附的韧带得以修复，而且能较好地维持关节的稳定性。脱位关节复位后存在再脱位的危险，这种再脱位的整复往往非常困难，故可酌情选用克氏针、螺丝钉等行内固定治疗。术后的早期功能锻炼才得以保证并可望获得较好的关节功能。

【诊断要点】

（1）有明显外伤史。

（2）局部疼痛、肿胀，也可呈"餐叉样"畸形，但较桡骨远端伸直型骨折位置稍前。患侧桡骨远端隆起并有明显压痛，正中神经分布区有麻木感，手指呈半屈位，腕关节活动功能丧失。腕间关节脱位多伴有严重的软组织撕裂伤。腕部均有明显肿胀及压痛，腕部畸形，其中呈典型叉样畸形，活动受限。

（3）X 线检查：正位片可见近排腕骨与桡骨远端重叠，侧位片可见整个腕骨向背侧脱位。为桡腕关节脱位，向背侧、桡侧脱位，其中伴有桡骨或尺骨突骨折。

【复位】

单纯腕关节脱位而无骨折或骨折块较小不影响关节面完整性者可行手法复位。

采用局麻或臂丛麻醉。

操作方法 以腕关节掌侧脱位为例。

一助手握前臂近端，另一助手握手部，做对抗牵引，逐渐持续加力；术者用食指向背侧托顶桡骨远端的同时将患腕掌屈，用拇指由背侧向掌侧压按手舟骨、月骨，即可复位（图4-3-16）。

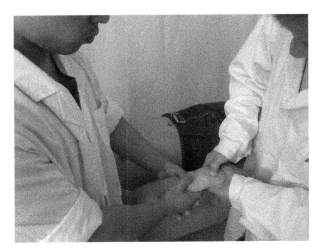

图4-3-16 桡腕关节脱位复位

【固定】

复位后，早期采用石膏固定，背侧脱位者腕关节应取稍掌屈位固定，掌侧脱位者则应略为背伸。三角巾悬吊，4周后开始腕关节功能锻炼。

【功能锻炼】

固定期间积极做握拳锻炼及肩肘部活动。

解除固定后，逐步进行腕关节屈伸和前臂旋转锻炼，可应用中药熏洗以舒筋活络、通利关节。

【注意事项】

定期复查，固定后应观察手部血液循环，随时调整夹板松紧度。

对合并有桡骨远端关节面骨折且有明显移位经手法整复未能达到理想对位者，或经手法整复骨折有再移位倾向者，均应行手术治疗。

（二）月骨脱位

月骨脱位是腕骨间关节脱位中最常见者。

【解剖与病因病理】

月骨位于近排腕骨中间，凸面与桡骨远端关节面构成关节，凹面与头状骨相接触，内侧与三角骨、外侧与手舟骨构成关节，所以月骨四周均为软骨面。月骨前面相当于腕管底部，有屈指肌腱和正中神经通过。月骨与桡骨下端前、后两面有桡月掌侧、背侧韧带相连，营养血管经过韧带进入月骨。

月骨脱位多由间接外力引起，摔倒时手掌着地，腕处于极度背伸位，自上而下之重力与自下而上的地面反作用力，使桡骨与头状骨之间的掌侧间隙增宽，头状骨与月骨间的掌侧韧带与关节囊破裂，桡骨远端与头状骨相挤压，月骨向掌侧脱位，又称月骨前脱位。如月骨留于原位，而其他腕骨完全脱位时，称为月骨周围脱位。月骨脱位容易发生坏死，其病理改变为骨细胞变性、坏死，骨质硬化；其周围的骨组织脱钙，呈现疏松现象，继而局限性骨组织吸收，囊样改变，坏死骨块变形，邻近骨端边缘增生，发生创伤性关节炎。

【诊断要点】

（1）有明显腕背伸手掌着地外伤史。

（2）腕部疼痛、肿胀，腕掌侧隆起，并可触到脱出的月骨，有压痛，握拳时第3掌骨头有明显短缩，叩击第3掌骨头有明显疼痛，腕部活动受限，手指屈曲困难；正中神经受压时，可导致手掌桡侧麻木。

（3）月骨周围脱位：腕关节背侧畸形，弹性固定，腕部掌侧突起，背侧凹陷，且多向桡侧偏移，可有正中神经受压或刺激症状。

（4）X线检查：月骨掌侧脱位时，正位片见脱位月骨呈三角形（正常应为四方形），与头状骨下端重叠，侧位片见月骨向掌侧脱位；月骨周围脱位时，正位片不易辨认，侧位片见腕骨移到月骨背侧，特别是头状骨近端不在月骨杯状关节面内（图4-3-17）。

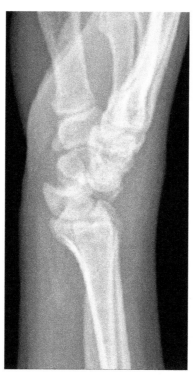

图4-3-17 月骨周围脱位

【复位与固定】

新鲜脱位手法复位，一般可成功。少数病例手法复位不成功者，可用钢针撬拨复位。陈旧性脱位者，必要时应进行手术治疗。

臂丛麻醉或局麻掌侧脱位复位法。

操作方法 取患者坐位，肘关节屈曲90°，腕极度背伸，第一助手握肘部，第二助手握食指与中指，对抗牵引，拔伸牵引下前臂逐渐旋后，3~5min后，术者两手四指握住腕部，向掌侧端提，使桡骨与头状骨之间关节间隙加宽，然后用两拇指尖推压月骨凹面远端，迫使月骨进入桡骨与头状骨间隙，同时嘱第二助手逐渐使腕关节掌屈，术者指下有滑动感，且患手中指可以伸直时，提示复位成功（图4-3-18）。

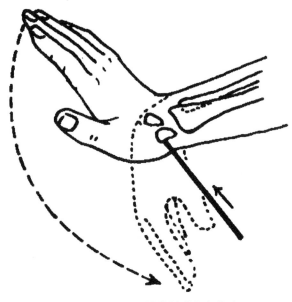

图4-3-18 月骨掌侧脱位复位法

针拨复位法：手法复位不成功者，可采用此法。麻醉后，用细的骨圆针，在无菌及X线透视下，自腕掌侧把钢针刺入月骨凹面的远端，在腕背伸对抗牵引下，向背侧顶拨，使月骨凹形关节面与头状骨相对，同时嘱助手由腕背伸位牵向掌屈位，若中指可以伸直，表示复位成功（图4-3-19）。

背侧脱位复位法：助手握患者前臂做对抗牵引。术者一手握患者手掌牵引并使腕掌屈，另一手拇指按压脱向背侧的月骨，使其复位（图4-3-20）。

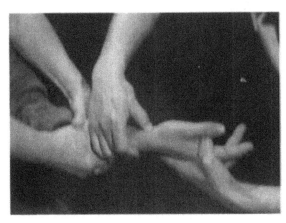

图4-3-19 针拨复位法

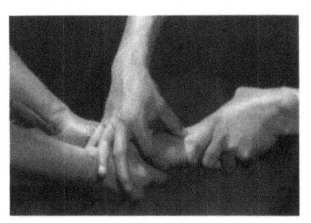

图4-3-20 背侧脱位复位法

月骨周围脱位 术者双手握腕关节，以拇指扣住脱出的头状骨近端凹陷处，其他四指固定腕部，端托腕的前方，先顺势背伸牵引，以扩大畸形，使重叠和关节间的交锁分离，头状骨近端滑过月骨后缘，在维持牵引下使腕关节掌屈。

【固定】

复位后，用塑形夹板或石膏管型将腕关节固定于掌屈30°～40°位（图4-3-21）。1周后改为中立位，再固定2周。复位后石膏管型或塑形夹板固定于掌屈位2～3周。

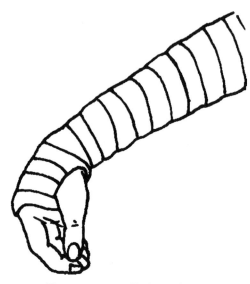

图4-3-21 月骨脱位石膏固定

【功能锻炼】

复位固定后，早期功能锻炼避免做过度腕背伸动作，逐步加大活动度，以防再脱位，鼓励做掌指关节及指间关节伸屈活动。

解除固定后，开始逐渐适度做腕关节主动伸屈活动，加强中药熏洗，促进腕关节功能恢复。

【注意事项】

手法复位失败、月骨发生坏死，或合并创伤性关节炎者，考虑手术治疗。

（三）拇指腕掌关节脱位（第1腕掌关节脱位）

【解剖与病因病理】

【诊断要点】

（1）有明显外伤史。

（2）手和腕部疼痛、肿胀，活动受限。

（3）X线检查：正、侧、斜位片可明确诊断。

【复位】

操作方法 助手双手握患腕稳住患肢并做对抗牵引，术者以一手握住患者拇指指骨间关节处，使其外展背伸并牵引，另一手拇指按压第一掌骨基底部，即可复位（图4-3-22）。

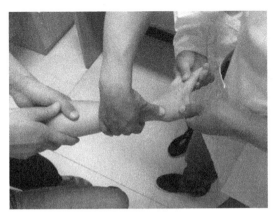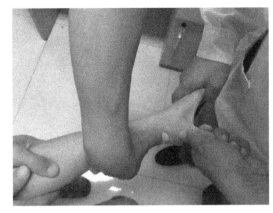

图 4 - 3 - 22　拇指腕掌关节脱位复位

【固定】

复位后 30°弧形外展夹板或铝板固定，或短暂石膏管型固定，若加轻的牵引则效果更佳。4 周后开始功能锻炼。

【注意事项】

第 1 腕掌关节脱位常并发第一掌骨基底部骨折，称为 Bennett 骨折，治疗参照第二章第一节。

（四）掌指关节脱位

掌指关节脱位指近节指骨基底部脱离掌指关节向背侧移位。

【解剖与病因病理】

掌指关节由掌骨头与相应近节指骨基底构成。拇掌指关节为屈戌型关节，可做伸屈运动。其他四指掌指关节为球窝关节，能做屈、伸、内收、外展及环绕活动，但不能做回旋运动。掌指关节两侧、背侧及掌侧均有韧带附着，能加强关节稳定性。掌指关节脱位以拇指掌指关节脱位最多见，其次为食指掌指关节脱位，第 3～5 掌指关节脱位少见。

多由掌指关节过度背伸暴力引起，掌骨头穿破掌侧关节囊而脱出，故掌指关节脱位，多为背侧脱位。掌指关节脱位后，掌骨头向掌侧移位，近节指骨基底部向背侧移位，屈指肌腱被推向掌骨头尺侧，蚓状肌脱向桡侧，掌侧关节囊纤维板移至掌骨头背面，掌骨头掌侧被掌浅横韧带卡住。

【诊断要点】

（1）有外伤史，多由于关节过伸所致。

（2）局部疼痛、肿胀，过度背伸畸形，呈弹性固定，掌指关节功能丧失，在掌横纹处可触及高突的掌骨头。

（3）X 线检查：可确诊和排除骨折。

【复位】

操作方法　顺势做拔伸牵引，屈曲掌指关节。

取患者坐位，助手固定患侧手腕部。术者一手握持伤指，并用拇、食二指捏住近节指骨，顺势向后下牵拉；同时用另一手握住手掌，并用食指向背侧推按脱位的掌骨头，两手配合逐渐屈曲伤指的掌指关节，使其复位（图 4 - 3 - 23）。

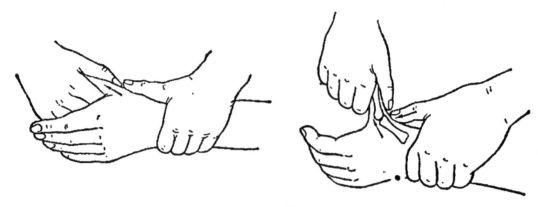

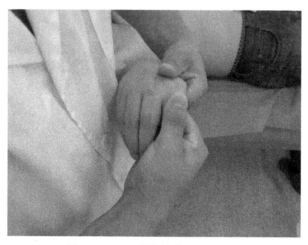

图 4 – 3 – 23 掌指关节脱位整复法

【固定】

整复后用石膏或铝板将掌指关节固定于功能位 3 周。

【功能锻炼】

早期需要重视患指以外手指的功能锻炼，去除固定后，可做患指的掌指关节和指间关节的主动伸屈活动，活动范围由小到大，逐渐进行。可选用舒筋活络类中药熏洗患手，可配合轻手法按摩，以促进功能恢复。掌指关节脱位整复固定后，应做未固定关节部的功能锻炼，但切忌触摸、揉捏、扭晃该关节，以免发生增生及粘连，致肿胀长期不消并遗留功能障碍。

【注意事项】

若合并骨折，骨折片明显分离移位，旋转或嵌入关节间隙，导致手法复位失败，或复位后不能维持对位，合并侧副韧带断裂，陈旧性指间关节脱位者，可行手术治疗。

术后用背侧石膏托或支具控制掌指关节，防止过伸即可，不需绝对制动，患指关节固定于功能位。

（五）指间关节脱位

【解剖与病因病理】

指间关节由近节指骨滑车与远节指骨基底部构成。该关节为屈戍关节，仅能做屈、伸运动，关节囊的两侧有副韧带加强。脱位的方向多为远节指骨向背侧移位，或内、外侧移位，前方脱位极为罕见。关节极度过伸、扭转或侧方挤压外力作用时可造成指间关节脱位，有时伴有侧副韧带损伤，严重时侧副韧带断裂，或伴有撕脱骨折。

【诊断要点】

（1）有外伤史。

（2）脱位关节疼痛、肿胀，过度背伸畸形，呈弹性固定，伸屈活动障碍。若指间关节脱位伴侧副韧带断裂，则有异常侧方活动，即分离试验为阳性。

（3）X线检查：可明确诊断。

【复位】

一般不用麻醉或采用局部麻醉。

操作方法 指间关节脱位手法复位比较容易。术者一手固定患指近侧，另一手捏住患指远侧，顺势拔伸牵引，再屈曲或扳正侧偏手指，即可复位（图4-3-24）。

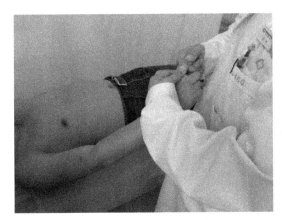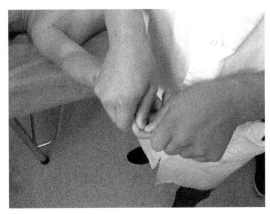

图4-3-24 指间关节脱位整复法

【固定】

复位后，用指骨铝板保持掌指、指间关节屈曲位固定1~2周，用绷带卷置于手掌心。近侧指间关节脱位合并侧副韧带损伤或撕脱性骨折者，应将关节固定于伸直位3周，以防韧带挛缩。复位后用铝板塑形夹板置于指骨间关节的掌侧，固定患指于功能位2周（图4-3-25）。

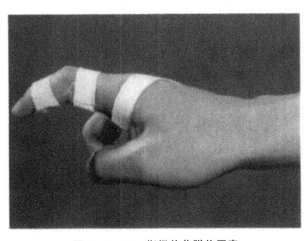

图4-3-25 指间关节脱位固定

【功能锻炼】

早期需要重视患指以外手指的功能锻炼，去除固定后，可做患指的掌指关节和指间关节的主动伸屈活动，活动范围由小到大，逐渐进行。

【注意事项】

指间关节脱位复位容易，往往伤后患者自行复位，未能给予及时的固定，或按筋伤处理给予手法按摩，过早活动可致脱位关节增粗、僵硬、屈伸受限等后遗症，故应早期明确诊断，及时处理，防止关节不稳或并发创伤性关节炎。

第四节　下肢脱位

一、髋关节脱位

髋关节脱位多是因为强大暴力造成，青壮年男性多发。

【解剖与病因病理】

髋关节由髋臼和股骨头组成。股骨头呈球状，2/3 在髋臼内（图 4-4-1）。除骨性稳定外，关节囊及周围韧带、肌肉对髋关节的稳定起重要作用（图 4-4-2）。其中髂股韧带位于髋关节囊前、股直肌深面，呈倒"Y"型，与关节囊前壁纤维层紧密相连，尖端起于髂前下棘，向下分为两束，分别抵于转子间线上部及下部，伸髋、髋外旋时特别紧张。髋关节除屈曲外的所有动作，髂股韧带均保持一定紧张度，髋关节脱位时以此韧带为支点，使患肢保持特有姿势；整复髋关节脱位也利用此韧带为支点复位。

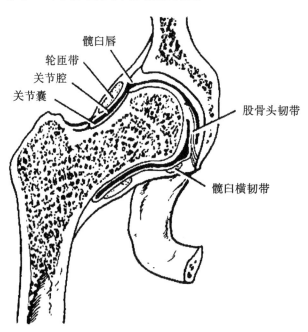

图 4-4-1　髋关节冠状面图

根据脱位后股骨头所处的相对位置可分为前脱位、后脱位及中心性脱位（图 4-4-3）；前脱位又分为耻骨部脱位和闭孔脱位；后脱位又分为髂骨部脱位和坐骨部脱位。根据

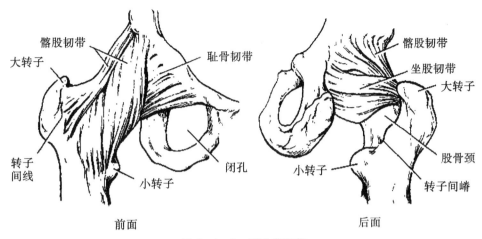

图 4 - 4 - 2　髋关节韧带

脱位的时间长短，可分为新鲜及陈旧脱位（脱位超过 3 周以上）。临床上以后脱位多见。

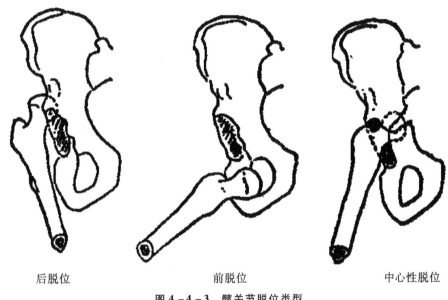

后脱位　　　　　　　　　前脱位　　　　　　　　　中心性脱位

图 4 - 4 - 3　髋关节脱位类型

　　直接和间接暴力均可引起脱位，以间接暴力多见，见于车祸、塌方、坠落等。因髋关节结构稳定，一旦发生脱位则说明外力非常强大，同时造成严重软组织损伤和其他部位多发损伤。

　　（1）后脱位：多因间接暴力所致。屈髋 90°时，大腿过度内旋内收，股骨头位于较薄弱的关节囊后下方，股骨头遭受向后方运动的力时，即冲破关节囊而发生后脱位。关节囊后下部撕裂，髂股韧带多保持完整。

　　（2）前脱位：髋关节强度外展、外旋，大转子顶部与髋臼上缘接触，股骨头因受杠杆作用而被顶出髋臼，突破关节囊前下方形成前脱位。股骨头停留在耻骨支水平为耻骨部脱位，可引起股动、静脉受压而出现下肢血循环障碍；股骨头停留在闭孔为闭孔脱位，可压迫闭孔神经而出现麻痹。

　　（3）中心性脱位：暴力从外侧作用于大转子，使股骨头冲击髋臼底部引起臼底骨折后连同髋臼骨折块一同向盆腔内移位，或髋关节在轻度外展位，沿大腿纵轴的冲击外力，造成中心性脱位。此型脱位关节软骨损伤较重而关节囊及韧带损伤轻。严重时股骨头整个从髋臼底部穿入骨盆，股骨颈部被髋臼骨折片夹住，使复位困难。

（4）陈旧性脱位：陈旧性脱位指脱位超过3周。主要病理改变是关节周围肌腱、肌肉挛缩，髋臼内纤维瘢痕充填，撕破的关节囊裂口已愈合，血肿机化或纤维化后包绕股骨头；长时间肢体活动受限而发生骨质疏松及脱钙。

特别强大的暴力可在造成脱位的同时伴有股骨干骨折，较常见于后脱位。

【诊断要点】

（1）有强大外伤史。

（2）患髋疼痛、肿胀，功能障碍，畸形并弹性固定。不同类型脱位可有不同表现（图4-4-4）：

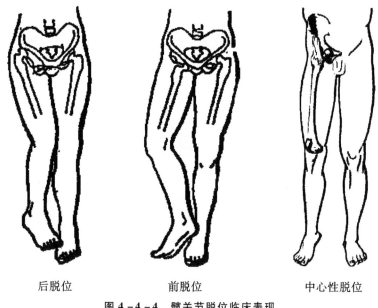

后脱位　　　　　　　　前脱位　　　　　　　　中心性脱位

图4-4-4　髋关节脱位临床表现

1）后脱位：患髋屈曲、内收、内旋及缩短的典型畸形，弹性固定。关节主动活动丧失，被动活动出现疼痛加重及保护性痉挛。X线检查见股骨头呈内旋内收位，位于髋臼外上方，Shenton线（股骨颈内侧缘与闭孔上缘所连的弧线）中断。

2）前脱位：患髋屈曲、外展、外旋畸形，伤肢较健侧增长，少有短缩。大转子突出，不如后脱位时明显，闭孔前可摸到股骨头。X线检查见股骨头在闭孔内或耻骨上支附近，股骨头呈极度外展、外旋，小转子完全显露。

3）中心性脱位：患髋部畸形多不明显，但疼痛显著，下肢功能障碍。严重脱位可有短缩，大转子不易扪及，阔筋膜张肌及髂胫束松弛。骨盆分离及挤压试验时疼痛，轴向叩击痛阳性。若骨盆骨折血肿形成，患侧下腹部有压痛，肛门指检常在伤侧有触痛。X线检查见髋臼底部骨折及突向盆腔的股骨头。CT检查可明确髋臼骨折的具体情况。

应当注意，脱位是否合并坐骨神经损伤、同侧股骨干骨折、髋臼缘骨折等。

【复位】

一般以手法闭合复位为主。陈旧性脱位，力争手法复位，若有困难，可考虑切开复位；

脱位合并臼缘骨折，一般随脱位的整复，骨折亦随之复位；合并股骨干骨折，先整复脱位，再整复骨折。

一般不用麻醉或采用硬外麻醉。

操作方法

（1）后脱位。

屈髋拔伸法　患者仰卧于木板或地面上，一助手两手按住双侧髂前上棘固定骨盆，术者面向病人，弯腰站立，骑跨于患肢上，用双前臂、肘窝扣在患肢腘窝部，使其屈髋、屈膝各90°，先内旋、内收位顺势向远侧拔伸牵引，使股骨头接近关节囊裂口，慢慢内旋患髋，使股骨头归位，患肢伸直，复位完成（图4-4-5）。

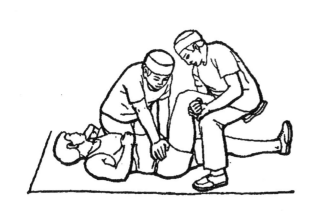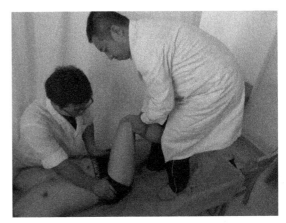

图4-4-5　屈髋拔伸法

此外，还用的复位方法有：

回旋复位法　患者仰卧，助手以双手按压双侧髂前上棘固定骨盆，术者立于患侧，一手握住患肢踝部，另一手以肘窝提托腘窝部，在向上提拉的基础上，将大腿内收、内旋，髋关节极度屈曲，使膝部贴近腹壁，然后将患肢外展、外旋、伸直。在此过程中听到入臼声，复位成功。因为此法的一连续动作，形状恰似一个问号"？"（左侧）或反问号"⁇"（右侧），故亦称为划问号复位法（图4-4-6）。

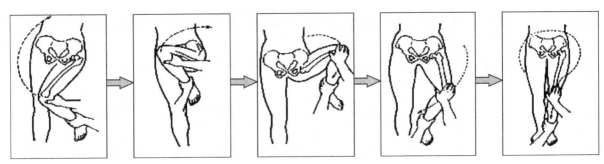

图4-4-6　回旋复位法

拔伸足蹬法　患者仰卧，术者两手握患肢踝部，用一足外缘蹬于坐骨结节及腹股沟内侧（左髋脱位用左足，右髋脱位用右足），手牵足蹬，身体后仰，协同用力，牵引同时将患肢慢慢旋转即可复位（图4-4-7）。

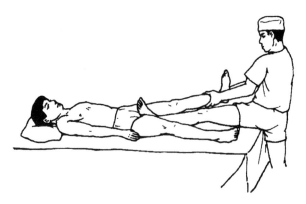

图 4 - 4 - 7　拔伸足蹬法

（2）前脱位。

屈髋拔伸法　患者仰卧于地面或木板上，一助手固定骨盆，另一助手将患肢微屈膝，并在髋外展、外旋位逐渐顺势拔伸至屈髋90°，术者双手环抱大腿根部，将大腿根部向后外方按压，可使股骨头回纳髋臼内。

侧牵复位法　患者仰卧，一助手以两手按压两髂前上棘固定骨盆，另一助手用一宽布绕过大腿根部内侧，向外上方牵拉，术者两手分别扶持患膝及踝部，连续伸屈患髋，伸屈过程中，缓慢内收、内旋患肢，感到腿部突然弹动，并听到响声、畸形消失，为复位成功。

反回旋法　其操作步骤与后脱位相反，先将髋关节外展、外旋，然后屈髋、屈膝，再内收、内旋，最后伸直下肢。

（3）中心性脱位。

拔伸扳拉法　用于轻微脱位。患者仰卧，一助手握患肢踝部，使足中立，髋外展约30°拔伸旋转；另一助手把住腋窝对抗牵引，术者立于患侧，用宽布带绕过患侧大腿根部，一手推骨盆向健侧，另一手抓住绕大腿根部之布带向外拔拉，可将内移股骨头牵出，触摸大转子与对侧比较，对称即为复位成功。

牵引复位法　适用于较严重脱位。患者仰卧位，患侧用股骨髁上牵引，重量 8～12kg，可逐步复位。若复位不成功，可在大转子部前后位用骨圆针贯穿，或在大转子部钻入一带环螺丝钉，做侧方牵引，侧牵引重量 5～7kg。在向下、向外两个分力同时作用下，可将股骨头牵出。复查 X 线片证实股骨头已牵出复位后，减轻牵引重量至维持量，继续牵引 8～10 周（图 4 - 4 - 8）。

（4）陈旧性脱位复位法。

一般若脱位未超过 2 个月，仍有闭合复位可能，可先试行手法复位。手法复位前先行骨牵引。施行手法时用力应由轻到重，活动范围应由小到大，逐步解除股骨头周围的粘连。切忌使用暴力，以防发生股骨头塌陷或股骨颈骨折等合并症。如手法复位失败，不应勉强反复进行，应考虑手术治疗。

（5）合并同侧股骨干骨折复位手法。

多数情况下先处理脱位。操作方法：用一斯氏针穿过股骨粗隆部或用一螺丝装置拧入股骨近端，用以牵拉复位。有人认为在充分麻醉下，仍有可能通过徒手牵引，同时推挤股骨头

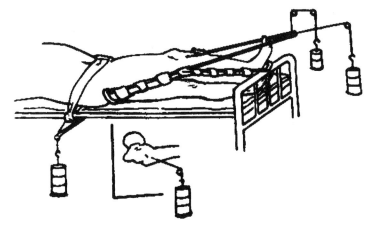

图 4 - 4 - 8 髋关节中心性脱位牵引复位法

而获得复位，并非必须使用辅助牵引装置。对股骨干骨折，多主张行切开复位内固定术。

【固定】

复位后采用皮肤牵引或骨牵引固定，患肢中立、轻度外展位，防止内、外旋，牵引重量 5 ~ 7kg。通常需牵引 3 ~ 4 周，中心性脱位牵引 6 ~ 8 周，要待髋臼骨折愈合后才可考虑解除牵引。合并同侧股骨干骨折者，一般以股骨髁上骨牵引，牵引时主要考虑股骨干骨折的部位及移位方向，时间及注意事项与股骨干骨折相同。

【功能锻炼】

复位固定后，即可在牵引制动下，行股四头肌舒缩及踝关节屈伸锻炼（图 4 - 4 - 9）；解除固定后，可先在床上做髋膝锻炼，以后逐步做扶拐不负重锻炼。3 个月后复查 X 线片，见股骨头血供良好，方可下地做下蹲、行走等负重锻炼。

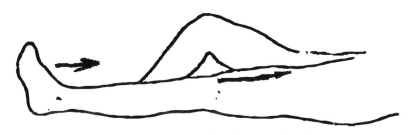

图 4 - 4 - 9 踝关节屈伸、股四头肌舒缩锻炼

中心性脱位，关节面因有破坏，床上练习可适当提早，而负重锻炼则应相对推迟，以减少创伤性关节炎及股骨头缺血性坏死的发生。

早期可外敷消肿散，后期以海桐皮汤或下肢损伤洗方熏洗。

【注意事项】

复位时要顺势牵引复位，不可暴力强行复位，以免造成股骨颈骨折。

单纯脱位及时复位固定后功能恢复良好，但晚些时间负重或即使下地活动后也应尽可能减少患肢持重，对预防股骨头缺血性坏死有益。

脱位已超过 6 个月以上的陈旧性脱位、后脱位合并大块臼缘骨折，妨碍手法复位者，可手术治疗；有坐骨神经、闭孔神经、股动脉和股静脉受压，手法复位不能解除压迫，或复位后持续地足背或胫后动脉搏动消失，应行急诊手术以及时解除压迫。

二、膝关节脱位

膝关节脱位比较少见，好发于青壮年。

【解剖与病因病理】

膝关节是人体最大、结构最复杂的关节，由股骨远端、胫骨近端和髌骨构成，借助关节囊、内外侧副韧带、前后十字韧带、半月板等肌肉连接、保护而稳定。腘动脉位于腘窝深部，紧贴股骨下段、胫骨上段，位于关节囊与腘肌筋膜后。腓总神经在腘窝上外侧沿股二头肌腱内缘下行，越过腓肠肌外侧头后，走行于股二头肌腱和腓肠肌腱间，贴近膝关节囊；向下沿腓骨头后面绕过颈部，向前内穿腓骨长肌起点分为深浅两支。

膝关节伸直时无侧方及旋转活动，屈曲90°或半屈曲位时有轻度侧向及旋转活动。膝关节内外有坚强韧带维护稳定性，只有遭受强大暴力而造成脱位时，才会并发骨折、神经血管损伤，如腘动脉损伤诊治不当，有导致下肢截肢的危险。

膝关节脱位可分为前脱位、后脱位、侧方脱位和旋转脱位（图4-4-10），前脱位最常见，内、外侧及旋转脱位较少见。

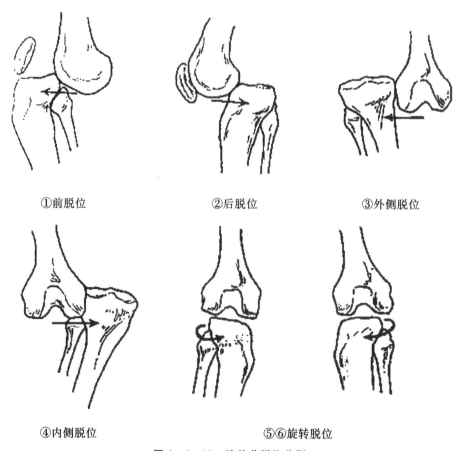

①前脱位　　　　②后脱位　　　　③外侧脱位

④内侧脱位　　　　⑤⑥旋转脱位

图4-4-10　膝关节脱位分型

（1）前脱位：多为膝关节强烈过伸损伤所致。膝关节过伸超过30°时，或外力由前方作用于股骨下端或由后向前作用于胫骨上端，使胫骨向前移位最常见，多伴有关节囊后侧撕裂、交叉韧带断裂或腘血管损伤。

（2）后脱位：屈膝时，外力作用于胫骨上端，使其向后移位。多伴有交叉韧带断裂，
腘动、静脉损伤较常见，占此型脱位病例的50%左右。

（3）侧方脱位：强大外翻力或外力直接由外向内作用于股骨下端使胫骨向外造成外侧
脱位；强大外力由外侧作用于胫腓骨上端，使胫骨内移脱位造成内侧脱位。

（4）旋转脱位：强大的旋转外力，使胫骨向两侧旋转而脱位，多见于向后外侧脱位。
一般移位幅度小，较少合并血管和神经损伤。

【诊断要点】

（1）有明显严重外伤史。

（2）膝关节剧烈疼痛、肿胀、畸形，功能丧失。

前脱位 关节前后径增大，股骨下陷，关节外形屈曲，呈弹性固定。X线侧位片可见
胫骨上端位于股骨前侧（图4-4-11）。

后脱位 局部肿胀、疼痛、功能障碍，呈微屈曲位。患膝前后径增大，髌骨下陷。腘
窝部饱满，可触及股骨髁突于后侧。X线侧位片可见胫骨上端位于股骨前方后侧。

侧方脱位 患膝严重肿胀、疼痛，皮下有广泛瘀斑，功能丧失；有明显侧方异常活动，
膝关节侧方可触及脱出的胫骨平台侧缘，有腓总神经损伤时，可出现足踝不能自主背伸，
足背及小腿外侧皮肤痛触觉减退或消失。X线正位片见胫骨上端移向股骨下端内侧或外侧，
侧位片示关节间隙消失，胫骨与股骨两关节面相互重叠。

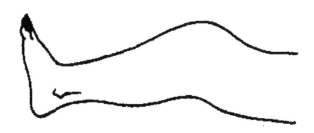

图4-4-11 膝关节前脱位（关节前后径增大）

若出现小腿与足趾苍白、发凉或膝部严重肿胀、发绀，腘窝部有明显出血或血肿，足
背动脉和胫后动脉搏动消失，或膝以下虽尚温暖而动脉搏动持续消失，提示有腘动脉损伤
可能，需立即复位和处理。如伤后即出现胫前肌麻痹，小腿与足背前外侧皮肤感觉减弱或
消失，为腓总神经损伤的表现。

（3）X线检查：可明确诊断及移位方向，并了解是否合并骨折。

【复位】

采用腰麻或硬膜外麻醉。

后脱位

操作方法 患者仰卧。一助手牵拉患者两腋窝或患侧大腿向上；一助手牵拉患肢踝关
节向下，对抗牵引，保持膝关节半屈伸位置，术者一手向后下压股骨下端，一手将胫骨上
端用力向前提拉即可复位（图4-4-12）。

前脱位

操作方法 患者仰卧。一助手牵拉患者两腋窝或患侧大腿向上；一助手牵拉患肢踝关

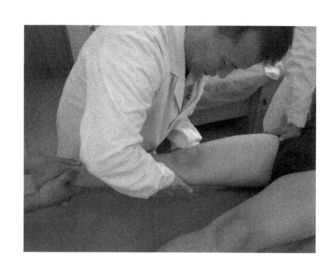

图 4 - 4 - 12　膝关节脱位复位手法

节向下，对抗牵引，保持膝关节半屈伸位置，术者站于患侧，一手托股骨下端向前，一手按胫骨上端向后，两手同时用力即可复位，畸形消失。

侧方脱位

操作要领　扳拉推挤时，外侧脱位将膝关节置于外翻位，内侧脱位将膝关节置内翻位。

【固定】

将膝关节用长木板或石膏托固定于屈曲 20°～30°位（图 4 - 4 - 13），也可用膝关节支具固定（图 4 - 4 - 14）。前后、脱位后侧加软垫，侧方脱位在脱出部位和上下两端加棉垫，形成三点加压，并将膝关节置于与外力相反的内翻或外翻位。严密观察血液循环，固定4～6 周。早期可外敷消肿止痛膏，中期用消肿活血汤外洗，后期用海桐皮汤熏洗以利关节。

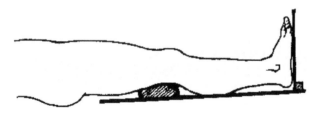

图 4 - 4 - 13　膝关节前脱位复位后固定

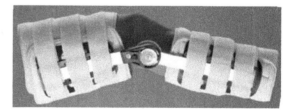

图 4 - 4 - 14　膝关节支具固定

【功能锻炼】

复位固定后，即可做股四头肌舒缩及踝、趾关节屈伸。4～6 周后，可在夹板固定下，做扶双拐不负重步行锻炼，8 周后可解除外固定。先在床上练习膝关节屈伸，待股四头肌肌力恢复及膝关节屈伸活动等稳定以后，才可逐步负重行走。

【注意事项】

膝关节脱位属急症，一旦确诊，即应手法复位；有血管损伤表现者复位后未恢复，应及时手术探查，以免贻误时机；若韧带、肌腱或关节囊嵌顿而妨碍手法复位，或神经、韧带断裂，如情况允许应早期手术；神经损伤如为牵拉性，可动态观察，多可自动恢复，暂不作处理。

若关节腔积血多，肿胀明显，可用注射器抽吸，防止血肿机化粘连。

不宜过早做膝关节屈伸活动，有膝关节明显不稳者，应延长固定时间，预防创伤性关节炎发生。

三、髌骨脱位

髌骨脱位多数是由于骨及软组织缺陷，或外力导致股内侧肌及扩张部撕裂，使髌骨向外脱出，向内脱位者少见。

【解剖与病因病理】

髌骨是人体最大的籽骨，上缘连股四头肌腱，下缘接髌韧带，两侧被股四头肌扩张部包绕，后面两个斜形关节面，在中央部呈纵嵴隆起，该嵴与股骨下端凹形滑车关节面对应，可阻止向内外滑动。股四头肌中股直肌、股中间肌及股外侧肌的作用合力方向是向外上，与髌韧带不在同一直线上，股内侧肌止于髌骨内上缘，其下部肌纤维呈横位，股内收肌下部纤维的走向及附着点，有效地对抗向外上方移位倾向而防止髌骨向外脱位。

（1）外伤性脱位：可因关节囊松弛，股骨外髁发育不良而髌骨沟变浅，或股内侧肌肌力弱，或大腿肌肉松弛，股骨被强力内旋、内收，或髌骨内侧突然遭受暴力打击，或用力踢东西时，突然猛力伸膝，股四头肌内侧扩张部撕裂，均可导致向外脱位。暴力作用下，股四头肌或髌韧带断裂，髌骨向下脱位或上脱位。外侧扩张部撕裂而向内脱位极少见。

（2）习惯性脱位：因髌骨发育异常及软组织力量减弱，或外伤性脱位治疗不及时或不当，如股内侧肌未修补或修补不当，常造成习惯性脱位。

【诊断要点】

（1）有明显外伤史，多发于青少年。

（2）膝关节疼痛、肿胀，呈半屈曲状，髌骨内上缘之股内侧肌抵止部有明显压痛，不能伸直，膝前平坦，髌骨倾斜，翻于外侧（图4-4-15）。

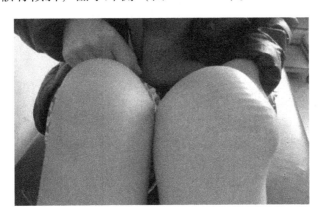

图4-4-15 髌骨脱位（左）

（3）部分患者可自行弹回复位，就诊时仅有局部肿胀、疼痛，关节内因积血而肿胀明显，可通过询问病史帮助诊断。

（4）屈膝即可重新脱位，用手指推髌骨向外，活动度明显增大。

（5）习惯性脱位以青少年女性居多，单侧或双侧患病。有急性创伤性脱位病史，或先天发育不良可无明显创伤或急性脱位病史。当屈膝时髌骨即在股骨外髁上变位向外脱位，伴响声，膝关节畸形，忍痛自动或被动伸膝时，髌骨可自行复位，且伴有响声。平时行走时觉腿软无力，跑步时常跌倒。

（6）X线检查：轴位片见髌骨移出于股骨髁间窝之外、股骨外髁低平等。

【复位】

一般不需麻醉。一般损伤当时因膝关节伸直可能已自行复位。

操作方法　取患者仰卧位，外侧脱位时，术者站于患侧，助手握患肢踝部，术者双手拇指按于髌骨外方，使患膝在微屈状态下逐渐伸直的同时，用拇指将髌骨向内推挤，越过股骨外髁而复位。轻柔屈伸膝关节检查是否再脱出（图4－4－16）。

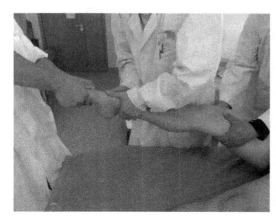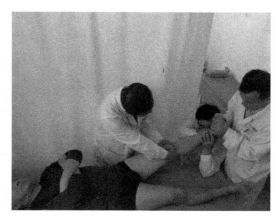

图4－4－16　髌骨脱位复位

【固定】

长腿石膏托或夹板屈膝20°～30°固定2～3周。

【功能锻炼】

适当抬高患肢，并积极做股四头肌舒缩活动。

解除外固定后，指导加强股内侧肌锻炼，逐步锻炼膝关节屈伸。早期用活血止痛膏，后期用海桐皮汤熏洗以舒利关节。

【注意事项】

早期避免负重下蹲，以免再发生脱位。

单纯急性髌骨外脱位，手法整复容易，牵拉伸直或后伸膝关节，髌骨即可自动弹回复位。有严重股四头肌扩张部或股内侧肌撕裂及股四头肌腱、髌韧带断裂等，或习惯性髌骨脱位以手术矫治为主。

四、足关节脱位

（一）踝关节脱位

【解剖与病因病理】

踝关节由胫骨内踝、后踝和腓骨外踝组成的踝穴包绕距骨而组成，由韧带加以固定。踝关节遭受强大暴力时，引起损伤、脱位常合并骨折，单纯脱位极为少见。以脱位为主，合并轻微骨折的踝部损伤，称为踝关节脱位。

多由直接或间接暴力引起。踝关节跖屈位时，小腿受到突然向前的冲击力，致踝关节后脱位；踝关节背伸位，自高处坠落足跟着地，可致踝关节前脱位；压缩性损伤使下胫腓连接分离而致踝关节上脱位。

【诊断要点】

（1）有明确踝部受伤史。

（2）局部明显疼痛、肿胀、压痛，畸形明显。

（3）后脱位时胫腓骨远端在踝部前侧皮下突出明显，并可触及，胫骨前缘至足跟的距离增大，前足变短；前脱位时距骨体位于前踝皮下，踝关节背屈受限；上脱位时外观可见伤肢局部短缩，肿胀剧烈。

（4）影像学检查：X线正侧位片可确定脱位程度和类型，CT扫描可发现合并的细微骨折。

【复位】

因局部解剖结构特点，踝关节脱位可能对周围神经血管造成严重损伤，一旦确诊，需要立即复位。采用腰麻或硬脊膜外麻醉。

后脱位

操作方法　一助手固定膝关节，另一助手先屈曲膝关节，再行足跖屈牵引，术者双手拇指从跟骨后侧向前推挤足部，其余指环抱胫骨远端由前向后提拉，使距骨进入踝穴，同时第二助手缓慢背伸踝关节，复位完成（图4-4-17）。

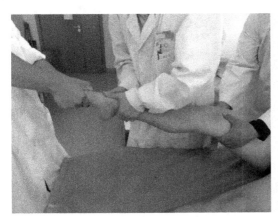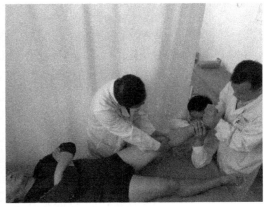

图4-4-17　踝关节后脱位复位

【固定】

用长腿石膏功能位固定5周。

前脱位

操作方法　膝关节屈曲、足略背伸，两助手分别握小腿上段和足背足跟部做对抗牵引，当距骨与胫骨前下唇轻微分离时，术者用拇指推距骨向下、向后，其余指环抱胫骨远端由后向前提拉，复位完成。

【固定】

用长腿石膏固定踝跖屈位3周，更换足踝背伸位石膏继续固定2~3周。

上脱位

操作方法　膝屈曲，两助手分别握小腿上段和足背足跟部做对抗牵引，距骨向下至踝穴时，胫腓骨便可复位对合，术者用双手环抱下由内外侧挤压胫腓连接，使分离复位（图4-4-18）。此时跖屈，背伸踝关节，以矫正踝关节前、后方移位。

【固定】

短腿石膏，足在微背伸位，内、外踝要用力挤压使之对位。

【功能锻炼】

固定后即开始足趾屈伸活动，促进肿胀消退，利于疼痛减轻。

后期可更换支具固定（图4-4-19），便于功能锻炼和中药外洗。

【注意事项】

严密观察伤肢末端血运及感觉变化，一旦出现缺血、瘀血、神经损伤表现，需急诊处理。

软组织肿胀剧烈、复位失败、周围韧带撕裂严重，合并踝部骨折者，需手术治疗。

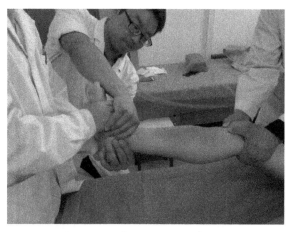

图4-4-18 踝关节上脱位纠正下胫腓连接分离

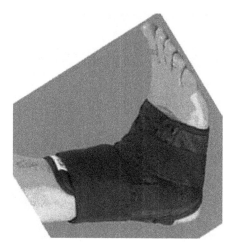

图4-4-19 支具固定

（二）跗跖关节脱位

【解剖与病因病理】

跗跖关节由3块楔骨和骰骨的前端与5块跖骨的底构成，属平面关节，可做轻微滑动。其中，第1跖骨与内侧楔骨所组成的关节腔独立，有轻微的屈伸活动。除第1、2跖骨外，跖骨之间均有横韧带（骨间韧带）相连，内侧楔骨与第2跖骨之间的楔跖内侧韧带是跗跖关节最主要的韧带之一（图4-4-20）。

跗跖关节脱位多因急剧暴力引起，如高处坠下时前足着地（图4-4-21）等，遭受暴力扭转，5个跖骨可以整体向外、上或下方脱位；也可第1跖骨向内侧脱位，其余4个跖骨向外侧脱位。由于足背动脉终支，自第1、2跖骨间穿至足底，故跖跗关节脱位时足背动脉易受损伤。若因牵拉又引起胫后血管痉挛和主要跖血管的血栓形成，这时前足血运受阻，如不及时复位，将引起前足坏死（图4-4-22）。开放性骨折多由重物直接砸压于足前部或车轮碾压前足时发生。在造成脱位的同时，可伴有严重的足背软组织损伤及其他跗骨与跖骨骨折，关节多为半脱位。临床以第1跖骨向内脱位，第2~5跖骨向外、向背脱出为多见，两者可单独发生或同时发生。直接暴力打击、碾压等则多为开放性骨折脱位。

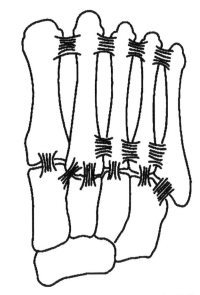

图 4 - 4 - 20　跗跖关节及跖骨间韧带模式图

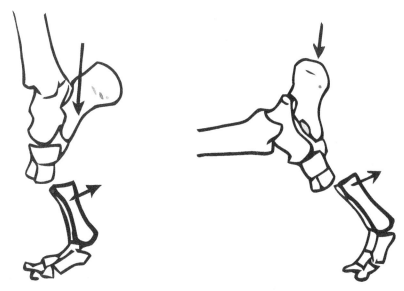

图 4 - 4 - 21　间接暴力致跗跖关节脱位机制图

【诊断要点】

（1）有高处坠下或直接外力作用于前足的外伤史。

（2）足背跗跖关节处肿胀、疼痛，不能站立，压痛，可扪及畸形，呈弹性固定，活动受限；分离性脱位者，足呈外旋、外展畸形，足宽度增大，足弓塌陷。

（3）有血管损伤时前足变冷、苍白。

（4）X线检查：可提示跖骨基底向心性脱位或分离性脱位及是否伴有骨折。

【复位】

采用腰麻或硬膜外麻醉。

（1）手法整复要及早进行，足部肿胀后会增加复位难度。如果软组织肿胀严重，可待消肿后再施手法复位。

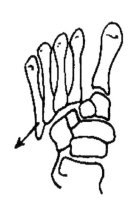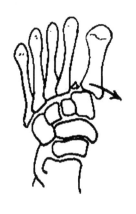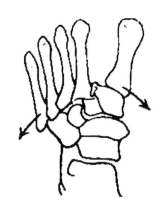

第2~5跖骨向外脱位　　第1跖骨向内脱位伴第1跖骨基底骨折　　第1跖骨向内脱位、第2~5
跖骨向外脱位伴第1跖骨基底骨折

图4-4-22　跗跖关节脱位分型

（2）牵引要充分，要将关节间隙牵开后，再用拇指按压跖骨基底部使之复位。最后用端旋手法使跖骨关节凹与跗骨关节头密切对合。

跖跗关节脱位，可包括一个或多个跖骨脱出。由于各跖骨基底参差不齐，脱位后仍需要及时准确复位，以免肿胀加剧而加大复位难度，并可防止发生血循环障碍。

操作方法　患者仰卧，屈膝90°，一助手握踝部，另一助手握前足做对抗牵引，术者站于患侧，按脱位类型以相反方向，用手直接推压跖骨基底部使之回复。第1跖骨向内、第2~5跖骨向外脱位时，用两手掌对向夹挤，将脱出分离的跖骨推向原位。若受伤时间短、肿胀不重及足部软组织张力不大时，可采用闭合复位（图4-4-23）。

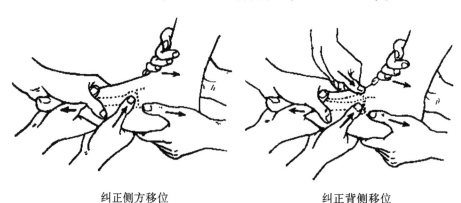

纠正侧方移位　　　　　　　　　　　纠正背侧移位

图4-4-23　第1跗跖关节脱位复位

【固定】

跖跗关节脱位复位后容易再脱位，必须做有效外固定。

采用直角足底后腿托板连脚固定踝关节功能位。固定时应于足弓处加厚棉垫托顶，以维持足弓，足背处或足两侧脱出跖骨头处加压力垫，然后上面加一大小与足背相等的弧形纸板，用绷带加压将纸板连足底托板一起包扎固定3~4周。或用小腿石膏管型制动，但在足背及足外侧缘应仔细塑型加压，1周后须更换石膏，其后如有松动应再次更换以维持复位稳定。固定8~10周。

【功能锻炼】

固定期间，适度屈伸活动足趾关节，利于消肿止痛。

解除石膏后逐步非负重下活动前足关节，5~6周扶拐逐步负重行走，直至活动正常。

加强熏洗及踝部背伸、跖屈锻炼，并可用有足弓垫的皮鞋练习行走。

【注意事项】

跖跗关节脱位复位后多不稳定，须经常检查复位和固定情况，加以调整，以免松动，造成再脱位。

手法整复未成功、开放性脱位或关节囊严重损伤、软组织嵌于关节囊之间不能复位者，需手术治疗。

陈旧性跖跗关节损伤多遗留有明显的外翻平足畸形，足内侧有明显的骨性突起，前足关节僵硬并伴有疼痛症状，可考虑手术。

（三）跖趾关节脱位

跖趾关节脱位是跖骨头与近节趾骨构成的关节发生分离。临床上以第1跖趾关节向背侧脱位多见。

【解剖与病因病理】

跖趾关节由跖骨头和近节趾骨构成，结构及功能与掌指关节相似，可做屈、伸、收、展活动，但活动范围较掌指关节小。背伸又比跖屈小，以拇趾最为显著。

跖趾关节脱位多因足趾踢碰硬物或重物砸压引起，其他使足趾过伸的暴力，如高处坠下、跳高、跳远时足趾先着地也可导致。因第1跖骨较长，常先着力，故第1跖趾关节脱位较常见。脱位多因外力迫使跖趾关节过伸，近节趾骨基底脱向跖骨头背侧（图4-4-24）。

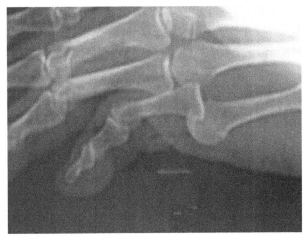

图4-4-24 第5跖趾关节脱位

【诊断要点】

（1）有外伤史。

（2）足背跖趾关节处疼痛、肿胀、压痛，足底可触及脱位突出的跖骨头畸形，关节呈弹性固定，功能受限。

（3）X线检查：提示跖趾关节脱位，趾骨向背侧移位。

【复位】

可不用麻醉或局部麻醉。

操作方法 以第 1 跖趾关节脱位为例。

一助手固定踝部，术者一手持拇趾远端，或用绷带提拉拇趾用力牵引，一手握前足，先用力向背牵引，加大畸形，然后握足背的拇指用力将脱出的趾骨基底部向远端推挤，使近节趾骨底滑到跖骨头处，维持牵引下，将足趾迅速跖屈，即可复位（图 4 - 4 - 25）。

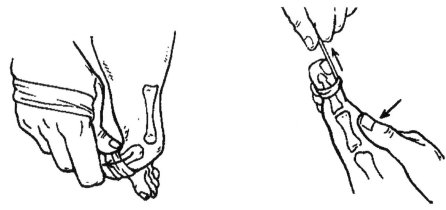

图 4 - 4 - 25 第 1 跖趾关节脱位复位图

【固定】

整复后，用石膏托或用铝板、塑形夹板固定患足于中立位 2～3 周。

【功能锻炼】

早期即可做踝关节屈伸活动。1 周后肿胀消退，可扶拐以足跟负重行走。3～4 周后可去除外固定逐步练习负重行走。配合中药外洗。

【注意事项】

如果关节囊损伤严重，或趾屈肌腱移位于跖骨颈处，或有骨折块进入关节囊而影响复位，需手术治疗。

（四）趾间关节脱位

足各趾相邻的两节趾骨的底与滑车构成趾骨间关节，趾间关节脱位是外伤导致趾骨间关节发生分离，好发于拇趾与小趾。

【解剖与病因病机】

趾间关节为滑车关节，可做屈、伸活动。趾间关节脱位多见远节趾骨向背侧移位，侧副韧带撕断时可向侧方移位。

【诊断要点】

（1）有明显足部踢碰硬物或趾间挤压外伤史。

（2）伤趾疼痛较剧、肿胀，关节屈曲，不敢触地，趾背伸过度、短缩，呈弹性固定，活动受限。

（3）X 线检查：可明确诊断及了解是否合并骨折。

【复位】

一般以手法为主。单纯脱位一般不需要麻醉或仅用局麻。

操作方法

术者一手握踝部或前足，另一手捏紧足趾远端，水平牵引拔伸即可复位（图4－4－26）。

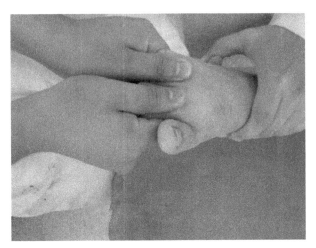

图4－4－26　趾间关节脱位复位手法

【固定】

复位后以邻趾固定法固定。后期患足以海桐皮汤熏洗。

【功能锻炼】

早期即可做踝关节屈伸活动。肿胀消退后可扶拐足跟负重行走。3～4周后可去除外固定逐步练习负重行走，可穿一硬底鞋保护。配合中药外洗。

【注意事项】

开放性脱位可在复位后对创口清创缝合。

手法复位失败、陈旧损伤未复位或爪状趾畸形及创伤性关节炎影响功能者，可手术治疗。

第五章

筋 伤

第一节 筋伤概论

筋伤指各种暴力或慢性劳损等所造成筋的损伤，相当于现代医学的软组织损伤。中医学"筋"的范围比较广泛，包括皮下组织、筋膜、肌肉、肌腱、韧带、关节囊、关节软骨盘、椎间盘、腱鞘、神经、血管等组织。筋伤是骨伤科最常见的疾病，"骨"与"筋"关系十分密切，且互相影响，筋伤不一定有骨折、脱位，但骨折、脱位肯定伴有不同程度的筋伤。

【解剖与病因病理】

筋伤发生多由外来暴力或长期慢性损伤（如直接外力、间接外力、日常生活劳动慢性劳损）和内部因素（如患者身体素质、解剖和生理特点、病理因素）等原因引起，前者如棍棒打击、撞压碾轧、肌肉急骤、强烈而不协调地收缩和牵拉等；后者如年龄、劳动用力习惯等。例如，棍棒直接打击，或者行走时扭伤都可以引起踝关节软组织的急性损伤；长期、单调和反复的动作，作用于人体肘部、手部、膝部、腰部，可引起筋肉积劳成伤。劳损性筋伤好发于多动关节及负重部位，例如肩部和膝部在日常频繁的劳作中局部活动过度，容易导致筋肉疲劳与损伤。体质强壮，承受外界的暴力和风寒湿邪侵袭的能力就强，不易发生筋伤；体弱多病，承受外界暴力和风寒湿邪侵袭的能力就弱，容易发生筋伤。筋伤发病与年龄和解剖结构有关，不同的年龄，筋伤的好发部位和发生率不一样，儿童筋骨发育不全，易发生扭伤，例如小儿好发髋关节暂时性滑膜炎等；青壮年活动和运动多，易造成筋的扭挫伤、撕裂伤等；中老年易出现劳损性、退行性疾病，如颈椎病、腰椎病、肩周炎等。此外，人体组织病变与筋伤的发生亦有密切关系，内分泌代谢功能障碍、骨关节疾病等均可引起筋的病变。

【诊查要点】

筋伤的主要症状是局部疼痛、肿胀和功能障碍。从受伤时间长短分为初、中、后 3 期。各期特点如下。

初期 受伤 1~2d 内。急性损伤后，伤处因创伤反应致使气血瘀滞、脉络不通，而产生剧烈疼痛，神经损伤则有麻木、电灼样放射性痛；脉络受损，血溢脉外，伤后迅速肿胀、瘀斑；由于肿痛和肌肉、肌腱、神经损伤等而致不同程度的功能障碍。

中期 受伤3~4d至伤后10~14d。瘀肿开始消退，疼痛减轻；筋伤轻者可获康复，稍重者，肿痛消退亦较显著，功能部分恢复。

后期 较严重筋伤2周后，瘀肿大部分消退，疼痛渐不明显，功能轻度障碍，残余症状经3~5周可全部消失，功能亦可恢复。少数患者恢复期长，如神经损伤等，或余肿残存，或硬结如块、疼痛隐约、动作欠利，迁延更多时日，最后可成为慢性筋伤。

筋伤根据不同因素有不同的分类，临床最多见的是急性和慢性损伤。因突然外力造成的扭伤、挫伤和碾压伤等，可导致关节及关节周围肌肉、肌腱、韧带等损伤，出现瘀血凝滞、筋位异常和筋骨断裂等急性筋伤；如果患者体质较弱、治疗不及时、失治误治或治疗不彻底，超过2周，成为慢性损伤。还有另一类慢性损伤，无明显的急性损伤原因，而是由于长期慢性劳损、劳累、感受风寒暑湿及姿势不良等综合因素导致，此类损伤往往病因不明确，临床表现复杂，缺乏典型的演变过程。因患病部位不同，劳损的组织结构不同，可有各不相同的症状，如隐痛、酸楚、肿胀或功能障碍，症状常因劳累或受风寒湿邪而加重，必须根据不同部位的特殊症状进行辩证分析，治疗棘手，疗效欠佳，容易反复，严重影响人们的生活质量和身心健康。

无论急性还是慢性筋伤，都要仔细确定主要的压痛点，压痛部位往往就是损伤所在部位，慢性筋伤患者尤为重要。同时要注意检查关节活动功能情况以及关节有无异常活动，对于严重筋伤患者，必要时可做X线检查，以排除骨折和脱位。

【筋伤并发症】

值得强调的是，筋伤的同时有可能伴有骨伤或其他损伤的并发症，临床要全面、仔细地检查，注意并发症的发生，准确诊断，及时处理。如不注意，可造成漏误诊或漏误治疗，将会影响肢体的功能康复，甚至造成严重后果。

筋伤常见的并发症有：

（1）骨折：一般为小骨片撕脱，多由间接暴力所造成，是由于附加于关节骨突的肌腱骤然强烈收缩而发生骨质撕脱的骨折。

（2）神经损伤：根据肢体运动、感觉功能丧失范围，肌肉有无明显萎缩等，可判定神经损伤部位和程度，如腕管综合征伴有正中神经损伤。

（3）损伤性骨化：多因关节部严重扭挫伤，损伤了关节附近的骨膜，软组织内血肿与骨膜下血肿互相沟通，若治疗不当、手法粗暴等，致使血肿吸收差，通过血肿机化，骨膜下骨化，关节周围组织钙化、骨化的病理过程，导致关节功能障碍。X线摄片显示不均匀的骨化阴影，多见于肘关节。

（4）关节内游离体：关节内的软骨损伤，软骨脱落、钙化而形成游离体，常随关节的伸屈活动而发生位置的改变，亦称"关节鼠"，多发生于膝关节。

（5）骨关节炎：关节部位的筋伤，早期处理不当，后期关节软骨面发生退行性改变，承重失衡，出现关节疼痛、功能障碍。

【手法治疗】

手法是治疗筋伤的最主要的方法之一，它是术者运用手指、掌、腕、臂的力和技巧，施以各种手法，直接作用于损伤部位，以调节机体的生理、病理变化，达到整复舒筋、强壮身体、恢复功能的治疗目的。手法治疗的原理和作用有整复错位、调正骨缝、舒筋活络、松解粘连、滑利关节等。除此之外，筋伤治疗应以辨证论治为基础，贯彻筋骨并重、标本兼治、内外结合的治疗原则，以八纲、脏腑经络气血等辨证为依据，选择不同的治法。既要注意局部损伤变化，又要重视脏腑气血盛衰；既要注意内服药物治疗，又要重视外用药物运用。要避免对筋伤愈合的不利因素，利用其有利因素，指导患者进行正确调养，预防并发症，积极进行循序渐进的功能锻炼，使之尽快康复。

手法治疗顺序分为准备手法（点穴、按压、镇痛等）、治疗手法（展筋、拿筋、利节等）、结束手法（舒筋、镇痛、捋顺等）3个阶段进行。要注意手法的感觉及异常反应，摆正医患者之间的体位，辨证施治。手法不应引起患者的剧烈疼痛和使病情加重，若在施术中出现剧烈疼痛，或术后引起病情日益加重等异常反应，应引起注意，立即调整手法或暂停手法治疗，查明原因。

【固定】

大多数筋伤通过手法、药物治疗和适当休息，不用固定即可治愈。一些较严重的筋伤，如关节的急性扭伤，慢性损伤的急性发作，肌腱、韧带损伤（断裂）等则应给予必要的固定，以防止损伤加重，有利于解除痉挛，减轻疼痛，为损伤组织提供静止舒适的休息位置和为筋伤修复创造有利条件。常用的固定方法有绷带固定、弹力绷带固定、胶布固定、纸板固定、夹板固定、石膏固定和支具固定等。

【功能锻炼】

功能锻炼是筋伤治疗过程中不可缺少的重要组成部分，具有加速损伤愈合，防止肌肉萎缩、关节粘连和骨质疏松，促进肢体正常功能恢复的重要作用，在一定程度上可减少损伤并发症和后遗症，使损伤肢体功能丧失减少到最少，甚至功能完全恢复。骨伤科疾病治疗的目标是恢复受伤肢体的功能，良好的治疗是恢复功能的手段和前提，而功能锻炼是两者之间的桥梁，是保证治疗效果的过渡阶段，系统、合理的功能康复锻炼，可以最大程度地减少或避免患者的功能丧失，甚至弥补治疗上的不足。功能锻炼应在医生的指导下积极、有效地进行。

【注意事项】

要积极预防筋伤的发生。首先要重视外因和内因两方面的致病因素。如在劳作和生活活动中，避免来自外力的伤害，如跌仆闪挫、强力扭转、牵拉挤压、坠落撞击等；避免长期、长时间处于某一固定体位和姿势及重复某一单调动作，以免引起劳损；避免受风寒湿邪（风寒湿邪虽不是致病的重要因素，但能诱发损伤，而且使筋伤缠绵难愈），同时也应该提高身体素质，提高抵御损伤的能力等。

再者要重视治疗。虽然经过积极预防，但筋伤的发生有其偶然性，所以平时发生筋伤也不少见。发生筋伤后，应在思想上予以重视，很多人因没有"骨折"觉得好像损伤就不严重。实际上，很多筋伤，如踝关节扭伤，若未得到及时、系统治疗，往往转变为慢性损伤，迁延难愈，后遗疼痛、肿胀、关节活动受限，甚至骨关节炎等，给患者造成极大的身心痛苦。因此，应高度重视筋伤的治疗、调养和护理，尤其是早期的制动、休息。除了理筋手法、内外用药等治疗外，医者应掌握各种知识和技能，给患者做好健康教育，要避免对筋伤愈合的不利因素，利用其有利因素，指导患者进行正确调养，预防并发症，积极进行循序渐进的功能锻炼，使之尽快康复。

第二节　上肢筋伤

一、肩部扭挫伤

肩部扭挫伤是肩部受到外力直接打击或间接扭转、牵拉等导致的急性损伤。因肩关节活动范围大，日常活动多，容易发生损伤，可发生于任何年龄，多见于肩部上方或外上方。

【病因病机】

多因跌倒、扭转、牵拉、打击等造成，引起肩关节囊、筋膜、韧带损伤或撕裂；不当劳动习惯或运动锻炼姿势及未做好活动前准备动作，也可发生损伤，如上肢突然外展或外展的上肢突然下降可使冈上肌腱损伤等，导致肩部疼痛、肿胀，功能受限或障碍。

【诊断要点】

（1）有明显外伤史。

（2）肩部疼痛、肿胀、压痛，肩关节活动受限或障碍，被动或主动活动时疼痛加重；根据压痛最敏感的部位，判定受伤的准确位置。

（3）X线检查：可明确诊断，排除肩部骨折脱位及骨囊肿、骨结核等病变。

【手法治疗】

操作方法　患者正坐，术者立于患侧，嘱尽量放松上肢肌肉，一手握患侧手腕，另一手用虎口贴患处，在肩部揉按（图5-2-1），并缓慢自肩部向下抚摩至肘部，重复5~6次。接着术者一手托患肘，一手握患腕，将患肢缓缓向上提升，又缓缓下降，可重复数次。最后术者双手握患侧手腕，肩外展60°，肘关节伸直，做连续不断的抖动0.5~1min。

手法要轻巧，避免用力粗暴，以免加重局部损伤。

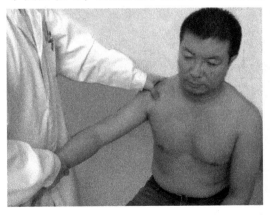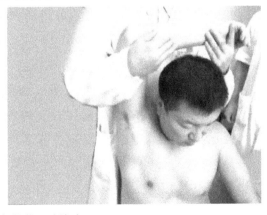

图 5-2-1　肩部扭挫伤手法治疗

【固定与功能锻炼】

伤较重者，用前臂吊带、三角巾（图5-2-2）等将患肢屈肘90°悬挂胸前固定，限制活动2~3周。

肿痛减轻后，应做肩关节屈伸、旋转、耸肩等锻炼，使尽早恢复活动功能。可配合中药外敷或海桐皮汤熏洗。

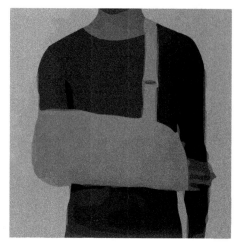
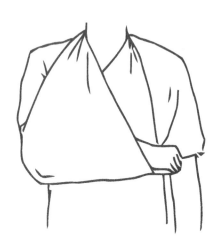

前臂吊带固定　　　　　　　　　　　　三角巾固定

图5-2-2　前臂悬吊制动

【注意事项】

初期忌热敷，可用冷水、冰块贴敷，以减轻疼痛和抑制患部出血。

手法治疗后患肩小范围活动肩关节1~2d，疼痛缓解后逐渐适当加大活动范围。

肩部急性筋伤易于迁延成慢性筋伤，因此在治疗过程中要注意动静结合，制动时间不宜过长，早期逐步、适当练功，争取尽早恢复功能，尽量预防变为慢性筋伤。

二、肩关节周围炎

肩关节周围炎简称"肩周炎"，该病名称较多，又称为"漏肩风""露肩风""冻结肩""五十肩""肩凝风""肩凝症"等，是以肩部疼痛、功能受限为主要症状的慢性损伤。患病日久可出现废用性肌萎缩及骨质疏松。

【病因病机】

多发于50岁左右人群，女性为多。这个年龄段的人，肝肾渐衰，气血虚亏，筋肉失于濡养，加之长年劳动、劳损，或风寒湿邪侵袭肩部而引起。外伤劳损为外因，气血虚弱、血不荣筋为内因。肩关节关节囊与关节周围软组织发生范围较广的慢性无菌性炎症反应，引起软组织的广泛性粘连，致使肩关节活动受限或障碍。此外，肩部骨折、脱位、上臂或前臂骨折固定时间长或固定卸除后不注意肩关节功能锻炼亦可引起。

【诊断要点】

（1）多见于中老年人，女性为多，多数患者呈慢性发病，少数有外伤史。

（2）肩部疼痛，初期轻度疼痛，常不引起注意，以后逐渐加重，酸痛，夜间加重，肩关节外展、外旋，活动受限，逐渐发展成肩关节活动广泛受限；外伤诱发者，外伤后肩关节外展功能迟迟不恢复，且肩周疼痛持续不愈，甚至加重。

（3）肩部周围广泛压痛，肿胀不明显，病程长者可见肩胛带肌、肩臂肌萎缩，以三角肌为著。

（4）肩外展试验阳性，即肩外展功能受限，继续被动外展时，肩部随之高耸。此时一手触摸住肩胛骨下角，一手将患肩继续外展时，可感到肩胛骨随之向外上转动，说明肩关节已有粘连；重者外展、外旋、后伸等各方向功能活动均受到严重限制。

（5）此病病程较长，一般为1~2年。根据不同病理过程和病情状况，可将本病分为急性疼痛期、粘连僵硬期和缓解恢复期。

（6）X线检查：可排除骨折，对鉴别诊断有意义，有时可见骨质疏松、冈上肌腱钙化或大结节处有密度增高阴影。

【手法治疗】

操作方法 患者端坐位，术者主要是先点按大椎、肩贞、肩井、肩髃、曲池、外关、合谷等穴位，运用滚法、揉法、拿捏法作用于肩前、肩后和肩外侧，用拇、食、中三指对握三角肌束，做垂直于肌纤维走行方向的拨法，再拨动痛点附近的冈上肌、胸肌以充分放松肌肉；然后术者左手扶住肩部，右手握患手，做牵拉、抖动和旋转活动；最后帮助患肢做外展、内收、前屈、后伸等动作，解除肌腱粘连，帮助功能活动恢复。手法治疗时，会引起不同程度的疼痛，要注意用力适度，以患者能忍受为度（图5-2-3）。

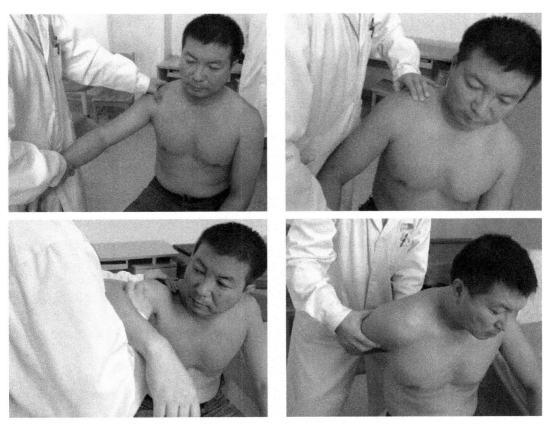

图5-2-3 肩关节周围炎手法治疗

【固定与功能锻炼】

功能锻炼是肩关节周围炎治疗的重要组成部分。

早期肩关节活动减少，如主要是因疼痛和肌痉挛引起，此时可加强患肢外展、上举、内外旋等活动；粘连僵硬期，继续系统锻炼如外展、上举、内外旋转、屈伸环转等，具体做法如"手拉滑车""手指爬墙"等动作。

锻炼必须量力而行，循序渐进，坚持不懈，才能显出效果，若操之过急，则有损无益。

锻炼期间，可选用海桐皮汤热敷熏洗。

【注意事项】

平时肩部要注意保暖，勿受风寒，经常进行肩关节适当锻炼活动。

急性期以疼痛为主，肩关节被动活动尚有较大范围，应减轻持重，减少肩关节活动。

慢性期关节已粘连，关节被动活动功能严重障碍，肩部肌肉萎缩，要加强功能锻炼。

本病病程长、疗效慢，部分可自愈，但时间长，痛苦大，容易后遗功能不全，应鼓励患者树立信心，配合治疗并加强功能锻炼，以增进疗效，加速痊愈。

三、冈上肌腱炎

冈上肌起于肩胛冈上窝，其肌腱通过喙肩韧带和肩峰下滑囊、肩关节囊之间，止于肱骨大结节上方，有外展肩关节作用，肩峰下滑囊将冈上肌腱与肩峰相隔，有减轻两者间摩擦的作用。

【病因病机】

肩关节外展至90°时，肩峰下滑囊完全缩进肩峰下面，冈上肌腱受到喙肩韧带及肩峰的挤压和摩擦，日久而形成劳损；中年以后冈上肌发生退行性变；肩部急性筋伤，或感受风寒湿邪，局部气血瘀滞，筋膜粘连，以上各种原因，冈上肌腱更易受到挤压和摩擦，呈慢性炎症改变，成为冈上肌腱炎，比较多见。少数冈上肌腱因劳损而粗糙，甚至钙化、部分断裂。

【诊断要点】

（1）多数呈缓慢发病。

（2）肩外上方缓慢疼痛，外展时疼痛明显，肱骨大结节处或肩峰下压痛，以肩峰外下方为著，肩关节主动活动受限，被动活动不受限。

（3）"疼痛弧"征：肩关节外展60°以内疼痛较轻，至约60°时因疼痛不能继续外展及上举，被动外展至60°～120°时疼痛加剧，上举超过120°时，疼痛又减轻，且可自主继续上举，此60°～120°的范围称为"疼痛弧"，"疼痛弧"征是冈上肌腱炎的特征表现（图5-2-4）。

（4）X线检查：可排除肩关节骨质改变，冈上肌腱钙化可见钙化影。

【手法治疗】

操作方法 术者立于患侧，一手持患腕，做外展位对抗牵引，并做肩部旋前、旋后活动。另一手用拇指掌面放于肱骨大结节上方，用力向后滚揉，并做冈上肌弹拨。手法急性期宜轻柔，慢性期宜稍重。用拿法，拿捏冈上部、肩部、上臂部，自上而下；然后术者用拇指在冈

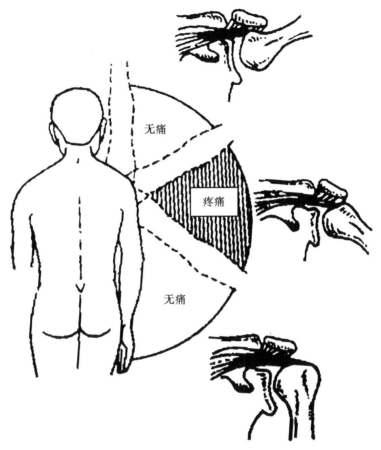

图 5 – 2 – 4 疼痛弧征

上肌部位做局部弹拨、按揉、分筋法；最后术者一手按肩部，一手拿腕部，相对用力拔伸肩关节，握腕之手做肩摇法，以两手扣住患侧手大、小鱼际部，在向下牵引的同时做上肢的牵抖法，以滑利关节。避免粗暴手法，急性发作时应少活动肩部（图 5 – 2 –5）。

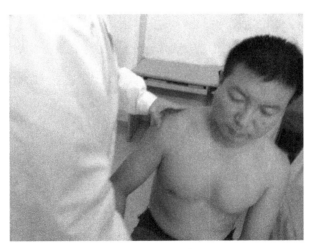

图 5 – 2 – 5 冈上肌腱炎手法治疗

【固定与功能锻炼】

急性期肿痛难忍者可用三角巾悬吊（见"肩部扭挫伤"），作短期制动。

肿痛缓解后进行功能锻炼，如肩外展内收、屈伸、旋转、甩手、上举等活动，扩大肩关节活动范围，恢复肩臂功能。外贴伤湿止痛膏，用海桐皮汤熏洗或腾药热熨患处。

【注意事项】

肩部活动要避免突然、强力动作，以防止加重损伤。

肩痛缓解后，逐步开始功能锻炼。

四、肱二头肌长头腱鞘炎

肱二头肌长头肌腱起于肩胛骨盂上结节，通过肱骨结节间沟与横韧带形成的骨纤维管道。上肢外展位屈肘时，肱二头肌长头肌腱容易磨损，长期摩擦或过度活动引起腱鞘充血、水肿、增厚，造成腱鞘急性水肿或慢性损伤性炎症，导致肱二头肌长头肌腱在腱鞘内滑动障碍，出现疼痛、活动受限等临床症状，称为肱二头肌长头腱鞘炎。好发于40岁以上的人。

【病因病机】

多因外伤或劳损后急性发病，常发生于长期、反复、过度活动的体力劳动者，但大多是由于肌腱长期遭受磨损而发生退行性变的结果。此外，因肱二头肌长头肌腱鞘与肩关节腔相通，任何肩关节的慢性炎症均可引起肌腱腱鞘充血、水肿、增厚等改变，从而出现相应的症状。

【诊断要点】

（1）有肩部慢性劳损史。

（2）肩前部疼痛，以夜间为著，活动后加重，休息后好转；疼痛局限于肱二头肌长头肌腱附近，结节间沟或肌腱有压痛，有时波及三角肌上端或上臂外侧。

（3）特殊检查　肱二头肌抗阻力试验嘱患者屈肘90°，检查者一手扶患者肘部，一手握住腕部，嘱患者用力屈肘、外展、外旋，检查者拉前臂对抗屈肘，若结节间沟处疼痛为阳性，提示肱二头肌腱滑脱或肱二头肌长头肌腱炎。

【手法治疗】

操作要点　术者一手握患者前臂，使上臂后伸外展，另一手掌心对着腋前侧，拇指抵在肱二头肌长头肌腱处做分拨、按压等分筋手法。然后用两手掌按于肩前、肩后做旋转揉按（图5－2－6）。

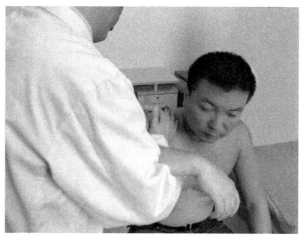

图5－2－6　肱二头肌长头腱鞘炎手法治疗

【固定与功能锻炼】

同冈上肌腱炎。

【注意事项】

手法治疗后，可配合应用热敷或理疗，或做局部封闭。应避免粗暴手法，以免增加疼痛，加重病情。

五、肘部扭挫伤

肘部扭挫伤是肘部常见的急性损伤，凡使肘关节发生超过正常活动范围的运动，均可引起关节筋伤。

【病因病机】

肘关节是屈戌关节，屈伸范围在0°~140°之间，关节囊前、后壁薄而松弛，两侧壁厚而紧张，并有侧副韧带加强，关节周围有伸屈肌群、肌腱包绕，正常情况下比较稳定。前臂旋转功能由桡尺近侧、远侧关节完成。日常生活和工作中，肘关节活动较频繁，活动范围大，所以筋伤多见。

多因跌倒、扭转等引起。如摔倒时手掌撑地，肘关节处于过度外展、伸直或半屈位，均可导致肘关节周围韧带、关节囊、肌肉和筋膜撕裂。部分严重肘部扭挫伤，有可能是肘关节错缝后的自动复位，只有关节明显肿胀，已无脱位征，易误认为单纯扭伤。后期可出现血肿钙化，并影响肘关节屈伸活动。

【诊断要点】

（1）有明确外伤史。

（2）肘关节处于半屈曲位，弥漫性肿胀、疼痛，有时可有瘀斑，局部压痛，压痛点在肘关节内后方或侧副韧带附加处，活动受限。

（3）X线检查：可排除骨折，儿童骨骺损伤时较难区别，可与健侧同时拍片对比，避免漏诊。

【手法治疗】

操作要点 助手相对牵引拨伸下将肘关节被动屈曲和伸直活动，应用滚法揉按肘关节。

术者可先将肘关节做一次0°~140°的被动伸屈，对于细微的关节错位有复位作用。触摸到压痛点，两手掌环握肘部，轻轻按压，以减轻疼痛。然后按摩拿捏痛处，以患者有舒适感为度，不宜反复操作，更不能做剧烈被动屈伸，否则容易加重损伤并可能引起血肿，甚至引起血肿的钙化（图5-2-7）。

【固定与功能锻炼】

急性期伤处不宜活动，用三角巾（见"肩部扭挫伤"）或护肘支具肘关节屈曲90°功能位悬吊制动。鼓励患者做手指屈伸、握拳活动，以利消肿，外敷三色敷药或清营退肿膏。

1~2周后，肿痛减轻，逐步进行肘关节屈伸锻炼，使粘连机化逐步松解，以恢复功能。被动活动必须轻柔，以不引起明显疼痛为准，禁止被动粗暴屈伸活动，以预防骨化性肌炎。辅以中药海桐皮汤熏洗。

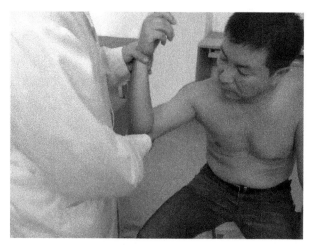

图 5 - 2 - 7　肘部扭挫伤手法治疗

【注意事项】

（1）伤后1周内一般不宜手法，以免加重病情。

（2）手法要轻柔缓和，切忌粗暴。

（3）肘关节严重扭挫伤，若治疗不及时、反复进行不适当按摩，可能造成关节周围软组织钙化，形成骨化性肌炎。因此肘关节损伤功能恢复不能急于求成。

六、肱骨外上髁炎

肱骨外上髁炎，又称肱桡关节滑囊炎、肱骨外髁骨膜炎、网球肘，是肱骨外上髁伸肌腱附加处的慢性损伤性无菌性炎症。多见于长期、反复、用力做手和腕的劳动或工作的职业，如砖瓦工、木工、网球运动员等。

【病因病机】

多因慢性劳损致肱骨外上髁处形成急、慢性炎症引起。肱骨外上髁是前臂腕伸肌的起点，因肘腕关节频繁活动，伸指或伸腕肌的主动收缩和被动牵拉，使肌附加点长期反复受到牵拉刺激，在附着处发生一定应力，应力超过生理限度，引起部分撕裂、慢性炎症或局部滑膜增厚、滑囊炎等变化。

【诊断要点】

（1）起病缓慢，好发于前臂劳动强度较大的工作，右侧多见。

（2）初起劳累后偶感肘外侧疼痛，以后逐渐加重，疼痛可向臂及前臂放散，做拧毛巾、端壶倒水等动作时疼痛加剧，前臂无力，影响肢体活动。

（3）肘关节外上髁及周围持续性酸痛，有压痛，程度不等。

（4）Mills试验：嘱患者肘伸直、握拳、屈腕，然后将前臂旋前，即发生肘外上髁处出现疼痛，为Mills试验阳性，提示肱骨外上髁炎。

（5）X线检查：多为阴性表现，有时见肱骨外上髁处骨质密度增高的钙化阴影或骨膜肥厚影。

【手法治疗】

操作要点　患者坐位，术者先用拇指在肱骨外上髁及前臂桡侧痛点处做弹拨、分筋（图

5-2-8）；然后一手由背侧握住腕部，另一手掌心顶托肘后部，拇指按压在肱桡关节处，握腕部之手使桡腕关节掌屈，并使肘关节做屈、伸的交替动作，同时另一手于肘关节由屈曲变伸直时在肘后部向前顶推，使肘关节过伸，肱桡关节间隙加大，如有粘连时，可撕开桡侧腕伸肌粘连。手法宜由轻到重，轻柔缓和，切忌粗暴手法。

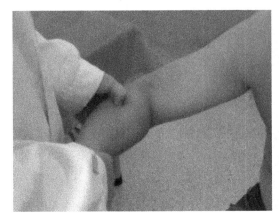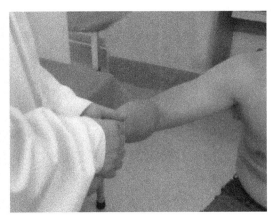

图 5-2-8 网球肘手法治疗

【固定与功能锻炼】

疼痛治疗期间，禁止过多活动肘关节，尤其限制前臂旋转、背伸用力等动作，可佩戴护肘支具等保护和限制活动（图 5-2-9），避免前臂过度旋前活动。辅以中药外敷定痛膏或海桐皮汤熏洗。

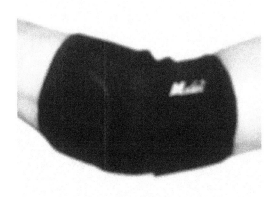

图 5-2-9 限制肘关节活动

【注意事项】

（1）本病是肘腕关节频繁活动，腕伸肌起点反复受到牵拉刺激而引起，应尽量避免其剧烈活动。

（2）疼痛发作期应减少活动，必要时做适当固定，选择三角巾悬吊或前臂石膏固定3周左右，待疼痛明显缓解后应及时解除固定并逐渐开始肘关节功能活动，但要避免使伸肌腱受到明显牵拉。

（3）经严格制动和手法治疗，效果不著者，考虑局部封闭治疗，或手术治疗。

七、腕部扭挫伤

腕部结构复杂，是由桡尺骨远端、远近两排腕骨及5个掌骨基底部组成的多个关节。桡骨远端与近排腕骨构成桡腕关节，尺骨远端由三角纤维软骨与腕关节隔开；桡尺骨远端由掌、背侧韧带附着固定，构成桡尺远侧关节；远近两排腕骨间形成多个腕骨间关节；远排腕骨又与5个掌骨底构成腕掌关节。腕部有多条肌腱和韧带等附着，无肌组织。腕部扭挫伤是外力造成腕部周围韧带、肌腱、筋膜、关节囊等急性损伤的总称。因腕部的多关节结构，且活动频繁，所以容易发生筋伤。

【病因病机】

因跌倒时手掌或手背着地，或用力过猛使腕部过度背伸、掌屈及旋转，超出腕部关节正常活动范围，均可引起腕部组织扭伤或撕裂；直接打击可导致腕部挫伤。

【诊断要点】

（1）有明确外伤史。

（2）腕部疼痛、肿胀、力量减弱，皮肤或有瘀斑，局部压痛，活动受限或障碍。受力部位与方向不同，表现也不同，如桡骨茎突疼痛、压痛为桡侧副韧带损伤；尺骨茎突疼痛、压痛为尺侧副韧带损伤；腕部掌屈时疼痛为腕背侧韧带损伤；腕部疼痛无力，桡尺远侧关节处压痛、桡尺远侧关节韧带损伤等。

（3）X线检查：可排除骨折征象。

【手法治疗】

操作方法 患者正坐，术者先在腕部肿痛部位做按摩、揉、捏，然后拿住拇指及第1掌骨，自外向里摇晃6~7次，再拔伸、屈腕（图5-2-10）。按上法依次拔伸2~5指，最后将腕关节背伸，再依肌腱走行方向理筋数次。

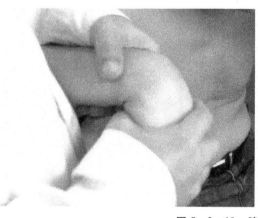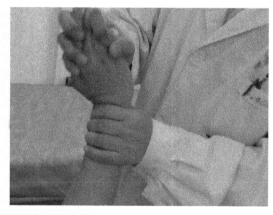

图5-2-10　腕部扭挫伤手法治疗

【固定与功能锻炼】

损伤急性期及疼痛较重时，可用石膏托或弹力护腕（图5-2-11）固定患腕于功能位3~4周。

急性期过后应主动进行活动，如揉转金属球、核桃，以锻炼手腕部屈、伸和桡、尺侧偏斜及环转，后期损伤洗方中药熏洗。

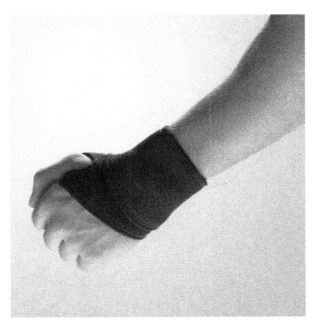

图 5 - 2 - 11 腕部损伤护腕固定

【注意事项】

（1）急性期一般不用手法，以免加重病情。

（2）手法要轻柔缓和，切忌粗暴。手法后可配合热敷或理疗。

（3）以手法治疗为主，配合药物、固定治疗。

八、桡骨茎突狭窄性腱鞘炎

桡骨茎突腱鞘为拇长展肌腱和拇短伸肌腱的共同腱鞘。日常劳作中，拇指对掌和屈伸动作较多，使拇指外展肌和伸肌不断收缩，使腱鞘部位发生无菌性炎症，造成狭窄性腱鞘炎。多见于手工劳动者等。

【病因病机】

多为慢性积累性损伤引起。生活或工作中，腕部及拇指长期过度活动，使拇长展肌及拇短伸肌肌腱在共同的腱鞘中频繁地来回滑动、摩擦，腱鞘发生损伤性炎症，造成纤维管充血、水肿、鞘壁增厚、管腔变窄，肌腱变粗，肌腱在管腔内滑动困难而产生相应症状，局部病变迁延日久，腱鞘纤维化和挛缩，腱鞘腔越变狭窄，症状更顽固。

【诊断要点】

（1）本病发病缓慢，无明显外伤史，可有慢性劳损史。

（2）发病缓慢，腕部桡侧及桡骨茎突处疼痛（图 5 - 2 - 12），可放射至手部，无明显肿胀，部分患者可有局部微红肿、轻微发热，提物乏力，尤其不能做端碗、提壶倒水等动作。

（3）桡骨茎突处有隆起或结节，桡骨茎突或其与第 1 掌骨基底部之间有压痛。

握拳尺偏试验 嘱患者拇指尽量屈曲握于掌心，同时将腕关节尺偏，引起桡骨茎突处剧痛为握拳尺偏试验阳性，提示桡骨茎突狭窄性腱鞘炎（图 5 - 2 - 13）。

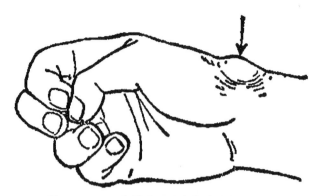

图 5 - 2 - 12　桡骨茎突狭窄性腱鞘炎疼痛点

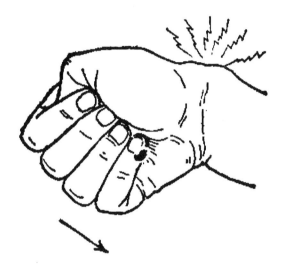

图 5 - 2 - 13　握拳尺偏试验

【手法治疗】

操作要点　患者坐位，术者一手托住患手，另一手于腕部桡侧疼痛处及其周围做上下来回的按摩、揉捏（图 5 - 2 - 14）；然后按压手三里、阳溪、合谷等穴，并弹拨肌腱 4～5次；再用左手固定患肢前臂，右手握住患手，在轻度拔伸下缓缓旋转及伸屈腕关节；最后用右手拇、食二指捏住患手拇指末节，向远心端拉伸，起舒筋解粘、疏通狭窄的作用，结束前再按摩患处一次。

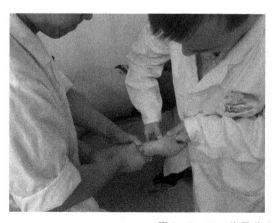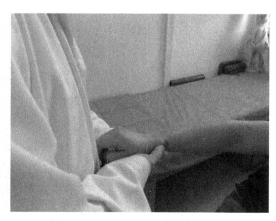

图 5 - 2 - 14　桡骨茎突狭窄性腱鞘炎手法治疗

【固定与功能锻炼】

急性期明显疼痛、肿胀，暂不宜手法治疗，需制动、休息，佩戴护腕，禁止握捏、腕部活动等。

症状好转后适当活动腕关节，外用海桐皮汤熏洗。

【预防与调护】

平时做手部动作宜缓慢，尽量避免手腕部过度活动的工作、腕部受凉等，以减少刺激。疼痛严重时，可用夹板或护腕将腕关节固定于桡偏、拇指伸展位3～4周，以限制活动，可缓解症状。

非手术手法及理疗治疗无效，症状加重且给患者造成痛苦者，可考虑局部封闭、小针刀或手术治疗。

九、腕三角纤维软骨损伤

腕三角纤维软骨略呈三角形，基底边附着于桡骨远端关节面尺切迹边缘，尖端附着于尺骨茎突基底部，边缘较厚，掌侧缘和背侧缘均与腕关节囊相连，中央部较薄，呈膜状，容易损伤破裂。腕三角纤维软骨横隔于桡腕关节与桡尺远侧关节之间，将此两关节腔完全隔开，具有稳定桡尺远侧关节，增加关节滑动和缓冲作用及限制前臂过度旋转的功能（图5－2－15）。

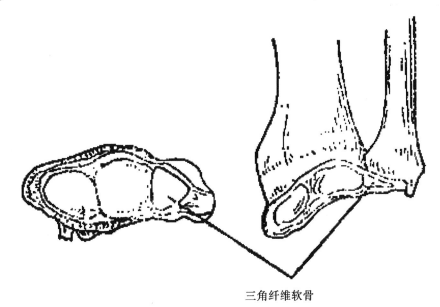

三角纤维软骨

图5－2－15 腕三角纤维软骨

【病因病机】

腕三角纤维软骨对维持桡尺远侧关节的稳定起非常重要的作用，限制了前臂的过度旋转。当腕关节遭受突然过度扭转外力或长期劳损时，可引起三角纤维软骨的损伤或破裂。重者发生掌背侧韧带撕裂、桡尺远侧关节脱位，或并发桡骨远端骨折及腕部的其他损伤。因此腕三角纤维软骨损伤早期症状容易被其他严重损伤所掩盖。

【诊查要点】

（1）腕部有扭转、牵拉、跌打等外伤史。

（2）局部疼痛、肿胀，以腕关节尺侧或桡尺远侧关节部位为著。腕部屈伸旋转时因挤压三角纤维软骨而疼痛加重，活动受到限制，握力明显下降。

（3）若尺骨小头移动度增大，或向背侧翘起，可能有桡尺远侧关节韧带撕裂或断裂、桡尺远侧关节不稳；后期肿胀基本消退，但尺骨小头部仍有微肿及压痛，酸楚乏力。

（4）腕三角纤维软骨挤压试验：患者端坐，检查者一手握住患者前臂下端，另一手握住手部，用力将手腕极度掌屈、旋后并向尺侧偏斜，施加压力旋转，若尺侧远端侧方出现疼痛为阳性，提示有三角纤维软骨损伤。

【手法治疗】

操作要点　患者坐位，掌心朝下，术者先行相对拔伸，将腕关节环转摇晃6~7次，再揉捏、挤压桡骨远端和尺骨小头侧方以复位，使其突出处复平，最后将桡尺远侧关节捺正，保持稳定的位置（图5-2-16）。

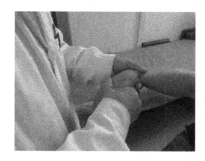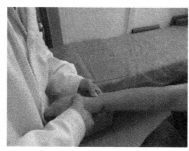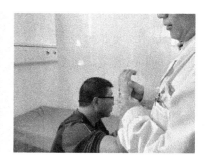

图5-2-16　腕三角纤维软骨损伤手法治疗

【固定与功能锻炼】

损伤初期手法捺正桡尺远侧关节，腕关节于功能位固定4~6周，中、后期如症状加重也可做短期固定。在无痛情况下，逐步进行功能活动，外用海桐皮汤煎水熏洗。

【注意事项】

（1）避免腕关节的过度扭转活动。

（2）腕三角纤维软骨具有损伤容易、痊愈难的特点，损伤早期应严格固定，为软骨修复提供良好环境。

（3）疼痛消失、解除固定后尽量避免做腕关节的旋转活动，并佩戴护腕保护。

十、腕管综合征

腕管指腕掌侧掌横韧带与腕骨所构成的骨-韧带隧道。腕管中有正中神经、拇长屈肌腱和4个手指的指深屈肌腱、指浅屈肌腱。正中神经居于浅层，处于肌腱与腕横韧带之间。腕管综合征是由于正中神经在腕管中受压，引起的以手指麻痛、乏力为主的症候群。

【病因病机】

腕部创伤，如桡骨下端骨折、腕骨骨折脱位、腕部扭挫伤、腕部慢性损伤，或腕管内有腱鞘囊肿、脂肪瘤等原因，致腕管内容积减少，指屈肌腱和正中神经与腕横韧带来回摩擦，而引起肌腱、肌腱周围组织及滑膜肿胀、增厚，使管腔内压力增高，压迫正中神经而发生腕管综合征。

【诊断要点】

（1）无明确外伤史。

（2）腕部和桡侧3个半手指麻木、刺痛或烧灼样痛、肿胀感，偶可向肘、肩部反射。

（3）患手握力减弱，拇指外展、对掌无力，晨起或劳累后症状加重，活动或甩手后症状可减轻。病程长者不能做对掌运动，鱼际肌萎缩（图5－2－17）。手部正中神经支配区皮肤感觉减弱或消失，出汗减少，皮肤干燥脱屑。

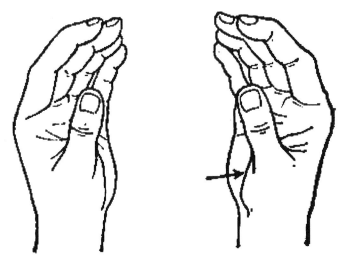

图5－2－17 腕管综合征鱼际肌萎缩

（4）叩击腕部正中神经区放射性触电样刺痛，即 Tinel 征阳性，腕屈试验阳性。

（5）特殊检查：屈腕压迫试验，即掌屈腕关节的同时压迫正中神经1min，患指症状明显加重者为阳性；叩击试验，即叩击腕横韧带之正中神经处，患指症状明显加重者为阳性。

（6）X线检查：可排除骨折，但有的患者可能有陈旧性桡骨远端骨折、月骨脱位或腕骨关节炎等病史。肌电图检查：可见大鱼际出现神经变性，可协助诊断。

【手法治疗】

操作要点 先在外关、阳溪、鱼际、合谷、劳宫及痛点等穴位处，施以按压、揉摩手法；然后将患手在轻度拔伸下，缓缓旋转、屈伸腕关节数次；弹拨鱼际、小鱼际肌和腕部韧带，将术者左手握患腕上，右手拇、食指捏住患手拇、食、中、环指远节，向远心端迅速拔伸，以发生弹响为佳。局部不宜过重过多施用手法，以减少已增加的腕管内压（图5－2－18）。

【固定与功能锻炼】

手法治疗完毕后，应固定腕部（图5－2－19），前臂及手腕部悬吊，练习手指、腕关节的屈伸及前臂的旋转活动，防止废用性肌萎缩和粘连。外用海桐皮汤熏洗。

【注意事项】

（1）对腕部的创伤要及时、正确地处理，尤其是腕部的骨折、脱位，要对位良好。

（2）对于症状严重的患者，经治疗无效时，可考虑切开腕横韧带以缓解压迫。

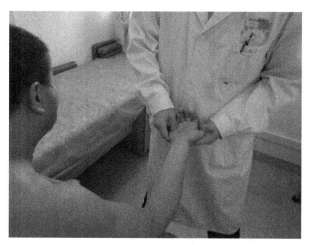

图 5 - 2 - 18　腕管综合征手法治疗

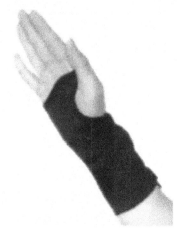

图 5 - 2 - 19　腕部支具固定

十一、掌指关节和指间关节扭挫伤

人的劳动必须通过手指活动来进行，所以手指筋伤非常常见。掌指关节和指间关节扭挫伤多见于青壮年，当手指受到撞击、压轧、过度背伸、掌屈或扭转时，致使关节超出正常活动范围而受伤。

【病因病机】

手指在伸直位最易受伤，因手指伸直时指间关节两侧副韧带紧张，无外展、内收活动，此时受到骤然猛烈的外力，可使手指过度伸屈或侧偏，发生关节伸屈肌腱、侧副韧带或关节软骨损伤。重者可致韧带断裂、骨折、脱位等。掌指、指间关节扭挫伤可发生于各指，以远侧指间关节多见。

【诊断要点】

（1）有明显外伤史。

（2）掌指关节或指间关节肿胀、疼痛，屈伸活动受限，强直于几乎伸直位置，严重者手指不能伸屈，关节伤侧明显压痛，被动活动则疼痛加重。

（3）若有侧副韧带损伤者，则关节不稳，有异常活动感。

（4）X线检查：少数病例在掌指关节或指骨间关节处可见撕脱的骨折块。

【手法治疗】

操作方法

理筋手法　术者左手托住患手，右手拇、食指握住患指末节向远端牵引（图 5 - 2 - 20），使关节间隙拉宽，将卷曲的筋膜舒顺，然后将伤处轻柔伸屈、微微旋转，以滑利关节。再在局部做推揉按摩，以局部舒适轻松为度。

【固定与功能锻炼】

手法治疗后，患指可用硬纸板固定于掌指关节、指间关节于半屈曲位 2～3 周。解除固定后即开始锻炼手指屈伸活动，功能锻炼前可先做局部热敷或用海桐皮汤熏洗，循序渐进，以不引起疼痛为限，禁止做被动猛烈的屈伸活动。

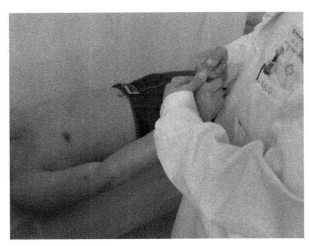

图 5 - 2 - 20 指间关节扭伤手法治疗

【注意事项】

（1）伤后 3d 内不宜做手法。

（2）手法要轻巧，切忌粗暴，以局部舒适轻松为度。

指间关节扭挫后，往往需要较长的时间才能痊愈，伤后肿痛期应以制动为主，肿痛减轻后再进行活动，不要操之过急。

若指肌腱断裂，需手术处理。

十二、指屈肌腱鞘炎

指屈肌腱鞘炎，又称"弹响指""扳机指"。好发于拇指，亦有单发于食指和中指者，少数患者为多个手指同时发病。

【病因病机】

指屈肌腱鞘是掌骨颈和掌指关节掌侧浅沟与鞘状韧带组成的骨性纤维管，拇屈长肌腱和指深、浅屈肌腱分别从各相应的管内通过。局部过度劳损、感受寒凉、手指频繁屈伸活动、长期用力握持硬物等，使屈肌腱与骨性纤维管反复摩擦、挤压，发生局部充血、水肿等炎性反应，纤维管变性，管腔狭窄，指屈肌腱受压、变细，两端膨大呈葫芦状。主动屈伸受阻，勉强用力或被动屈伸患指时出现扳机样弹跳动作，伴弹响声。

【诊断要点】

（1）有手指慢性劳损或受凉史。

（2）初起患指不能屈伸，用力屈伸时疼痛，并出现弹跳感，晨起、劳动和受凉后症状较重，热敷后减轻。

（3）掌骨头掌侧明显压痛，可触到米粒大的结节，做充分屈伸活动时明显疼痛，并发出弹响声。

【手法治疗】

操作要点 术者左手托住患侧手腕，右手拇指在结节部做按揉弹拨、横向推动、纵向拨筋等动作，最后握住患指末节向远端迅速拉开，如有弹响声则效果较好（图 5 - 2 - 21）。

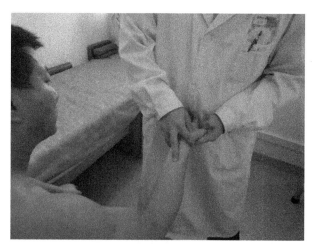

图 5－2－21　指屈肌腱鞘炎手法治疗

【固定与功能锻炼】

（1）急性期疼痛明显，禁止活动，予以夹板或支具固定。

（2）缓解期适当逐步增加屈伸活动，配合中药海桐皮汤熏洗。

【注意事项】

（1）平时做手部动作要缓慢，避免劳累和受凉，以减少局部刺激。

（2）发病时间短、疼痛严重的患者要充分休息、制动，有助于损伤恢复。

（3）后期硬结明显形成，手法治疗无效，考虑采用封闭或小针刀治疗。

第三节　下肢筋伤

一、髋部扭挫伤

髋部扭挫伤是活动或劳动过程中姿势不当、用力过度，超过正常关节活动范围，使髋部周围肌肉、肌腱、韧带和关节囊等发生扭挫、撕裂等损伤而出现的一系列症状。

【病因病机】

间接暴力扭伤多见，直接暴力挫伤少见，间接暴力受伤如摔跤或从高处坠落后，髋关节在过度屈伸、收展的姿势下受伤，周围肌肉、韧带和关节囊等撕裂、断裂或嵌顿出现关节疼痛，活动受限或障碍症状。多见于青壮年。

【诊断要点】

（1）多有外伤史或过度运动史。

（2）局部疼痛，不能负重行走，或呈保护性姿态如跛行、骨盆倾斜等；关节周围压痛，髋关节各方向被动活动时均疼痛加重；肿胀多不明显，关节活动受限或障碍。

（3）X线检查：多无异常表现。

【手法治疗】

以手法治疗为主，配合药物等治疗。

操作方法　取患者俯卧位，术者立于患侧，取髋部痛点阿是穴，予以按揉、推拿、弹拨手法，用力由轻至重，掌根揉按髋前、外、后侧软组织，以松弛紧张的肌肉。然后改仰卧位，一手固定骨盆，一手握膝取屈髋屈膝位，予以摇转下压并外展伸直下肢数次，以解脱嵌顿的滑膜，消除肌肉痉挛，恢复髋关节活动度。术者两手分别握患者肢膝、踝部，缓慢屈曲髋膝并做髋旋转，顺时针旋转后再逆时针旋转，各2～3次，再做屈伸、收展活动，使关节囊和韧带充分松解。可使嵌顿的圆韧带或关节囊松解，消除肌肉痉挛，恢复髋关节活动度（图5－3－1）。

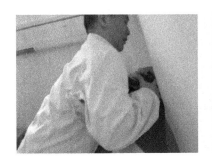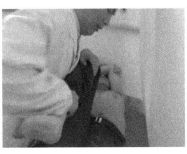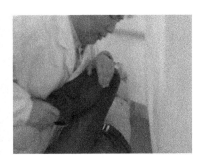

图5－3－1 髋部扭挫伤手法治疗

【固定与功能锻炼】

不需严格固定，但要卧床休息，患肢不负重，疼痛缓解后，可适当在床上做髋关节活动锻炼。严重者卧床1～2周。

初期治疗宜活血祛瘀、消肿止痛，内服桃红四物汤、舒筋丸，外贴消肿止痛膏；后期外用海桐皮汤外洗、热敷，以促进血液流通和功能恢复。

【注意事项】

（1）手法宜轻柔，以防加重疼痛，加剧肌肉紧张。

（2）局部疼痛明显，有皮下瘀血者暂不宜手法治疗。

（3）屈曲髋关节做旋转时动作要缓慢，不要强行进行。顺时针和逆时针旋转交替进行。

（3）注意保暖，避免受凉。

二、髋关节滑膜炎

髋关节滑膜炎是一种非特异性炎症所引起的短暂的以急性髋关节疼痛、肿胀、跛行为主要特征的病症，病名较多，如一过性滑膜炎、单纯性滑膜炎、急性短暂性滑膜炎、小儿髋关节扭伤、小儿髋关节半脱位等，本病多见于10岁以下的儿童。

【病因病机】

多数患儿发病前有髋部过度外展、外旋动作及劳累或感受风寒湿史，如跳皮筋、跳跃、劈叉、体操等运动损伤。儿童股骨头尚未发育成熟，髋关节活动度比较大，关节囊比较松弛，髋关节受到外展牵拉时，股骨头从髋臼内被拉出一部分。因关节腔负压作用，可将髋关节内侧松弛的关节滑膜吸入关节腔内，股骨头复位时，部分滑膜嵌顿于关节腔内，股骨头不能完全复原；关节内韧带等也可能被挤压或反折，影响股骨头复位，发生髋关节短暂的急性肿痛、渗液的滑膜炎症。为减轻嵌顿滑膜或脂肪、韧带所受的压迫，骨盆出现代偿性倾斜，使伤肢呈假性变长，患儿行走受限。

【诊断要点】

（1）多数起病急骤，起病有蹦跳、滑跌等外伤史。

（2）髋部疼痛、跛行，前方、后方均有压痛，肿胀不明显，伴同侧大腿内侧及膝部疼痛。

（3）髋部处于屈曲、内收、内旋位，被动活动疼痛加剧、活动受限，有不同程度的股内收肌群痉挛；可有两下肢长短不齐。个别病例有发热，持续数天，重者类似急性关节感染。

（4）X线检查：主要表现为髋关节囊阴影膨隆，关节腔积液严重时可见股骨头向外侧移位，关节间隙增宽，无骨质破坏。

（5）化验检查：多数病例白细胞计数和血沉均正常，结核菌素试验阴性，抗链球菌溶血素"O"在正常范围以内。髋关节穿刺检查，穿刺液透明，细菌培养阴性。关节囊滑膜组织检查为非特异性炎症变化。白细胞总数可增高，血沉略快。

【手法治疗】

操作方法　仰卧位，术者立于患侧，取患髋股内收肌群，用弹拨手法以缓解肌肉痉挛。再一手握膝，适当牵引髋关节，在拔伸牵引下，予以尽量屈曲髋膝关节，使膝靠近胸部，足跟接近臀部，无痛状态下旋转摇晃髋部，随即伸直患腿。可反复进行数次，活动中部分患儿可出现关节弹响感，疼痛随之消失，活动恢复正常，表示嵌顿滑膜已复位（图5-3-2）。

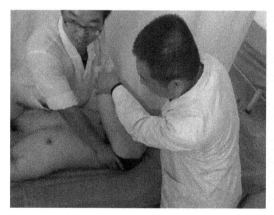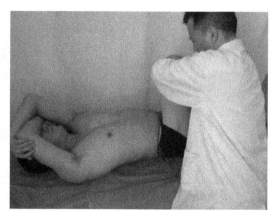

图5-3-2　髋关节滑膜炎手法治疗

【固定与功能锻炼】

术后尽量卧床休息。避免下肢过度旋转、收展。

治疗期间应卧床休息2~3d，避免负重和限制活动，必要时需皮肤牵引固定，重量2~3kg，维持牵引1周。

局部适当热敷，以利滑膜炎症的消退。

【注意事项】

手法前应使患者肌肉充分放松，顺势牵引，切忌粗暴。

手法治疗为主，配合药物、卧床休息等治疗。

三、梨状肌综合征

梨状肌综合征是因梨状肌损伤、炎症，刺激或压迫坐骨神经而引起臀腿痛等症状，是临床常见筋伤。

梨状肌起于第 2 ~4 骶椎骶前孔外侧和坐骨结节韧带，穿出坐骨大孔止于股骨大转子，是股骨外旋肌，主要协同其他肌肉完成大腿外旋。梨状肌把坐骨大孔分成上、下 2 部分，称为梨状肌上孔和下孔，坐骨神经大多从梨状肌下孔或梨状肌内穿过，出骨盆到臀部。

梨状肌体表投影为尾骨尖至髂后上棘作连线，此线中点向股骨大转子顶点作连线，此直线刚好为梨状肌下缘（图 5 - 3 - 3）。

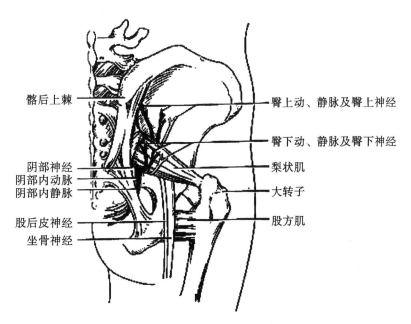

图 5 - 3 - 3 梨状肌解剖及体表投影

【病因病机】

多由间接外力如髋关节扭闪、跨越、反复下蹲等动作及慢性劳损，感受风寒侵袭等引起。腰部突然跌闪扭伤时，髋关节急剧外展、外旋，梨状肌猛烈收缩；或髋关节突然内旋，使梨状肌受到牵拉；某些妇女由于盆腔炎、卵巢或附件炎等波及梨状肌，均可使梨状肌损伤，损伤可能为肌膜破裂或部分肌束断裂，导致局部充血、水肿，肌肉痉挛，肥大或挛缩，常可压迫、刺激坐骨神经而引起臀部及大腿后外侧疼痛、麻痹，病程日久引起臀大肌、臀中肌萎缩。

【诊断要点】

（1）有过度旋转髋关节，或受凉病史。

（2）臀部疼痛，多发生于一侧臀腿部，可向小腹部、大腿后侧及小腿外侧放射；髋内旋、内收活动时加重，严重者臀部有"刀割样"或"烧灼样"疼痛，大、小便或大声咳嗽等引起腹内压增高时疼痛加剧，甚至走路跛行。

（3）腰部无明显压痛和畸形，活动不受限。梨状肌肌腹有压痛，可触及条索状隆起的肌束或痉挛的肌肉，有钝厚感，或者肌腹呈弥漫性肿胀，肌束变硬、坚韧，弹性减低，臀肌可有轻度萎缩，沿坐骨神经可有压痛。

（4）直腿抬高试验在小于60°时，梨状肌紧张，疼痛明显，大于60°时，梨状肌不再被拉长，疼痛反而减轻。加强试验阴性。

（5）梨状肌紧张试验：患者仰卧位，伸直患肢，作内收内旋动作，若有坐骨神经放射痛，再迅速外展、外旋患肢，若疼痛立刻缓解即为阳性，提示梨状肌综合征。

【手法治疗】

操作方法　俯卧位，取臀部痛点阿是穴、环跳、殷门、承扶、阳陵泉、足三里等穴，按摩揉推数分钟，使局部略有发热的舒适感、酸麻感向远端放散为宜，然后术者以双拇指相重叠，触摸钝厚变硬的梨状肌，用力深压并用弹拨法来回拨动梨状肌，弹拨方向应与肌纤维相垂直，对较肥胖患者力度不够时，可用肘尖部深压弹拨。弹拨10～20次后，再作痛点按压。最后由外侧向内侧顺梨状肌纤维走行方向作推按捋顺，两手握住患肢踝部牵抖下肢而结束。每周2～3次，连续2～3周（图5-3-4）。

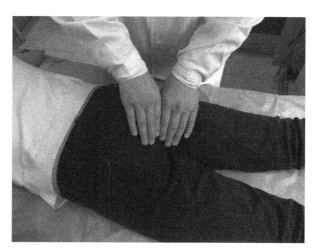

图5-3-4　梨状肌综合征手法治疗

【固定与功能锻炼】

急性期疼痛严重者应卧床休息，将伤肢保持在外旋、外展位，避免髋旋转动作，使梨状肌处于松弛状态。

疼痛缓解后应加强髋关节及腰部活动和功能锻炼，以减少肌肉萎缩，促进血液循环。

【注意事项】

（1）以手法治疗为主，配合药物、针灸等治疗。

（2）手法治疗后可配合局部热敷。

（3）剧痛者配合局部封闭注射治疗。

四、股四头肌扭伤

【诊断要点】

（1）有急性外伤史。

（2）患肢大腿前面明显肿胀和压痛，局部有瘀斑或肿胀，屈髋屈膝时活动明显受限，以致前倾跛行步态，主动伸膝活动受限。

（3）抗阻力伸膝试验阳性。

【手法治疗】

操作方法 仰卧位，术者立于患侧，于大腿股四头肌伤处以滚法、拿揉及弹拨，从上至下顺推，反复数次，手法宜轻，松解肌肉及筋膜粘连。然后屈髋屈膝下，反复伸屈患肢数次，范围由小到大、力量由轻到重。最后以牵抖（图5-3-5）。

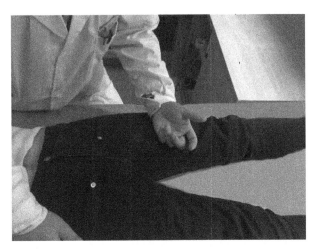

图5-3-5 股四头肌扭挫伤手法治疗

【固定与功能锻炼】

损伤初期宜绝对卧床休息，限制患肢活动，不宜直接按摩，1周后考虑手法治疗。

【注意事项】

若触及凹陷较宽大，提示肌腱或肌肉有断裂，需手术治疗。

手法治疗后，不宜过早下床活动，尤不宜过多屈伸膝关节，待疼痛缓解后1~2d，再逐渐恢复走路活动。

手法治疗可配合中药热敷熏洗或理疗，亦可用于术后恢复性治疗。

五、股二头肌扭伤

【诊断要点】

（1）有明显大腿后侧肌肉损伤史。

（2）大腿后外侧疼痛，肿胀严重，可伴有皮下瘀血，压痛明显肌肉紧张，肌肉有断裂者，可扪到断端之间的凹陷。

（3）抗阻力屈膝试验阳性。

【手法治疗】

操作方法

在大腿后外侧肌肉痉挛部与环跳、承扶、殷门、委中、承山穴行按压手法，定位准确，用力适中，数分钟后，从股二头肌起点（即坐骨结节）处顺大腿后外侧向下至大腿外侧做理顺、拿捏手法，在大腿后侧做回旋揉按数次，用力轻巧，使紧张松弛（图 5 - 3 - 6）。

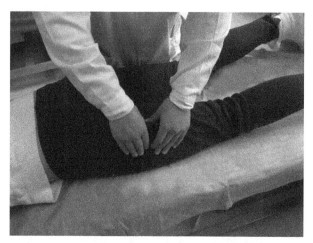

图 5 - 3 - 6　股二头肌扭伤手法治疗

【固定与功能锻炼】

同股四头肌扭伤。

【注意事项】

如肢体局部肿胀，须待肿胀基本消退后再行手法治疗。

皮下瘀血明显处不宜做按压手法，以免加剧组织出血。

治疗后卧床休息 3～5d，尽量避免负重走路，可配合局部热敷或外擦跌打药酒。

六、膝关节侧副韧带损伤

膝关节内、外侧副韧带是维持膝关节稳定的主要支柱。内侧副韧带起于股骨内髁结节，下止于胫骨内髁内侧面，分深浅两层，上窄下宽呈扇状，深部纤维与关节囊及内侧半月板相连，具有限制膝关节外翻和外旋作用；外侧副韧带起于股骨外髁结节，下止于腓骨头，为束状纤维束，具有限制膝关节内翻作用。

【病因病机】

膝关节伸直位时侧副韧带紧张，关节稳定而无侧向及旋转活动。膝关节处于半屈曲位时，侧副韧带松弛，关节不稳，有轻度侧向活动，易受损伤。膝外侧受到暴力打击或重物压迫，迫使膝关节过度外翻、外旋，使内侧间隙增宽，内侧副韧带发生拉伤、撕裂或断裂等损伤；膝内侧受到暴力打击或重物压迫，迫使膝关节过度内翻，使膝外侧间隙增宽，外侧副韧带发生拉伤、撕裂或断裂等损伤。因膝关节有生理性外翻角，膝外侧易受到外力打击或重物压迫，所以内侧副韧带损伤多见。若为强大的旋转暴力，内侧副韧带完全断裂的同时易合并内侧半月板和前交叉韧带的损伤，称为膝关节损伤三联症。严重损伤，还可伴有关节囊撕裂和撕脱骨折。

【诊断要点】

（1）多有明显的外伤史。

（2）膝关节肿胀、疼痛、皮下瘀斑，局部压痛明显，屈功能障碍。

（3）内侧副韧带损伤时，膝关节呈半屈曲位，主动、被动活动均不能伸直或屈曲。压痛点在股骨内上髁；外侧副韧带损伤，压痛点在腓骨头或股骨外上髁。若合并半月板或交叉韧带损伤者，可有关节内血肿。

（4）膝关节侧方应力试验：内侧副韧带部分撕裂时，膝伸直位小腿作外翻动作，膝关节无明显外翻活动，但膝内侧疼痛加剧；完全断裂者，可有异常的外翻活动；外侧副韧带部分撕裂时，膝伸直位小腿作膝内翻动作，膝关节无明显的内翻活动，但膝外侧疼痛加剧；完全断裂者，可有异常的内翻活动。以上均为阳性表现，提示侧副韧带有损伤，对诊断有重要的临床意义。

（5）X 线检查：内、外翻应力下摄片，可发现侧副韧带损伤处关节间隙增宽，有助于诊断，并应注意有无骨折。

【手法治疗】

操作方法　侧副韧带部分撕裂者，初诊时先在膝关节侧方痛点部位及其上下施以指揉法、摩法、擦法，再沿侧副韧带走行方向施以顺筋手法，最后扶膝握踝，予以伸屈一次膝关节，以恢复轻微之错位，并可以舒顺卷曲的筋膜。这种手法不宜多做，否则有可能加重损伤。在后期可做局部按摩，运用手法可以解除粘连，恢复关节功能（图 5 - 3 - 7）。

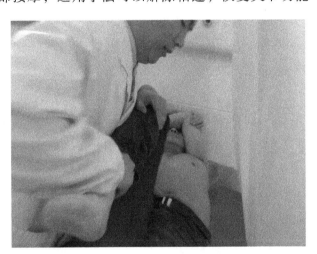

图 5 - 3 - 7　侧副韧带损伤手法治疗

【固定与功能锻炼】

侧副韧带部分断裂，可用石膏托或超膝关节夹板固定于膝关节功能位 3～4 周。外固定后作股四头肌舒缩活动，解除固定后练习膝关节的伸屈活动。初期外敷消瘀止痛膏，后期用海桐皮汤熏洗。

【注意事项】

以手法治疗为主，配合药物、理疗、固定和练功等治疗。

侧副韧带完全断裂者，应尽早做手术修补。

七、膝关节半月板损伤

半月板具有缓冲震荡和稳定关节的功能，是位于股骨髁与胫骨平台之间的纤维软骨，分为内侧半月板和外侧半月板，分别位于膝关节内、外侧间隙。内侧半月板呈"C"形，较大，后半部分与内侧副韧带相连，故后半部固定，扭转外力易造成交界处损伤。外侧半月板稍小，近似"O"形，外侧半月板不与外侧副韧带相连，比内侧活动度大。再者，正常膝关节有轻度外翻，胫骨外侧髁负重较大，故外侧半月板承受压力也较大，易受损伤。多见于球类运动员、矿工等人群。

【病因病机】

引起半月板损伤的外力有撕裂性和研磨性外力两种。前者发生在膝关节半屈曲状态旋转动作时，半月板遭受强大剪力，发生撕裂损伤；后者多发生在长期蹲、跪工作的人，可加快半月板的退变，发生半月板慢性撕裂性损伤，常见为分层破裂。由于半月板属纤维软骨组织，无血液循环，仅靠关节滑液获得营养，损伤后修复能力极差，除了边缘损伤部分可获愈合外，一般不易愈合。

【诊断要点】

多有膝关节扭伤史。

急性期膝关节立即发生剧烈疼痛、关节肿胀、屈伸活动障碍，由于剧痛，难以做详细的检查，确诊比较困难。

慢性期或无明显外伤史的患者，病程漫长，主要表现为膝关节活动痛，行走和上下坡时明显，部分患者可出现跛行。伸屈膝关节时有弹响，或出现"交锁征"，即在行走的情况下突发剧痛，膝关节不能伸屈，状如交锁，将患膝稍作晃动，或按摩 2~3min，即可缓解并恢复行走。

患膝不肿或稍肿，股四头肌较健侧萎缩，尤以内侧头明显。膝关节不能过伸和屈曲，关节间隙处压痛。

回旋挤压试验、挤压研磨试验阳性。

【手法治疗】

操作方法 急性损伤期，可作一次被动的伸屈活动，嘱患者仰卧，放松患肢，术者左拇指按摩痛点，右手握踝部，缓慢屈曲膝关节并内外旋转小腿，然后伸直患膝，可使局部疼痛减轻。

慢性期，先用拇指按压关节边缘疼痛点（图 5-3-8），点按髀关、伏兔、双膝眼、足三里、阴陵泉、三阴交、解溪等穴位，然后在痛点周围作推揉拿捏，促进局部气血流通，使疼痛减轻。若关节交锁者，取膝关节内外翻位，予以旋转以解锁。晚期关节屈伸困难者，予以屈伸手法，以缓解挛缩，松解粘连。

【固定与功能锻炼】

急性期膝关节功能位固定 2~3 周，限制膝部活动，并禁止下床负重。

肿痛稍减后，应进行股四头肌舒缩锻炼，以防止肌肉萎缩，练习膝伸屈活动和逐步负重行走锻炼。

初期外敷消瘀止痛膏等药；后期可用四肢损伤洗方或海桐皮汤熏洗患处。

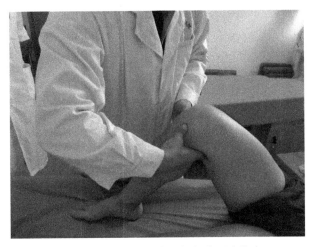

图 5 - 3 - 8 膝关节半月板损伤手法治疗

【注意事项】

一旦出现半月板损伤，应减少患肢运动，避免膝关节骤然的扭转、伸屈动作。出现积液则应立即停止下地活动，配合理疗及中药治疗等。

以手法治疗为主，配合药物、固定和练功治疗，必要时手术治疗。

八、膝"鹅足"滑囊炎

"鹅足"是缝匠肌、股薄肌及半腱肌的联合腱止点，由于3个肌腱有致密的纤维膜相连，形似鹅足而得名。鹅足下与内侧副韧带之间的空隙处有一滑囊称鹅足腱滑囊，由于局部反复应力作用，如骑马等跨骑活动过多，可造成此处产生无菌性炎症而产生疼痛等症状，称之为鹅足炎或鹅足腱滑囊炎（图 5 - 3 - 9）。

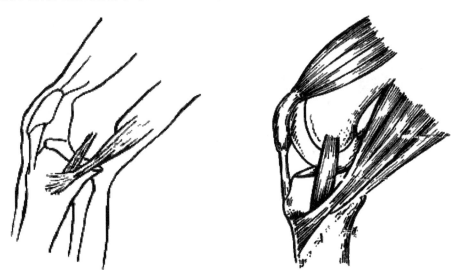

图 5 - 3 - 9 鹅足和鹅足滑囊

【病因病机】

滑囊的作用本身在于使肌肉、肌腱与骨面之间在反复运动的区域得到缓冲、润滑。若鹅足局部反复摩擦、过度使用时就会导致微小创伤，发生无菌性炎症反应而产生疼痛等症状。

鹅足滑囊炎是膝关节内侧疼痛，局部有肿块，常可误诊为慢性关节炎、内侧半月板损伤、内侧副韧带损伤等。一般可采用非手术疗法治愈，非手术疗法无效者，方采用手术切除，切除手术时应注意勿损伤联合腱、副韧带和关节囊。

【诊断要点】

（1）一般无明显外伤史。

（2）膝关节内侧疼痛，活动多时加重，休息、热敷后减轻，活动受限，有不同程度跛行，通常不能跪或下台阶。

（3）关节内下方鹅足腱局部压痛明显，滑囊周围肿胀，膝关节对抗阻力屈曲会诱发疼痛。

（4）辅助检查：X 线检查显示有滑囊和鹅足腱钙化，呈慢性炎症改变，必要时进一步做 MRI 检查。

【手法治疗】

操作方法 急性期，应将膝关节伸屈 1 次。先伸直膝关节，然后充分屈曲，再自然伸直，可使局限的血肿消散，减轻疼痛。肿痛减轻后，施以手法治疗。

患者仰卧位，术者先点按伏兔、双膝眼、足三里、阴陵泉、三阴交、承山等穴；然后将患者髋、膝关节屈曲 90°，术者一手扶膝部，另一手握踝上，在牵引下摇晃膝关节 5～7 次；再将膝关节充分屈曲，然后将其伸直；最后，在膝部周围施以滚法、揉捻法、捋顺法等。动作要轻柔，以防再次损伤滑膜组织（图 5 - 3 - 10）。

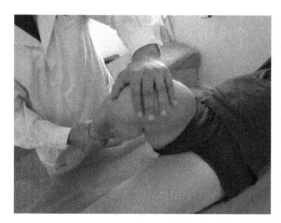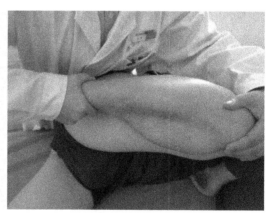

图 5 - 3 - 10　膝关节鹅足滑囊炎手法治疗

【固定与功能锻炼】

急性期应将膝关节固定于伸直位 2 周，卧床休息，适当抬高患肢，并禁止负重，以减轻症状。但不能长期固定，以免肌肉萎缩。

关节制动期间进行股四头肌舒缩锻炼，防止肌肉萎缩。后期加强膝关节的伸屈锻炼。

急性期外敷消瘀止痛膏等；慢性期可外用熨风散热敷或海桐皮汤熏洗患处。

【注意事项】

（1）急性期应卧床休息，及时、正确地治疗，以免转变为慢性滑膜炎。

（2）慢性期平时要注意膝关节保暖，勿受风寒和劳累。

（3）一般采用非手术治疗，如休息、减少活动，局部外敷药物，或是配合鹅足局部注射药物等；大部分患者经非手术治疗即可改善疼痛、减轻症状。

九、髌骨软骨软化症

髌骨软骨软化症又称髌骨软骨病、髌骨劳损、髌骨软骨炎，是髌－股关节软骨由于损伤而引起的退行性病变。是膝关节常见病，好发于膝部活动较多的人员，如田径、登山运动员及舞蹈演员等，女性发病率较男性高。经常运动的人或中老年女性是髌骨软化多发群体。

【病因病机】

反复扭伤、积累劳损、髌骨异位、关节畸形或长期感受风寒湿邪等均是本病的致病因素。膝关节在长期过度伸屈活动中，髌－股之间经常摩擦、撞击，使软骨面磨损、性变，软骨表面粗糙、软化、碎裂和脱落，髌骨软骨损伤面积逐渐扩大，股骨髁髌面亦发生同样病变，累及滑膜、脂肪垫及髌韧带而产生充血、渗出和肥厚等变化。

【诊查要点】

有膝部劳损或扭伤史，起病缓慢。

最初感膝部隐痛或酸痛、乏力，继则疼痛加重，以髌后疼痛为著，劳累后加剧，上下楼梯困难，休息后减轻或消失。

膝部无明显肿胀，髌骨压痛，髌周挤压痛，活动髌骨时有粗糙的摩擦音，关节内可有积液，股四头肌轻度萎缩。

髌骨研磨试验：患膝伸直，检查者用手掌将髌骨推向股骨髁并作研磨动作，有粗糙摩擦感且疼痛加剧为阳性；挺髌试验：患膝伸直，检查者用拇、食二指将髌骨向远端下方推压，嘱患者用力收缩股四头肌，引起髌骨部剧烈疼痛为阳性；下蹲试验：嘱患者健足提起，患膝逐渐下蹲，患膝产生剧烈疼痛为阳性。以上试验均提示髌骨软骨软化症。

X线检查：早期无明显改变，中后期侧位及切线位片可见到髌骨边缘骨质增生、髌骨关节面粗糙不平、软骨下骨硬化、囊样变、髌骨关节间隙变窄等。

【手法治疗】

操作方法 患者仰卧，患肢伸直，股四头肌放松。术者用手掌轻轻按压髌骨体作研磨动作，以不痛为度，每次 5～10min；然后用拇、食指扣住髌骨两侧，作上下捋顺动作，以松解髌骨周围组织，减轻髌骨之间压力和刺激；再于膝关节周围施以按法、揉捻法、捋顺法、散法等舒筋手法（图 5-3-11）。

【固定与功能锻炼】

疼痛较重时可将膝关节固定于伸直位制动，卧床休息，以减轻症状。

症状减轻后，即开始加强股四头肌舒缩锻炼和髌周自我按揉活动，外用海桐皮汤熏洗膝部。

【注意事项】

（1）可采取手法、药物、固定和练功等方法综合治疗。

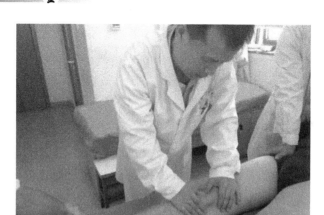

图 5 - 3 - 11　髌骨软骨软化症手法治疗

（2）平时要减少膝关节剧烈的反复屈伸活动动作，减轻劳动强度或减少运动量。

（3）膝关节屈伸动作宜缓慢，尤其要避免半蹲位。

（4）注意膝部的保暖，勿受风寒，勿劳累。

十、踝部扭挫伤

踝部扭挫伤是踝部韧带、肌腱、筋膜等组织因外力发生的急慢性损伤。可发生于任何年龄，以青壮年为多。踝关节周围韧带较多，内侧副韧带又称三角韧带，起于内踝，呈扇形止于足舟骨、距骨前内侧和跟骨载距突，相对坚强，不易损伤；外侧副韧带起自外踝，包括止于距骨前外侧的距腓前韧带，止于跟骨外侧的跟腓韧带，止于距骨后外侧的距腓后韧带，外侧副韧带相对薄弱，容易损伤。下胫腓韧带为胫骨与腓骨下端之间的骨间韧带，是保持踝穴间距、稳定踝关节的重要韧带（图 5 - 3 - 12）。

【病因病机】

多因踝关节突然受到过度内翻或外翻暴力引起，如行走或跑步时踏在不平的地面上，上下楼梯、走坡路时不慎失足踩空，或骑车、踢球等运动中不慎跌倒，使踝关节突然过度内翻或外翻而产生踝部扭伤。分为内翻扭伤和外翻扭伤两类，前者以跖屈内翻扭伤多见，

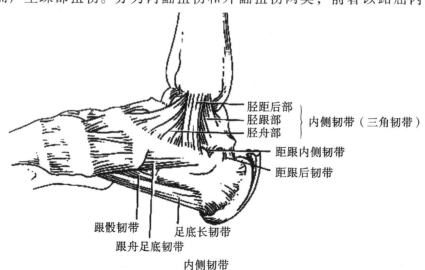

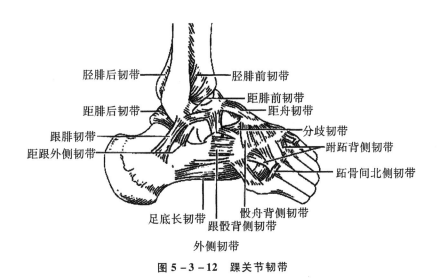

胫腓后韧带　　　　　　　　胫腓前韧带
　　　　　　　　　　　　　　距腓前韧带
距腓后韧带　　　　　　　　　　距舟韧带
跟腓韧带　　　　　　　　　　　分歧韧带
距跟外侧韧带　　　　　　　　　跗跖背侧韧带
　　　　　　　　　　　　　　距骨间北侧韧带
　　　　　　　　　骰舟背侧韧带
足底长韧带　　跟骰背侧韧带
外侧韧带

图 5 - 3 - 12　踝关节韧带

因踝处于跖屈时踝关节不稳定，容易损伤外侧的距腓前韧带，单纯内翻扭伤时，容易损伤外侧的跟腓韧带；由于三角韧带比较坚强，外翻扭伤较少发生，但严重时可引起下胫腓韧带撕裂。直接外力打击，除韧带损伤外，多合并骨折和脱位。

【诊断要点】

有明显外伤史：

（1）受伤后踝关节疼痛、肿胀，局部压痛，不能走路或尚可勉强行走，伤后局部可出现瘀斑。

（2）内翻扭伤，外踝前下方肿胀、压痛明显，作内翻动作则外踝前下方剧痛；外翻扭伤，内踝前下方肿胀、压痛明显，作外翻动作则内踝前下方剧痛。

（3）X 线检查：可除外严重扭伤疑有韧带断裂或合并骨折脱位者，应作与受伤姿势相同的内翻或外翻位 X 线片检查，一侧韧带撕裂显示患侧关节间隙增宽，下胫腓韧带断裂可显示内外踝间距增宽。

【手法治疗】

操作方法　单纯韧带扭伤或韧带部分撕裂者，可进行理筋。瘀肿严重者，则不宜重手法。

患者平卧，术者一手托住足跟，一手握住足尖，缓缓作踝关节背伸、跖屈及内翻、外翻动作，然后用两掌心对握内外踝，轻轻用力按压，有散肿止痛作用。并由下而上理顺筋络，反复进行数遍，再按摩商丘、解溪、丘墟、昆仑、太溪、足三里等穴（图 5 - 3 - 13）。

【固定与功能锻炼】

损伤严重者，根据其损伤程度可选用绷带做"8"字包扎、胶布、护踝（图 5 - 3 - 14）或石膏外固定，保持踝关节于受伤韧带松弛的位置。内翻扭伤采用外翻固定，外翻扭伤采用内翻固定，适当抬高患肢，以利消肿，禁止负重行走。固定 3 周左右。

固定期间作足趾伸屈活动，解除固定后开始锻炼踝关节伸屈功能，并逐步练习行走。初期外敷五黄散或三色敷药，后期用海桐皮汤熏洗。

【注意事项】

踝部扭挫伤早期，瘀肿严重者可局部冷敷，忌手法按摩。

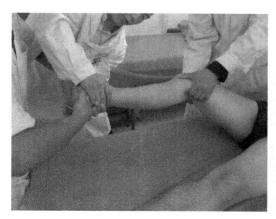 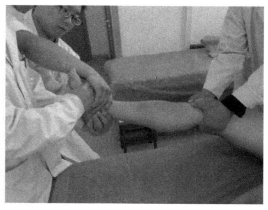

图 5 - 3 - 13　踝关节扭伤手法治疗

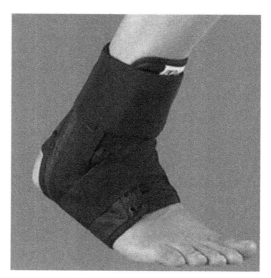

图 5 - 3 - 14　踝部扭伤护踝制动

踝关节的严重扭伤、韧带撕裂伤，易造成韧带松弛，要注意避免反复扭伤，以免形成习惯性踝关节扭挫伤。

以手法治疗为主，辅以外固定，配合药物等治疗。

十一、跟痛症

跟痛症是跟骨跖面由于慢性损伤所引起的以疼痛、行走困难为主的病症，常伴有跟骨结节部前缘骨质增生。多发生于 40～60 岁的中、老年肥胖者。

【病因病机】

多为老年肝肾不足或久病体虚，或体态肥胖、久行久站等造成足底皮肤、皮下脂肪、跖腱膜负担过重而发病。足底的跖腱膜起自跟骨跖面结节，向前伸展，止于 5 个近节趾骨骨膜上，若长期、持续牵拉，在跖腱膜跟骨结节附着处发生慢性劳损或骨质增生，使局部无菌性炎症刺激引起疼痛。

【诊查要点】

起病缓慢，多为一侧发病，可有数月或数年病史。

足跟部疼痛，无明显肿胀，跟骨跖面和侧面有压痛，行走加重。晨起后站立或久坐起身站立时足跟部疼痛剧烈，行走片刻后减轻，但行走或站立过久疼痛又加重。若跟骨骨质增生较大时可触及骨性隆起。

X线检查：可见骨质增生，但临床症状与X线征象不一定相符，有骨质增生者可无症状，有症状者可无骨质增生。

【手法治疗】

操作方法 在跖腱膜跟骨结节附着处作按压、推揉，以温运气血，使气血疏通，减轻疼痛；患者俯卧，患肢屈膝，足底向上，在足跟及周围软组织进行揉按，然后顶压揉按压痛点和足跟。用力适中，以患者耐受为度（图5-3-15）。

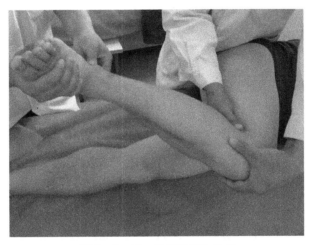

图5-3-15 跟痛症手法治疗

【固定与功能锻炼】

急性期严重疼痛、肿胀，暂不宜手法治疗，需制动、休息，并抬高患肢，禁止负重行走等。症状好转后仍宜减少步行，鞋以宽松为宜，并在患足鞋内放置海绵垫，以减少足部压力。

【注意事项】

以手法治疗为主，配合药物、固定和练功等治疗。

足跟部如有肿胀、疼痛较剧者宜先行中药煎水外洗浸泡，待肿痛稍缓解再行手法治疗。

指导患者做自我足跟按摩，不宜久站、过度行走。

第四节 颞下颌关节与躯干部筋伤

一、颞下颌关节紊乱症

颞下颌关节紊乱综合征主要的临床表现有关节局部酸胀或疼痛、关节弹响和下颌运动障碍。疼痛部位可在关节区或关节周围；并可伴有轻重不等的压痛。关节酸胀或疼痛尤以咀嚼及张口时明显。弹响在张口活动时出现。响声可发生在下颌运动的不同阶段，可为清脆的单响声或碎裂的连响声。常见的运动阻碍为张口受限，张口时下颌偏斜，下颌左右侧运动受限等。此外，还可伴有颞部疼痛、头晕、耳鸣等症状。

【病因病机】

（1）精神因素：颞下颌关节紊乱综合征的发生和加重过程中起到了非常重要的作用。

（2）创伤因素：多数患者有局部创伤史。如曾受外力撞击、突咬硬物、张口过大（如打呵欠）等急性创伤。这些因素可能引起关节挫伤或劳损，咀嚼肌群功能失调。

（3）咬合因素：咬合紊乱也可以导致颞下颌关节紊乱综合征的发生或者加重。如咬合干扰、牙齿过度磨损、磨牙缺失过多、不良修复体、颌间距离过低等。咬合关系的紊乱，可破坏关节内部结构间功能的平衡。

（4）全身及其他因素：系统性疾病，例如类风湿性关节炎，也可以引起颞下颌关节紊乱。

【诊查要点】

（1）颞下颌关节部有外伤或劳损史。

（2）张、闭口时，颞下颌关节部有疼痛不适感或弹响声，张口困难。

（3）检查：医者用两小指指尖分别插入患者两外耳道内，令患者做张口及闭口动作，指下有滑动感或可闻弹响声。颞下颌关节前近耳屏处有轻压痛。

（4）X线片一般无阳性体征。

【手法治疗】

主要用分筋理筋法（图 5 - 4 - 1）。

操作要点

（1）医者站于患者的健侧（右侧），以左手固定患者的头部，用右手食指在患者左耳屏前方约1cm处做分理筋手法，用力要适中，以酸胀为主，力量由轻至重慢慢加重至患者能忍受为度。

（2）医者再站于患者前面，右手置于患者患侧下颌角处，左手置于患者右侧颞部，双手做相对用力挤压患者的颌面部。

（3）做相对用力挤压的同时，嘱患者做缓慢而有节奏的张口和闭口动作相配合，以使颞下颌关节恢复至正常解剖位置，纠正轻度的错缝（位）。

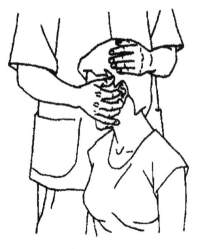
①耳屏前分筋理筋

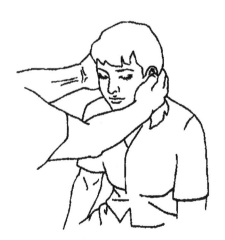
②相向对挤

图 5 - 4 - 1　颞下颌关节紊乱症手法治疗

【注意事项】

在治疗期间，避免吃坚硬食物，亦要避免大笑或唱歌和过多讲话等。

二、颈部扭挫伤

颈项部是人体活动范围较大的部位，能作屈、伸、左右侧屈及旋转等多种活动，且活动频繁，因此发生损伤的机会也较多。颈部遭受外力超越肌肉等软组织本身可承受的应力时，可发生颈部扭挫伤，严重者可伴有骨折、脱位，甚至伤及颈髓等，危及生命。须仔细加以区别，以免误诊。

本节讨论的是颈部单纯的肌肉、筋膜、韧带等损伤。

【病因病机】

颈部可因突然扭转或前屈、后伸而受伤。如在高速车上突然减速或突然停止时，头部猛烈前冲，打篮球投篮时头部突然后仰，嬉闹扭斗时颈部过度扭转或头部受到暴力冲击，均可引起颈项部扭挫伤。钝器直接打击颈部引起的挫伤较少见。

【诊查要点】

（1）有明显的外伤史。

（2）颈部一侧疼痛，头偏向患侧，肌肉痉挛，痛处可触及肿块或条索状硬结；挫伤可有轻度肿胀，压痛明显，颈部活动受限。检查时要注意有无手臂麻痛等神经根刺激症状。

（3）X线检查：用以排除颈椎骨折、脱位。

【手法治疗】

主要以点压、按摩、拿捏及提端摇转法为主，予以点穴，以舒筋活络，减轻肌肉痉挛。有消散瘀血、松解肌肉痉挛、通络止痛的作用。

操作要点 患者坐位，术者立于背后，取百会、风池、肩井、天宗、天柱等穴点按，左手扶额部，右手拇、食指在患侧颈部作由上而下的按摩，重复进行数遍。对扭伤者在压痛点周围采用拿捏法，以小鱼际与掌尺背侧在患处做上下来回滚动，以拇、食、中指拿捏痉挛的颈肌，视情况，加用提端摇转法，嘱其尽量放松颈项部肌肉，术者一手托住患者下颌，一手托住枕部，两手同时用力向上端提，在向上端提的同时，边提边摇晃头部，并将头部缓缓向左右、前后摆动与旋转，慢慢放松提拉（图5-4-2）。

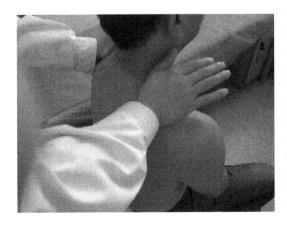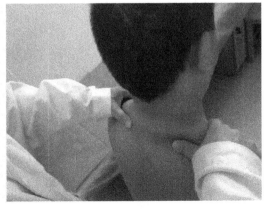

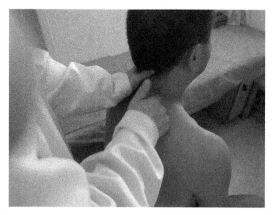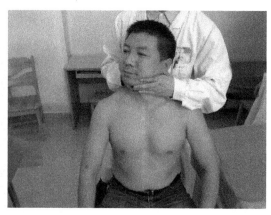

图 5 - 4 - 2　颈部扭挫伤手法治疗

【固定与功能锻炼】

急性期疼痛明显，采用颈托固定，限制颈部活动，促进损伤修复（图 5 - 4 - 3）。

急性期疼痛缓解，可适度作颈项屈伸、侧屈、旋转及前伸后缩等锻炼，辅助中药外敷等。

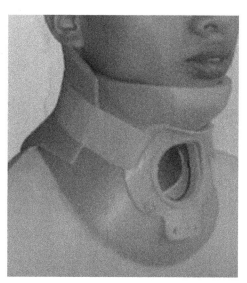

图 5 - 4 - 3　颈部扭挫伤颈托固定

【注意事项】

剧烈运动或乘车时要注意保护颈部，以防止颈部受伤。

平时经常做颈部功能锻炼，增强颈部肌力，维持颈稳定，增强抗损伤的耐受力。

颈部损伤后偏歪者，可作手法牵引，主要采用颈椎过伸牵引和颈椎旋转牵引。

三、落枕

落枕又称失枕，多因睡眠姿势不良或颈部感受风寒，醒后颈部疼痛、活动受限。多见于青壮年，冬春两季多发。

【病因病机】

睡眠姿势不良，头颈过度偏转，或枕头过高、过低，使局部肌肉处于长时间紧张状态而发生静力性损伤；颈背部遭受风寒侵袭也是常见因素，风寒外邪使颈背部某些肌肉气血凝滞，经络痹阻，僵凝疼痛，功能障碍。

【诊断要点】

（1）多发生在晨起醒后，突感颈部疼痛不适，头歪向患侧，活动不利，如不能旋转后顾，若向后看时，须整个躯干向后转动。

（2）颈项部肌肉痉挛压痛，可触及条索状硬结，斜方肌及大小菱形肌部位亦常有压痛。

（3）本病往往起病较快，病程较短，2~3d即能缓解，1周内多能痊愈。

【手法治疗】

操作要点同"颈部扭挫伤"。手法部位可施展至上背部痛点（图5-4-4）。

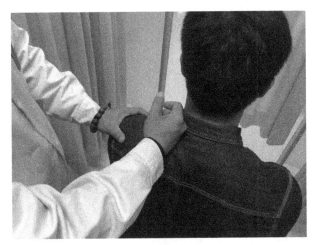

图 5 - 4 - 4 落枕手法治疗

【固定与功能锻炼】

同"颈部扭挫伤"。

【注意事项】

（1）避免不良睡眠姿势，枕头不宜过高、过低或过硬。

（2）睡眠时不要贪凉，以免受风寒侵袭。

（3）落枕后尽量保持头部于正常位置，以使颈部肌肉松弛。

（4）手法治疗落枕疗效显著，可迅速缓解肌肉痉挛，消除疼痛，往往经治疗1次后，症状即减轻大半。

四、肌性斜颈

肌性斜颈一般指先天性斜颈，是一侧胸锁乳突肌挛缩造成头向另一侧偏斜的病症。婴儿出生并无畸形，约10d后出现肿块，逐步转变成胸锁乳突肌挛缩而出现斜颈，本病是一种常见病，早期诊治对预防继发性头、脸、颈椎畸形非常重要。

【病因病机】

一般认为，本病直接原因是胸锁乳突肌纤维化导致挛缩与变短，但引起此肌纤维化的原因尚不清楚，可能因素有产伤、局部缺血、静脉闭塞、宫内姿势不良、遗传、生长停滞、感染性肌炎或多种因素混合造成。常发生于高龄初产妇和臀位的婴儿，通常认为颈部在宫内扭转，又因宫内体位限制直至分娩，导致肌肉缺血、水肿以致纤维化，使胸锁乳突肌挛缩。

【诊断要点】

（1）胸锁乳突肌中下1/3处有肿块隆起，无红、肿、热、痛，质坚硬，呈圆形或椭圆形，推之移动，按之婴儿哭闹，头偏向患侧，下颌转向健侧。

（2）随着幼儿生长，患侧面部变短、增宽，随着骨的生长发育，面部更加不对称，健侧面部明显肥大，患侧眼外眦至口角间的距离比对侧变短，两眼和两耳不在同一平面。

（3）B超检查：早期可以了解肿块性质、直径，后期了解肌肉纤维化情况。

【手法治疗】

取胸锁乳突肌肿块部位，可先热敷，然后自上而下按摩，舒展挛缩的胸锁乳突肌，术者双手托患者下颌及枕部，予以左右旋转摆动，摆动时注意向倾斜的相反方向纠正，再者，双手将患者头部向与畸形姿势相反方向予以扳动牵引，使颌部尽量旋向患侧，枕部旋向健侧（图5-4-5）。

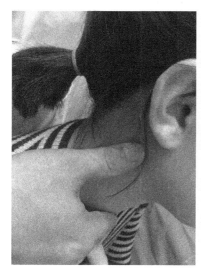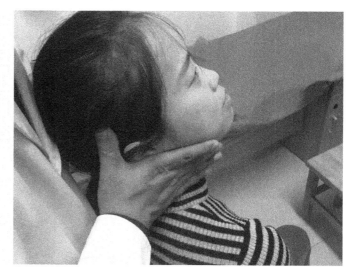

图5-4-5 肌性斜颈手法治疗

【固定与功能锻炼】

矫形颈托固定。手法被动牵拉，头部向对侧侧屈，使健侧耳垂接近肩部，缓缓转动使下颏接近患侧肩部。

【注意事项】

（1）本病大多为先天性，无有效预防措施。临床上尽量是要做到早发现、早诊断、早治疗，防止给患儿带来进一步的损伤。

（2）手法治疗坚持数月可获满意疗效。

（3）进行手法牵动时，要使患儿舒适平卧，头部稍后伸位，患儿肩、胸部要有人固定。

五、颈椎病

颈椎病是因颈椎骨质增生、项韧带钙化、颈椎间盘萎缩退化等改变，刺激或压迫颈部神经、脊髓、血管而产生一系列症状和体征的综合征，是一种常见病，多见于40岁以上中老年人，随着人们生活和工作方式的改变，本病有年轻化的趋势。

【病因病机】

本病多因慢性劳损或急性外伤引起。因颈项部日常活动频繁、范围大，颈部遭受外伤或长期不当姿势容易发生损伤和劳损，如会计或长期使用电脑者等，均可引起椎间盘退行性改变，向周围膨出，椎间隙变窄，继而出现椎体边缘与钩椎关节增生、椎间孔变窄、黄韧带肥厚、变性及项韧带钙化等一系列改变，影响到颈神经根、脊髓或主要血管时即发生一系列症状和体征。临床分为4型：①神经根型，是脊神经根受到压迫或刺激而表现为与脊神经根其分布区相一致的感觉、运动障碍及反射变化，以颈5~6、颈6~7间关节活动度较大，因而发病率较其余颈椎节段为高，发病率最高；②脊髓型，主要是损害脊髓，表现为慢性进行性四肢瘫痪、肌张力增高等症状，呈慢性进展，遇诱因后加重，一旦延误诊治，常发展成为不可逆性神经损害；③椎动脉型，椎动脉受到挤压和刺激，引起脑供血不足而产生头晕、头痛等症状；④交感神经型刺激交感神经而引起相关症候群者。若同时合并2种或2种以上表现者为混合型。

【诊断要点】

（1）有颈部长期劳损或不良姿势史。

（2）颈部疼痛、酸困不适，局部僵硬，活动受限。

1）神经根型：颈根部至肩、臂、前臂、手指电击样放射，有麻木、灼痛或电击样痛，颈部后伸、咳嗽，甚至增加腹压时疼痛可加重，部分患者可有头晕、耳鸣、耳痛、握力减弱及肌肉萎缩。臂丛神经牵拉试验、颈椎间孔挤压试验阳性。X线检查可见椎体、钩椎关节增生，椎间隙变窄，颈椎生理曲度减小、消失或反角，轻度滑脱，项韧带钙化和椎间孔变小等。

2）脊髓型：颈部活动受限不明显，上肢活动欠灵活，缓慢进行性双下肢麻木、发冷、疼痛，走路欠灵、无力、易绊倒，不能跨越障碍物，休息时缓解，劳累时加重。后期下肢或四肢瘫痪，二便失禁或尿潴留。肌张力增高，反射亢进，锥体束征阳性。X线片和CT示颈椎病变椎间隙狭窄，椎体后缘唇样骨赘，椎间孔变小；椎间盘变性，椎管前后径缩小，脊髓受压等改变。MRI示受压节段脊髓有信号改变，脊髓受压呈波浪样压迹。

3）椎动脉型：单侧颈枕部或枕顶部发作性头痛、视力减弱、耳鸣、听力下降、眩晕，可见猝倒发作。因头部活动到某一位置时诱发或加重，头颈旋转引起眩晕发作是本病的最大特点。椎动脉血流检测及椎动脉造影可协助诊断。X线片示椎节不稳及钩椎关节侧方增生。

4）交感神经型：有头痛或偏头痛，伴恶心、呕吐，颈肩部酸困疼痛，上肢发凉发绀，眼部视物模糊，眼窝胀痛，眼睑无力，瞳孔扩大或缩小，或耳鸣、听力减退或消失。心前区持续性压迫痛或钻痛，心律不齐，心跳过速。头颈部转动时症状可明显加重。

（3）特殊检查。

1）颈椎间孔挤压试验：患者坐位，检查者双手手指互相嵌夹相扣，以手掌面压于患者头顶部，同时向患侧或健侧屈曲颈椎，也可以前屈后伸，若出现颈部或上肢放射痛加重，即为阳性。多见于神经根型颈椎病。该试验是使椎间孔变窄，从而加重对颈神经根的刺激，故出现疼痛或放射痛。

2）臂丛神经牵拉试验：患者坐位，头微屈，检查者立于患者被检查侧，一手推头部向对侧，同时另一手握该侧腕部作相对牵引，此时臂丛神经受牵拉，若患肢出现放射痛、麻木，则为阳性。多见于神经根型颈椎病患者。

3）前屈旋颈试验：患者头颈部前屈，再左右旋转活动，颈椎处出现疼痛为阳性，提示颈椎骨关节病。

（4）影像学检查。

1）X线检查：正位片可显示颈椎椎间隙变窄或左右不等，侧位片显示颈椎前凸消失，甚至后凸，或椎体缘唇样增生等退行性改变。

2）CT、MRI检查：可清晰地显示出颈椎椎管形态、髓核突出的解剖位置和硬膜囊神经根受压的情况，必要时可加以造影。CT、MRI检查对颈椎病的诊断及指导治疗有重要意义。

【手法治疗】

颈椎病的基本病理是颈椎间盘的退变及由此引起的一系列变化，颈部软组织受累首当其冲，形成"筋－骨－筋"损伤的恶性循环。手法对颈部肌肉损伤进行干预，调整局部力学平衡，直接或间接缓解症状和消除病因，效果明显、可靠。但其病因病理及临床表现复杂，治疗方式因患者个体状况、症状表现、病情变化发展的差异而不同，因此，对本病早期症状单纯、轻微或仅表现为软组织劳损者，可采用手法治疗，效果迅速、可靠，甚至可以痊愈，对于病情复杂、症状严重者，可采用一些柔和、放松性的手法，作为一种辅助治疗，禁止或慎重采用暴力、动作幅度大的手法，以免加重损伤，造成严重后果。

操作要点 患者正坐，术者立于背后，先在颈项部用点压、拿捏、弹拨、按摩等，取项及项两侧肌肉，予以弹拨，使彻底放松；然后用颈项旋扳法，患者取稍低坐位，术者站于患者的侧后，以同侧肘弯托住患者下颌，另一手托其后枕部，嘱患者颈部放松，术者将患者头部向头顶方向牵引，而后向本侧旋转，当接近限度时，再以适当的力量使其继续旋转5°～10°，可闻及轻微的关节弹响声，之后再行另一侧的旋扳，然后予以劈、散、拿、叩击、抖肩等手法以理顺筋络、调和气血，使肌群进一步放松（图5－4－6）。颈部扳法必须在颈部肌肉充分放松、始终保持头部上提力量下进行，操作者必须有足够经验，不可用暴力，若使用不当有一定危险，故宜慎用。脊髓型颈椎病禁用，以免发生危险；最后用放松手法，缓解治疗手法引起的疼痛不适感。

【固定与功能锻炼】

急性发作期疼痛明显应注意休息，以静为主，以动为辅，可用颈围或颈托固定1～2周。

慢性期疼痛缓解后，开始作颈项屈伸、侧屈、旋转及伸缩等锻炼，还可以做体操、太

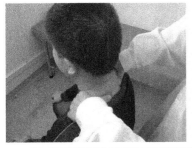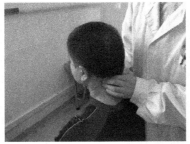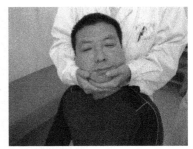

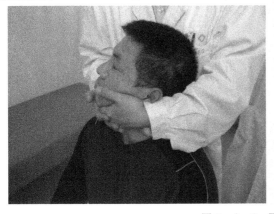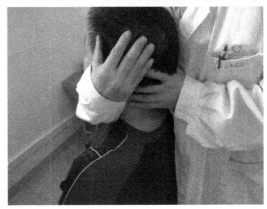

图 5 – 4 – 6 颈椎病手法治疗

极拳等全身性运动。

【注意事项】

（1）合理用枕，选择合适的高度与硬度，如枕头应该是能支撑颈椎生理曲线，并保持颈椎平直，亦可去枕平卧。

（2）长期伏案工作者，应注意经常作颈项部的功能活动，避免长时间处于某一低头姿势。

（3）保护颈部，避免"挥鞭样"损伤。

（4）注意颈部保暖，颈部受寒冷刺激会使肌肉血管痉挛，加重颈部损伤。

（5）非手术治疗症状易反复，病程较长，导致患者心理悲观、情绪急躁，甚至影响日常生活，因此要加强心理调护，做好健康教育，帮助患者树立信心，早日康复。

六、胸腰椎小关节滑膜嵌顿

胸腰椎小关节滑膜嵌顿又称椎小关节紊乱症、小关节综合征，中医称"岔气"、"闪腰"或"弹背"。多由于轻度的急性腰扭伤或弯腰猛然起立，由于关节突扭动使滑膜嵌插于关节内，使脊椎活动受限。

【病因病机】

胸腰椎关节突关节由上位椎骨的下关节突及下位椎骨的上关节突构成。每个关节突面是互成直角的两个面，一个呈冠状位，一个呈矢状位，所以侧弯和前后屈伸活动的范围较大。至腰骶关节，则小关节面成为介于冠状和矢状之间的斜位，由直立而渐变为近似水平面，上下关节囊较宽松，可做屈伸和各种旋转运动，其活动范围更为增大。因姿势不当、用力失衡、突然持重等，或腰部原有损伤、局部退行性改变，承受力的能力降低等，导致关节突关节间隙增大或错位，刺激关节囊。本病的病理改变主要为腰椎关节突关节内产生负压，吸入的滑膜又被关节挤压而造成的损伤，因滑膜和关节囊肿胀、渗出，炎症反应及神经刺激等而产生剧烈的疼痛。

【诊断要点】

（1）胸背部、腰部扭伤或闪腰史。

（2）局部呈僵直屈曲位，后伸活动明显受限，一般无神经根刺激体征。伤后局部立即发生难以忍受的剧烈疼痛，发生在胸椎时，可伴有呼吸时加重而患者不敢深呼吸。急性嵌顿一旦解除，剧痛随即消失或自行缓解或转为一般扭伤后的胸背、腰痛。

（3）X线检查：无特异性改变，有时可显示后关节突排列不对称，或有腰椎后凸和侧弯，椎间隙左右宽窄不等。

【手法治疗】

操作要点 坐位脊柱旋转复位法：患者端坐方凳上，两足分开与肩等宽，助手固定住患者大腿，双手压住左大腿根部以维持固定患者的正坐姿势。术者立于患者之后左侧，左手自患者左腋下伸向前，手指挟在对侧肩部，右手拇指推按在偏右棘突的后下角。当左手臂使患者身体前屈60°~90°，再向左旋转45°，并加以后仰时，左拇指用力推按棘突向左，此时可感到指下椎体轻微错动，或可闻及复位的响声。最后使患者恢复正坐，术者用拇、食指自上而下理顺棘上韧带及腰肌。

对患者不能坐位施术者，可用斜扳法。患者侧卧位，患侧在上，髋、膝关节屈曲，健侧在下，髋、膝关节伸直，腰部尽量放松。术者立于患者前侧或背侧，一手置于肩部，另一手置于臀部，两手相对用力，使上身和臀部作反向旋转，即肩部旋后，臀部旋前，活动到最大程度时，用力作一稳定推扳动作，此时往往可听到清脆的弹响声，腰痛一般可随之缓解。也可选用背法（图5-4-7）。

【固定与功能锻炼】

初期宜卧硬板床休息，或佩戴腰围固定，以减轻疼痛，缓解肌肉痉挛，防止进一步损伤。

后期作腰部屈伸、左右侧屈及旋转等动作，促进气血循行，防止粘连，增强肌力。

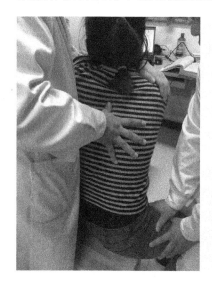
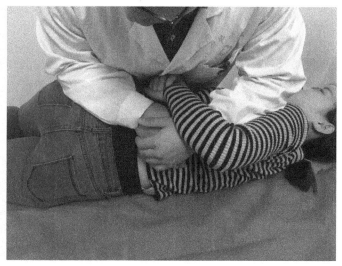

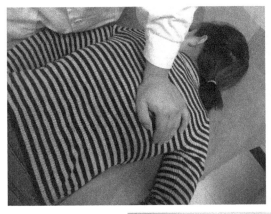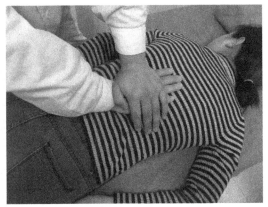

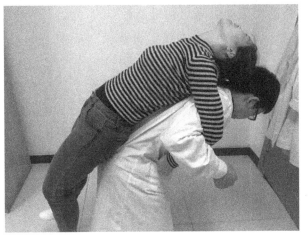

图 5 - 4 - 7　胸腰椎关节突关节滑膜嵌顿手法治疗

【注意事项】

腰部扭挫伤强调以预防为主，劳动或运动前做好充分准备活动，应量力而行。

平时要经常锻炼腰背肌，弯腰搬物姿势要正确。

伤后应注意休息与胸背、腰部保暖，勿受风寒，佩戴腰围保护。

七、腰部扭挫伤

腰部扭挫伤是腰部筋膜、肌肉、韧带、椎间小关节、腰骶关节的急性损伤。若处理不当，或治疗不及时，也可使症状长期延续，变成慢性。腰部扭挫伤是常见的腰部筋伤疾病，可分为扭伤与挫伤 2 大类，扭伤者较多见，多发于青壮年和体力劳动者。

【病因病机】

多因突然遭受间接暴力致腰肌筋膜、韧带损伤和小关节错缝。当脊柱屈曲时，两侧骶棘肌收缩，以抵抗体重和维持躯干的位置，此时若负重过大或用力过猛，致使腰部肌肉强烈收缩，可引起肌纤维撕裂；当脊柱完全屈曲时，主要靠棘上、棘间、髂腰等韧带来维持躯干的位置，此时若负重过大或用力过猛，而引起韧带损伤；腰部活动范围过大、过猛，弯腰转身突然闪扭，致使脊柱椎间关节受到过度牵拉或扭转，可引起椎间小关节错缝或滑膜嵌顿。腰部挫伤多为直接暴力所致，如车辆撞击、高处坠跌、重物压砸等，致使肌肉挫伤，血脉破损，筋膜损伤，引起瘀血肿胀、疼痛、活动受限等，严重者还可合并肾脏损伤。

【诊断要点】

（1）有明显的外伤史。

（2）腰部剧烈疼痛，为持续性，深呼吸、咳嗽、打喷嚏等用力时均可使疼痛加剧，腰部用双手撑住保护，以避免因活动而加重疼痛，疼痛经休息后减轻但不消除。

（3）腰肌及筋膜损伤时，腰部各方向活动均受限制，棘突旁骶棘肌处、腰椎横突或髂嵴后部压痛；棘上、棘间韧带损伤时，脊柱屈曲时疼痛加剧，棘突或棘突间压痛；椎间小关节损伤时，腰部被动旋转活动受限并使疼痛加剧，脊柱可有侧弯，有的棘突可偏歪，棘突两侧较深处有压痛；若挫伤合并肾脏损伤时，可出现血尿等症状。

（4）腰部扭挫伤一般无下肢痛，但有时可出现下肢反射性疼痛，多为屈髋时臀大肌痉挛，骨盆有后仰活动，牵动腰部的肌肉、韧带所致。

（5）脊柱多呈强直位，腰部僵硬，腰肌明显紧张，屈伸活动均感困难，严重者不能行走或卧床难起。

（6）X线检查：可显示腰椎生理前凸消失和肌性侧弯，不伴有其他改变。

【手法治疗】

操作要点 患者俯卧位，术者用两手在脊柱两侧的骶棘肌，自上而下进行按揉、拿捏，手法以松解肌紧张、痉挛；接着按压推揉阿是穴、腰阳关、命门、肾俞、大肠俞、次髎等穴，以镇静止痛；最后术者用左手压住腰部痛点，用右手托住患侧大腿，同时用力做反方向扳动，并加以摇晃拔伸数次。如腰两侧俱痛者，可将两腿同时向背侧扳动。在整个手法过程中，痛点应作为施术重点区。

椎间小关节错缝或滑膜嵌顿可用斜扳法。患者侧卧位，患侧髋、膝关节在上并屈曲，健侧在下，髋、膝关节伸直，腰部尽量放松。术者立于患者前侧或背侧，一手置于肩部，另一手置于臀部，两手相对用力，使上身和臀部作反向旋转，即肩部旋后，臀部旋前，活动到最大程度时，用力作一稳定推扳动作，此时往往可听到清脆的弹响声，腰痛一般可随之缓解。可采用背法（图5-4-8）。

【固定与功能锻炼】

损伤初期，急性发病，疼痛严重，宜卧硬板床休息，或佩戴腰围固定（图5-4-9），以减轻疼痛，缓解肌肉痉挛，防止进一步损伤。

到后期疼痛缓解，宜作腰部屈伸、侧屈、旋转等各种锻炼，以促进气血循行，防止粘连，增强肌力。

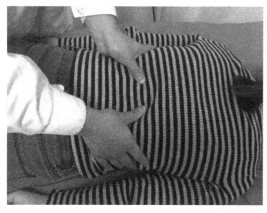
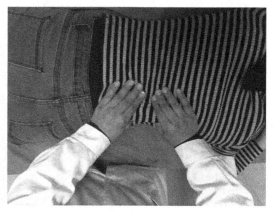

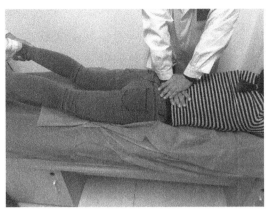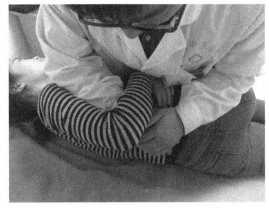

图 5-4-8 椎间小关节错缝用斜扳法治疗

配合口服中药，如初期可用桃红四物汤以活血化瘀、行气止痛，后期用补肾壮筋汤以舒筋活络、补益肝肾，同时后期用海桐皮汤熏洗或热熨。

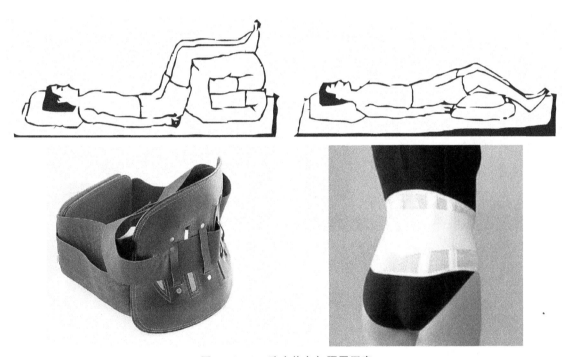

图 5-4-9 卧床休息与腰围固定

【注意事项】

腰部扭挫伤强调以预防为主，劳动或运动前做好充分准备活动，量力而行。

平时加强锻炼腰背肌，注意弯腰搬物的姿势正确。

伤后应注意休息与腰部保暖，勿受风寒，佩戴腰围保护，并配合各种治疗。

可采用超短波、磁疗、中药离子导入等，以减轻疼痛，促进恢复。

腰背肌筋膜炎 腰背肌筋膜炎指腰背部肌筋膜因慢性劳损、寒冷、潮湿等发生水肿、渗出及纤维性变，出现的腰背疼痛、活动受限等临床症状的软组织损伤。

【病因病机】

多见于感受潮湿、寒冷后发病。潮湿、寒冷可使腰背部肌肉血管收缩、缺血、水肿引起局部纤维浆液渗出，最终形成纤维织炎；慢性劳损为另一重要发病因素，腰背部肌肉、筋膜受损后发生纤维化改变，使软组织处于高张力状态，从而出现微小的撕裂性损伤，最后又使纤维样组织增多、收缩，挤压局部的毛细血管和末梢神经出现疼痛；其他如经常一个姿势坐着、缺少相应的活动、久坐电脑前及病毒感染、风湿症的肌肉变态反应等都是诱因。

【手法治疗】

操作要点　术者先在患者腰背部沿骶棘肌走行方向施以滚法，宜轻柔缓和，连续滚动数分钟，再施以分筋法，如有明显的条索状改变时，手法要略重，以手拇指沿肌纤维方向进行弹拨。然后以鱼际掌根部着力，在腰背痛部软组织上作自上而下、稍加一定压力的环形揉动，反复揉动数分钟，或医者以前臂的尺侧面接触病人腰背部皮肤，作环形或半环形揉动，此法接触面积较大，再于局部以顺筋法自上而下捋顺肌肉，最后，采用双掌按压，双手相叠，用掌根鱼际或全掌着力按压，按压时动作要持续缓和，按压到一定深度时，可作旋转性按压（图5-4-10）。

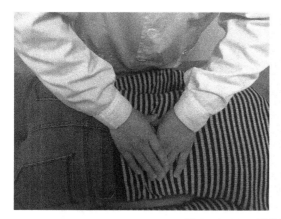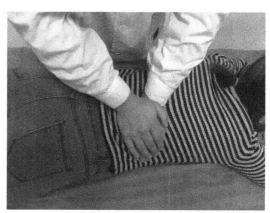

图5-4-10　腰背肌筋膜炎手法治疗

【固定与功能锻炼】

急性发作时应卧床休息2~3周。严重者可佩带腰围，以固定腰部，减少后伸活动，防止转成慢性。

腰腿痛症状缓解或减轻后，应积极逐步进行腰背肌功能锻炼，佩戴腰围保护（见"急性腰扭伤"节），锻炼方式可采用飞燕点水、五点支撑等（图见"腰肌劳损"节）。后期用海桐皮汤熏洗或热熨。

【注意事项】

注意防寒防潮、避免睡软床，应选择硬板床。

平时注意姿势，久坐如长时间办公室工作人员、电脑操作者等应定时休息，变换姿势，使紧张的腰背肌肉得以缓解。

体育运动或剧烈活动时，要做好准备活动。

防止过劳，人就像一台机器，过度的运转或超负荷的使用，必然会导致某些部件或整个机器的损害。腰部作为人体运动的中心，过度劳累，必然造成损伤而出现腰痛，因此，在各项工作或劳动中注意有劳有逸。

注意减肥，控制体重，身体过于肥胖，必然给腰部带来额外负担，特别是中年人和妇女产后，都是易于发胖的时期，节制饮食，加强锻炼是必要的。

八、腰肌劳损

腰肌劳损是腰骶部肌肉、筋膜及韧带等软组织的慢性损伤，导致局部无菌性炎症，引起腰臀部一侧或两侧慢性、弥漫性疼痛及活动受限，是慢性腰腿痛中常见的疾病之一。本病以长期反复发作的腰部疼痛为主要临床表现，常被用作没有明确器质性病变的慢性腰背部疼痛的总称，也称为功能性腰痛。引起慢性腰肌劳损的主要原因是急性腰扭伤后遗症及长期反复的腰部慢性损伤。

【病因病机】

急性腰扭伤因治疗不及时或处理方法不当时，如腰扭伤后没有很好卧床休息，以致受损伤的腰肌长期处于被牵拉状态；腰部活动过于频繁，影响组织的正常愈合等均可造成慢性腰肌劳损。有时严重的腰扭伤即使在早期得到合理治疗，也可能因愈合的瘢痕面积过大，在腰椎正常活动和负荷下被牵拉而松弛、变性及局部缺血，导致慢性腰痛。

长期反复的腰部轻微损伤或腰部肌肉、筋膜、韧带等长期处于强迫体位，如久坐、久站、搬抬重物均可使腰肌长期处于高张力牵伸状态，局部出现反应性炎症，时间过久即可形成腰肌积累性变性，导致慢性腰肌劳损。此外，腰椎先天畸形如腰椎骶化、骶椎腰化、隐性骶椎裂均可使肌肉、筋膜等组织缺少附着点，造成结构上的薄弱。当活动频繁或负重加大时，容易发生腰肌劳损，寒冷潮湿环境及气候变化也可促进腰部劳损的发生或疼痛症状加重。

本病在慢性腰背痛疾病中最为多见。主要原因有：

（1）积累性损伤：腰部在日常活动中使用最频繁，局部肌肉、韧带经常受到牵拉，受力大的组织不可避免会出现小的纤维断裂、出血和渗出，断裂组织修复及出血、渗出被吸收后，可遗留瘢痕和组织粘连。这些病理的粘连组织承受应力下降，且容易牵拉、压迫组织间神经纤维产生腰痛。长时间的体力劳动或运动，会因腰部负荷过重而造成腰肌的损伤。长期缺乏体育锻炼的肥胖者，站立时重心前移，也容易引起腰部韧带、肌肉劳损。这种腰痛休息后减轻，劳累后加重。

（2）腰部急性损伤的发展：腰部急性损伤在急性期治疗不彻底，损伤的肌肉、筋膜、韧带修复不良，产生较多瘢痕和粘连，会使腰部功能降低，出现腰部无力、酸麻、疼痛等症状，阴雨天则腰酸背痛，长时间不愈。

（3）腰肌筋膜无菌性炎症：长期弯腰或坐着工作，会使腰背肌长期处于牵拉状态，出现痉挛、缺血、水肿、粘连等，造成腰背酸痛，为无菌性炎症。

（4）其他原因：如先天性脊柱畸形，下肢功能或结构缺陷，可导致腰背组织劳损。体弱、内脏病变也会使腰背部应激能力降低。妊娠晚期腰部负重增加也容易产生劳损。腰部长时间遭受风寒，也可以引起慢性腰背部僵硬、疼痛。

【诊断要点】

（1）腰或腰骶部疼痛，多为钝痛，可局限于一个部位，也可散布整个背部，无串痛和肌肤麻木感，反复发作，疼痛可随气候变化或劳累程度而变化，时轻时重，缠绵不愈，受寒、弯腰过久后加重，遇暖、适当活动后缓解，腰部乏力，无明显压痛，或可有广泛压痛，容易"扭伤"，可伴有腰部活动受限。

（2）急性发作时，本病的各种症状均明显加重，并可有肌肉痉挛，脊椎侧弯和功能活动受限。部分患者可有下肢牵拉性疼痛。

（3）X线检查：多无异常，少数可见骨质增生或脊柱畸形。

【手法治疗】

手法治疗慢性腰肌劳损有一定的效果，但关键是消除致病因素，即改变不良的姿势和超负荷劳动，才能达到满意的治疗效果。

操作要点 患者俯卧位，术者站于患者左侧，用滚、按揉法沿两侧膀胱经由上而下往返施术3~5遍，用力由轻到重。然后用双手拇指按揉肾俞、腰阳关、大肠俞、八髎、秩边、委中、承山及腰臀部痛点，以酸胀为度，并配合腰部后伸被动运动数次；然后点压、弹拨肌痉挛处，反复3~5遍。再施以腰部斜板法，左右各1次，医者面向患者站立，再取仰卧位，双下肢屈膝屈髋，医者抱住患者双膝作腰骶顺、逆时针旋转，调整腰骶关节。最后，俯卧位，用滚、揉腰臀及大腿后外侧并点按秩边、委中、承山等穴，然后用小鱼际直擦腰背两侧膀胱经，横擦腰骶部，以透热为度，最后用五指并拢，腕部放松，有节律地叩打腰背及下肢膀胱经部位，用力由轻到重，以患者能忍受为度（图5-4-11）。

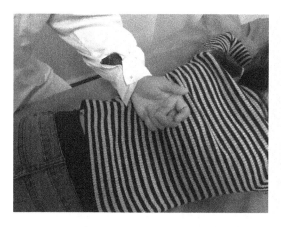
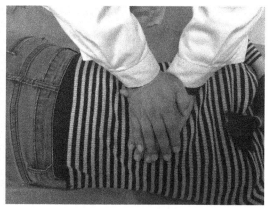
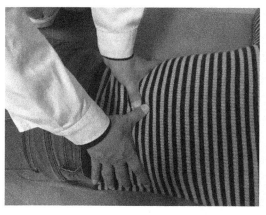
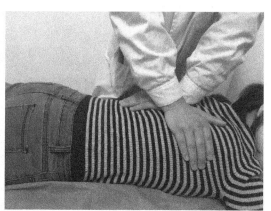

图5-4-11 腰肌劳损手法治疗

【固定与功能锻炼】

（1）剧痛时可卧床休息，也可用围腰制动，或用宽腰带加以保护（图见"急性腰扭伤"）。

（2）实践证明，运动疗法对其有较好的效果。加强腰背伸肌锻炼，如仰卧位拱桥式锻炼，俯卧位的飞燕式锻炼，早晚各 1 次，每次各作 20～30 下，利于腰背肌力的恢复，增加有针对性的体育疗法，如太极拳、保健体操等。常用的腰背肌锻炼法（图 5-4-12）介绍如下：

仰卧锻炼 患者取仰卧位，首先双脚、双肘和头部五点，支撑于床上，将腰、背、臀和下肢用力挺起稍离开床面，维持感到疲劳时，再恢复平静的仰卧位休息。按此法反复进行 10min 左右，每天早晚各锻炼 1 次。

俯卧锻炼 患者采取俯卧位，将双上肢反放在背后，然后将头胸部和双腿用力挺起离开床面，使身体呈反弓型，坚持至稍感疲劳为止。依此法反复锻炼 10min 左右，每天早晚各 1 次。如果长期坚持锻炼，可预防和治疗腰肌劳损和低头综合征的发生和发展。

腰背部叩击按摩法：患者采用端坐位，先用左手握空拳，用左拳在左侧腰部自上而下轻轻叩击 10min 后，再用左手掌上下按摩或揉搓 5min 左右，1 日 2 次。然后反过来用右手同左手运动法。自己感到按摩区有灼热感，则效果更好，运动后自觉舒服无比。此运动法能促使腰部血液循环，能解除腰肌的痉挛和疲劳，对防治中老年性腰肌劳损效果良好。

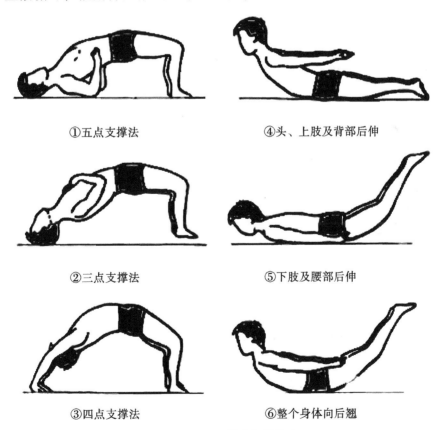

①五点支撑法　　④头、上肢及背部后伸

②三点支撑法　　⑤下肢及腰部后伸

③四点支撑法　　⑥整个身体向后翘

图 5-4-12　腰背肌锻炼法

锻炼期间辅以中药热敷、熏洗或理疗，方法为：每晚用热水袋或中药海桐皮汤装入自制布袋内蒸热在疼痛部位热敷，每次 20～30min。有条件的可用远红外线热疗器或周林频谱仪等理疗。能促进腰部血液循环，还能祛风湿、活血通络，对治疗腰肌劳损患者效果良好。

【注意事项】

加强腰背肌训练，可参照前面功法锻炼，卧硬板床，用腰围护腰。

避免腰部负重、疲劳及弯腰工作，局部保暖。

预防腰肌劳损应注意姿势及自我调节，劳逸结合，避免长期固定在一个动作上和强制的弯腰动作，注意变换体位。要注意养成和保持能够持久的、不易引起疲劳的良好姿势。

避免风寒湿邪侵袭。风寒湿邪可以降低机体对于疼痛的耐受力，可使肌肉痉挛，亦可使小血管收缩，从而影响肌肉的代谢和营养。肌肉长时间缺乏营养可产生纤维变性，而造成劳损性慢性腹痛。

必要时对局限性压痛点封闭治疗。

九、第三腰椎横突综合征

第三腰椎横突综合征又称第三腰椎横突滑囊炎、第三腰椎横突周围炎，是由于第三腰椎横突周围组织损伤造成以第三腰椎横突处明显压痛为主要特征的慢性腰痛疾病，可因影响邻近神经纤维而伴有下肢疼痛。多见于青壮年，以体力劳动者常见。

【病因病机】

第三腰椎横突最长，是腰大肌起点和腰方肌止点，有胸腰筋膜附着，第三腰椎居 5 个腰椎的中点，为腰椎的活动中心，腰腹部肌收缩时受力最大，因急性腰部损伤未及时处理或长期慢性劳损容易使肌附加处发生撕裂性损伤，局部发生炎性肿胀、充血、渗出等，引起横突周围瘢痕粘连、筋膜增厚、肌腱挛缩及骨膜、纤维组织增生等病理改变；此外，感受风寒湿邪可加重局部炎症反应；臀上皮神经发自腰 1~3 脊神经后支外侧支，穿横突间隙向后，经过附着于腰 1~4 横突的腰背筋膜深层，分布于臀部及大腿后侧皮肤，故第三腰椎横突处组织损伤可刺激该神经，引起臀部及腿部疼痛。

【诊查要点】

（1）有腰部扭伤史或慢性劳损史。

（2）腰部疼痛，同侧肌紧张或痉挛，腰部及臀部弥散性疼痛，有时可向大腿后侧至腘窝处扩散，骶棘肌外缘腰 3 横突尖端处明显压痛，可引起同侧下肢反射痛，范围多不过膝。

（3）腰部活动时或活动后疼痛加重，翻身及行走均感困难，晨起或弯腰时疼痛加重，腰部功能多无明显受限。病程长者可出现肌肉萎缩，继发对侧肌紧张，导致对侧腰 3 横突受累、牵拉而发生损伤。

（4）X 线检查：可见一侧或双侧第三腰椎横突过长。

【手法治疗】

操作要点 患者俯卧位，术者在脊柱两侧骶棘肌、臀部及大腿后侧施以按、揉、推等手法，并按揉腰腿部膀胱经腧穴，理顺腰、臀、腿部肌肉，解除痉挛，缓解疼痛。再以拇指及中指分别挤压、弹拨、按揉腰 3 横突尖端两侧，剥离粘连，活血散瘀，消肿止痛（图 5-4-13）。

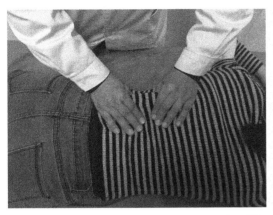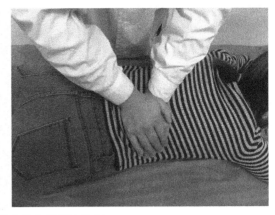

图 5 - 4 - 13 腰三横突综合征手法治疗

【固定与功能锻炼】

疼痛明显时应卧硬板床休息，缓解后，可用腰围保护起床适当活动，减轻疼痛，缓解肌肉痉挛。

平时应加强腰背肌功能锻炼，如五点支撑等，增强腰部肌肉力量。

【注意事项】

注意腰部保暖，避免受凉、劳累。

十、腰椎间盘突出症

腰椎间盘突出症是因腰椎间盘发生退行性变，在外力作用下，使纤维环破裂、髓核突出，刺激或压迫神经根，引起的以腰痛及坐骨神经痛等症状为特征的腰腿痛疾患，是临床最常见的腰腿痛疾病。好发于 20～40 岁青壮年，男性多于女性。

【病因病机】

2 个椎体之间由椎间盘连接，构成脊椎骨的负重关节，为脊柱活动的枢纽。椎间盘由纤维环、髓核、软骨板 3 部分组成，纤维环位于椎间盘的外周，为纤维软骨组织所构成，其前部紧密地附着于前纵韧带，后部薄弱，附着于后纵韧带；髓核位于纤维环内，为富有弹性的透明胶状体。髓核组织在幼年时呈半液体状态或胶冻样，随着年龄增长，其水分逐渐减少，纤维细胞、软骨细胞和无定型物质逐渐增加，髓核变成颗粒状和脆弱易碎的退行性组织；软骨板为透明软骨所构成，位于上、下面。腰椎间盘有很大弹性，具有稳定脊柱、缓冲震荡等作用。腰前屈时椎间盘前方承重，髓核后移；后伸时椎间盘后方负重，髓核前移。

随着年龄的增长，髓核含水量逐渐减少，以及在日常生活、工作中，椎间盘不断遭受脊柱纵轴的挤压力、牵拉力和扭转力等外力作用，椎间盘发生退行性变，失去弹性，导致椎间隙变窄、周围韧带松弛，或产生裂隙，形成腰椎间盘突出的内因；急性或慢性损伤是发生腰椎间盘突出症的外因。当腰椎间盘突然或连续受到不平衡外力作用时，如弯腰提取重物、姿势不当或准备欠充分的情况下搬动或抬举重物，或长时间弯腰后猛然伸腰，使椎间盘后部压力增加，甚至由于腰部的轻微扭动，如弯腰洗脸时、打喷嚏或咳嗽后，发生纤维环破裂、髓核向后侧或后外侧突出。此外，年老体衰者肝肾亏虚，筋骨失养，或风寒湿邪乘虚而入，腰部受凉引起腰肌痉挛，亦可促使已有退行性变的椎间盘突出。下腰部负重及活动度大，损伤发生率高，是腰椎间盘突出的好发部位，其中以腰4～5椎间盘发病率最高，腰5～骶1椎间盘次之。

多数患者因腰扭伤或劳累而发病，少数可无明显外伤史。纤维环破裂，突出的髓核压迫和挤压硬脊膜及神经根，是造成腰腿痛的根本原因。如果没有压迫神经根，只有后纵韧带受刺激，临床表现以腰痛为主；若突破后纵韧带而压迫神经根时，则以腿痛表现为主。坐骨神经由腰4、5和骶1、2、3的5条神经根前支组成，故腰4、5和腰5骶1的椎间盘突出，引起坐骨神经痛。初期出现神经支配区的放射痛、感觉过敏等，病程日久，神经根受到长期压迫，则突出的椎间盘与神经根、硬脊膜发生粘连，导致部分神经功能障碍，除反射痛外，还有支配区放射痛、感觉减退、腱反射减弱甚至消失等表现。

腰椎间盘突出症按髓核突出的方向分为中央型、旁中央型、外侧型和极外侧型（图5-4-14）。多数为髓核向后侧方突出，即侧突型，单侧突出者，出现同侧下肢症状；若髓核自后纵韧带两侧突出，则出现双下肢症状，症状可一先一后发生，两侧轻重不一，有交替现象；髓核向后中部突出为中央型，或偏左或偏右，压迫马尾甚至同时压迫两侧神经根，出现鞍区麻痹或双下肢症状。

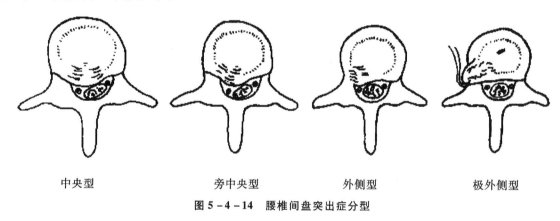

| 中央型 | 旁中央型 | 外侧型 | 极外侧型 |

图5-4-14 腰椎间盘突出症分型

临床中从病理变化及影像学表现分为：

（1）膨隆型，纤维环部分破裂，而表层尚完整，此时髓核因压力而向椎管内局限性隆起，但表面光滑，这一类型经保守治疗大多可缓解或治愈（图5-4-15）。

（2）突出型，纤维环完全破裂，髓核突向椎管，仅有后纵韧带或一层纤维膜覆盖，表面高低不平或呈菜花状，常需手术治疗（图5-4-16）。

（3）脱出游离型，破裂突出的椎间盘组织或碎块脱入椎管内或完全游离。此型不单可引起神经根症状，还容易导致马尾神经症状，非手术治疗往往无效（图5-4-17）。

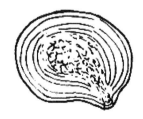

图5-4-15 膨隆型

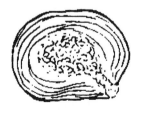

图5-4-16 突出型

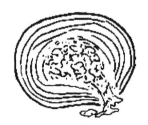

图5-4-17 脱出游离型

【诊断要点】

（1）多有不同程度的腰部外伤或慢性损伤史，如弯腰搬运重物、久坐等。

（2）主要症状：腰痛和下肢坐骨神经放射痛。疼痛主要在下腰部或腰骶部，一般为钝痛、刺痛或放射性疼痛，可在咳嗽、打喷嚏、用力排便等腹内压升高时加重，步行、弯腰、伸膝起坐等牵拉神经根的动作也使疼痛加剧，腰前屈活动受限，屈髋屈膝、卧床休息可使疼痛减轻；重者卧床不起，翻身困难；病程较长者，其下肢放射痛，并伴有感觉麻木、冷感、无力；中央型突出可造成马尾神经压迫症状而表现为会阴部麻木、刺痛，二便功能障碍，阳痿或双下肢不全瘫痪。少数病例起始症状是单纯腰痛或腿痛，而腰痛不甚明显。

（3）主要体征。

1）腰部畸形：腰部肌肉紧张、痉挛，腰椎生理前凸减少或消失，甚至出现后凸畸形。可有不同程度的脊柱侧弯，突出物压迫神经根内下方时（腋下型），脊柱向患侧弯曲（图5-4-18）；突出物压迫神经根外上方（肩上型），则脊柱向健侧弯曲（图5-4-19）。

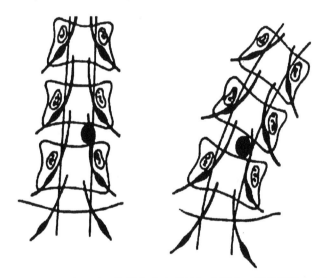

图5-4-18 腋下型 椎间盘突出于神经内下方，脊柱侧弯向患侧

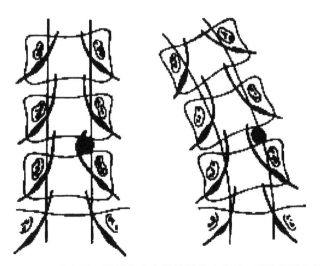

图5-4-19 肩上型 椎间盘突出于神经外上方时，脊柱侧弯向健侧

2）局部压痛和叩击痛：突出的椎间隙棘突间或棘突旁有压痛和叩击痛，并沿着患侧的大腿后侧向下放射至小腿外侧、足跟或足背外侧。沿坐骨神经走行有压痛。

3）腰部活动受限：急性发作期腰部活动可完全受限，绝大多数患者腰部伸屈和左右侧弯功能活动呈不对称性受限，甚至有些患者因疼痛而出现强迫体位，如弯腰不能直起等。

4）皮肤感觉障碍：受刺激的神经根所支配区域的皮肤感觉异常，早期多为皮肤过敏，随着病程延长，逐渐而出现肢体麻木、刺痛及感觉减退。腰3、4椎间盘突出压迫腰4神经根，引起小腿前内侧皮肤感觉异常；腰4、5椎间盘突出压迫腰5神经根，引起小腿前外侧、足背前内侧、拇趾背侧皮肤感觉异常；腰5骶1椎间盘突出，压迫骶1神经根，引起小腿后外侧、足背外侧、第4、5趾背皮肤感觉异常；中央型突出则表现为鞍区麻木，膀胱、肛门括约肌功能障碍。

5）肌力减退或肌萎缩：受损伤的神经根所支配的肌肉可出现肌力减退，肌萎缩。腰4神经根受压，引起股四头肌肌力减退、肌肉萎缩；腰5神经根受压，引起拇趾背伸肌肌力减退；骶1神经根受压，引起踝跖屈和立位单腿翘足跟力减弱。

6）腱反射减弱或消失：腰4神经根受压膝反射减弱或消失；骶1神经根受压跟腱反射减弱或消失。

7）特殊检查：以下特殊检查阳性时提示腰椎间盘突出症可能。

直腿抬高试验（拉塞克氏征）：患者仰卧，检查者一手握住患者踝部，另一手置于膝关节上方，使膝关节保持伸直位，抬高到一定角度，患者感到下肢出现放射性疼痛或麻木，原有的疼痛或麻木加重时为阳性。为增加坐骨神经牵拉强度可被动使踝关节背伸，如有椎间盘突出症时，坐骨神经的串痛将明显加剧，此方法称直腿抬高加强试验（Bragard征）。有时抬高健肢而患侧腿发生麻痛，系因患侧神经受牵拉引起，此点对诊断有较大价值。应注意两侧对比（图5-4-20）。

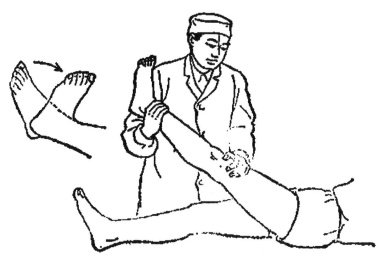

图5-4-20 直腿抬高试验和加强试验检查

屈颈试验阳性：检查者使患者头颈部前屈，逐渐屈曲致颏部抵到胸部，使硬脊膜囊向头侧移动，牵张作用使神经根受压加剧，而引起受累的神经痛腰及下肢出现放射性疼痛时为阳性。

仰卧挺腹试验　当患者挺腹而出现腰及下肢放射性疼痛或挺腹的同时屏气咳嗽而出现腰及下肢疼痛为阳性。

颈静脉压迫试验：检查者压迫患者的颈内静脉，使其脑脊液回流暂时受阻，硬脊膜膨胀，神经根与突出的椎间盘产生挤压，而引起腰及下肢出现疼痛为阳性。

股神经牵拉试验：当髋关节处于过伸位时，大腿前侧沿肌神经分布区出现牵拉放射疼痛为阳性。

（4）影像学检查。

1）X线检查：正位片可显示腰椎侧凸，椎间隙变窄或左右不等，患侧间隙较宽；侧位片显示腰椎前凸消失，甚至后凸，椎间隙前后等宽或前窄后宽，椎体可见许莫氏结节等改变，或椎体缘唇样增生等退行性改变。X线片必须与临床症状、体征定位相符合才有意义，以排除骨病如结核、肿瘤等引起的腰骶神经痛。

2）CT、MRI检查：可清晰地显示出椎管形态、髓核突出的解剖位置和硬膜囊神经根受压的情况，必要时可加以造影。CT、MRI检查对腰椎间盘突出症的诊断及指导治疗，有重要意义（图5-4-21）。

（5）肌电图检查：根据异常肌电图的分布范围可判定受损的神经根及其对肌肉的影响程度。

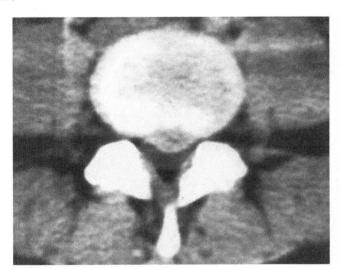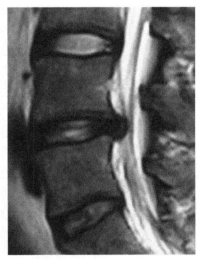

图5-4-21　腰椎间盘突出征 CT、MRI 表现

【手法治疗】

手法治疗腰椎间盘突出症安全、有效，深受患者欢迎，它具有调节脊柱顺应性，缓解肌痉挛；改变突出髓核与神经根的位置，减轻或解除压迫；矫正小关节错位及滑膜嵌顿；松解神经根粘连，促进炎症、水肿吸收；改善血液循环，促进损伤修复；镇痛及提高痛阈；促进突出椎间盘的自然吸收；可使部分突出髓核回纳；可能挤破高张力的突出髓核，变成低张力的髓核碎块，解除对神经根的压迫等作用。

操作要点　患者俯卧，术者用两手拇指或掌部自上而下按摩脊柱两侧膀胱经，至患肢承扶处改用揉捏，下抵殷门、委中、承山；然后两手交叉，右手在上，左手在下，手掌向下用力推压脊柱，从胸椎至骶椎，从背、腰至臀腿部，着重于腰部，缓解、调理腰臀部的肌肉痉挛；接着采用脊柱推扳法，即第一步俯卧推髋扳肩，术者一手掌于对侧推髋固定，另一手自对侧肩外上方缓缓扳起，使腰部后伸旋转到最大限度时，再适当推扳1～3次，对侧相同；第二步俯卧推腰扳腿，术者一手掌按住对侧患椎以上腰部，另一手自膝上方外侧将腿缓缓扳起，直到最大限度时，再适当推扳1～3次，对侧相同；第三步侧卧推髋扳肩，在上的下肢屈曲，贴床的下肢伸直，术者一手扶患者肩部，另一手同时推髂部向前，两手同时向相反方向用力斜扳，使腰部扭转，可闻及或感觉到"咔嗒"响声，换体位作另一侧；最后侧卧推腰扳腿，术者一手掌按住患处，另一手自外侧握住膝部（或握踝上，使之屈膝），进行推腰牵腿，作腰髋过伸动作1～3次，换体位作另一侧。脊柱推扳法可调理关节间隙，松解神经根粘连，或使突出的椎间盘回纳。推扳手法要有步骤有节奏地缓缓进行，绝对避免使用暴力。中央型椎间盘突出症不适宜用推扳法。

最后用牵抖法，患者俯卧，两手抓住床头。术者双手握住患者两踝，用力牵抖并上下抖动下肢，带动腰部，再行按摩下腰部（图5-4-22）。

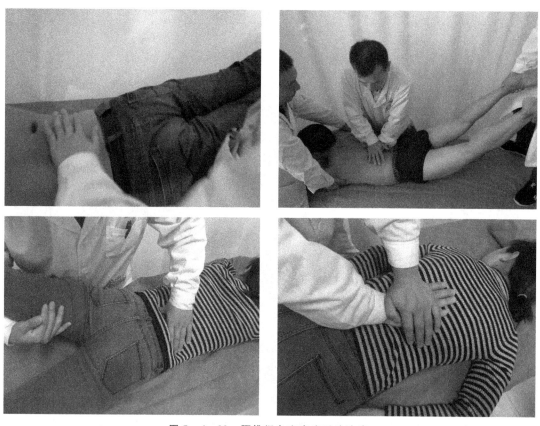

图5-4-22 腰椎间盘突出症手法治疗

【固定与功能锻炼】

急性期疼痛明显者应严格卧硬板床3周，手法治疗后亦应卧床休息，使损伤组织修复。

腰腿痛症状缓解或减轻后，应积极逐步进行腰背肌功能锻炼，佩戴腰围保护（见"急性腰扭伤"节），锻炼方式可采用飞燕点水、五点支撑等（图见"腰肌劳损"节），经常作后伸、旋转腰部，直腿抬高或压腿等动作，以增强腰腿部肌力，有利于腰椎的平衡稳定，巩固疗效。

【注意事项】

避免久坐、久站及弯腰持重物，避免腰部受风受凉，弯腰搬物姿势要正确，避免腰部扭伤。

十一、腰椎椎管狭窄症

腰椎椎管狭窄症又称腰椎椎管狭窄综合征，指腰椎椎管、神经根管及椎间孔变形或狭窄并引起马尾及神经根受压而产生相应的临床症状。多发于40岁以上的中年人，多为男性、体力劳动者。好发部位为腰4、5，其次为腰5骶1。

【病因病机】

本病病因分为原发性和继发性。前者为椎管因先天性或发育性因素而致的狭窄，表现为腰椎管前后径和横径均匀一致性狭窄，临床较少见；后者为后天所致，退行性变是主要原因，中年以后腰椎发生退行性改变，如骨质增生，黄韧带及椎板肥厚，小关节突增生、肥大、松动，椎体间失稳等均可使腰椎椎管内径缩小，容积变小，达到一定程度后可引起脊神经根或马尾神经受挤压而发病。这2种因素常相互联系和影响，使椎管容积进一步狭小，比较多见。此外，还有其他因素导致的椎管狭窄，如陈旧性腰椎间盘突出、脊椎滑脱、腰椎骨折脱复位不良、脊柱融合术后或椎板切除术后等也可引起腰椎管狭窄。

【诊断要点】

（1）为缓发性、持续性的下腰和腿痛，腰痛在下腰部、骶部，腿痛多为双侧，可左右交替出现，或一侧轻一侧重。疼痛性质为酸痛、刺痛或灼痛，腰部过伸行动受限。

（2）背伸试验阳性，可引起后背与小腿疼痛，这是本病的一个重要体征。部分患者可出现下肢肌肉萎缩，以胫前肌及拇伸肌最明显，足趾背伸无力。小腿外侧痛觉减退或消失，跟腱反射减弱或消失。直腿抬高试验可出现阳性。但部分患者可没有任何阳性体征，其症状和体征不一致是本病的特点之一。

（3）病情严重者，可出现尿频尿急或排尿困难，两下肢不完全瘫痪，马鞍区麻木，肛门括约肌松弛、无力。

（4）间歇性跛行为其特征性症状，即当站立和行走时，出现腰腿痛或麻木无力，跛行逐渐加重，甚至不能继续行走，下蹲休息后缓解，若继续行走其症状又出现，骑自行车无妨碍。

（5）影像学检查：X线片显示椎体、小关节突增生、肥大，椎间孔前后径变小，或椎体滑脱等改变；脊髓造影检查，碘柱可显示出典型的"蜂腰状"缺损、根袖受压及节段性狭窄等影像，甚至部分或全部受阻。完全梗阻时，断面呈梳齿状；CT、MRI检查显示椎体后缘骨质增生呈骨唇或骨嵴，椎管矢径变小；关节突关节可增生肥大向椎管内突出；椎管呈三叶形，中央椎管、侧隐窝部狭窄及黄韧带肥厚等。

【手法治疗】

患者俯卧位，采用按揉、点压、提拿等手法，配合斜扳法，以舒筋活络、疏散瘀血、松解粘连，使症状得以缓解或消失。手法宜轻柔，禁止用强烈的旋转手法，以防病情加重。

患者俯卧位，术者从腰骶部沿督脉、膀胱经向下，经臀部、大腿后部、腘窝部至小腿后部上下往返用掌根按揉；然后点按腰阳关、肾俞、大肠俞、次髎、环跳、承扶、殷门、委中、承山等穴；弹拨、提拿腰骶部两侧的骶棘肌及腿部肌肉。一助手握住患者腋下，一助手握住患者两踝部，两人对抗牵引，术者两手重叠置于腰骶部行按压抖动（图5-4-23）。

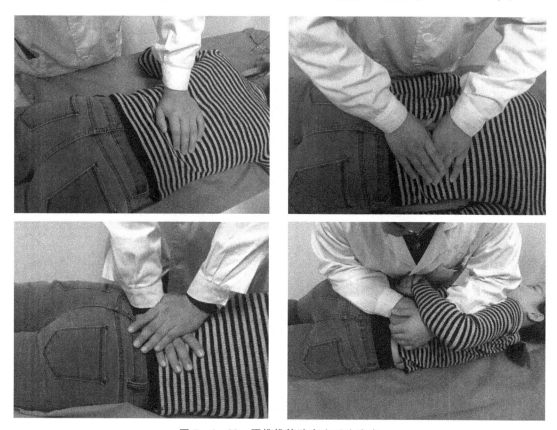

图5-4-23　腰椎椎管狭窄症手法治疗

【固定与锻炼】

急性发作时应卧床休息2～3周。严重者可佩带腰围，以固定腰部，减少后伸活动。后期要行腰背肌、腰肌及腰屈曲功能锻炼，以增强腰椎稳定性，改善症状。

【注意事项】

（1）腰部避免风寒、劳累，避免久行及久坐。

（2）纠正不良姿势和习惯，良好的姿势是健康的基础，不良姿势是病痛的起点，如搬提重物时不要弯腰使劲，应屈髋、屈膝，使大腿、小腿肌同时用力，分散腰部力量；拿重物时，身体尽可能靠近物体，并使其贴近腹部，两腿微微下蹲。

（3）勿长时间久坐，避免长久保持一种姿势，如办公室职员、汽车司机等，长期从事坐位工作，容易发生腰痛，应定期站起活动，或变换姿势，或稍微蹀步，使长时间处于紧张状态的肌肉和韧带得到放松，避免劳损而引发腰痛。

（4）睡眠姿势以侧卧为宜，床垫下置一硬板，不宜过软。

（5）对于神经根损伤严重、椎间盘已大部分突出至椎管甚至脱出，腰椎严重不稳，或中央型突出等，禁止应用手法治疗，以免加重损伤。

（6）对于经系统的非手术治疗无效，症状加重，给患者造成明显痛苦，影响正常生活时，应考虑手术。

十二、骶髂关节错缝

骶髂关节错缝又称骶髂关节半脱位，指因外力造成骶髂关节微小移动，引起疼痛和功能障碍。

【病因病机】

骶髂关节是骨盆的可动关节，关节面凹凸不平，互相咬合以稳定关节，关节依靠坚强的骶髂前后韧带和骶髂间韧带加强而保持很强稳定性，活动范围微小，一般需强大外力才能引起错缝。骶髂关节有完整的关节结构，结构具有双重性，一部分属纤维连结，另一部分属滑膜连结。承受、传递重力以及缓冲支撑反作用力主要是关节的纤维部，关节韧带除了平卧位状态外，经常处于负重状态，易于损伤，一旦骶髂关节纤维部损伤，滑膜连结难以维持关节完整性。由于女性生理上的特点，骶髂关节损伤较男性多。

【诊断要点】

（1）有或没有外伤史。

（2）下腰痛，走路、转身疼痛加重，侧卧时痛侧在上则舒服，在下或平卧加重。

（3）下腰及臀底部疼痛，位置不对时加重；骶髂关节可有肿胀，较健侧隆起，髂后下棘的内下角处有压痛和叩击痛；站立、坐位、卧位时均采取健侧负重，患侧不能负重；患侧膝、髋关节呈半屈曲位，被动伸直则疼痛加剧，患侧下肢轴向叩击痛阳性。

（4）特殊检查：以下特殊检查阳性时，提示存在骶髂关节损伤或病变可能。

骨盆挤压试验：患者仰卧位，检查者用双手分别于髂骨翼两侧同时向中线挤压骨盆；或患者侧卧，检查者挤压其上方的髂嵴。如果患处出现疼痛，即为骨盆挤压试验阳性。

骨盆分离试验：患者仰卧位，检查者两手分别置于两侧髂前上棘前面，两手同时向外下方推压，若出现疼痛，即为骨盆分离试验阳性。

"4"字试验：患者仰卧位，一侧下肢膝关节屈曲，髋关节屈曲、外展、外旋，将足架在另一侧膝关节上，使双下肢呈"4"字形，检查者一手放在屈曲的膝关节内侧，另一手放在对侧髂前上棘前面，然后两手向下按压，如被检查侧骶髂关节处出现疼痛即为阳性（图5-4-24）。

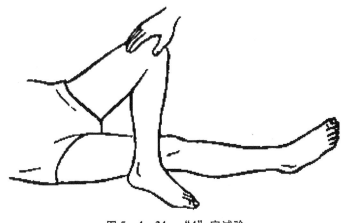

图5-4-24 "4"字试验

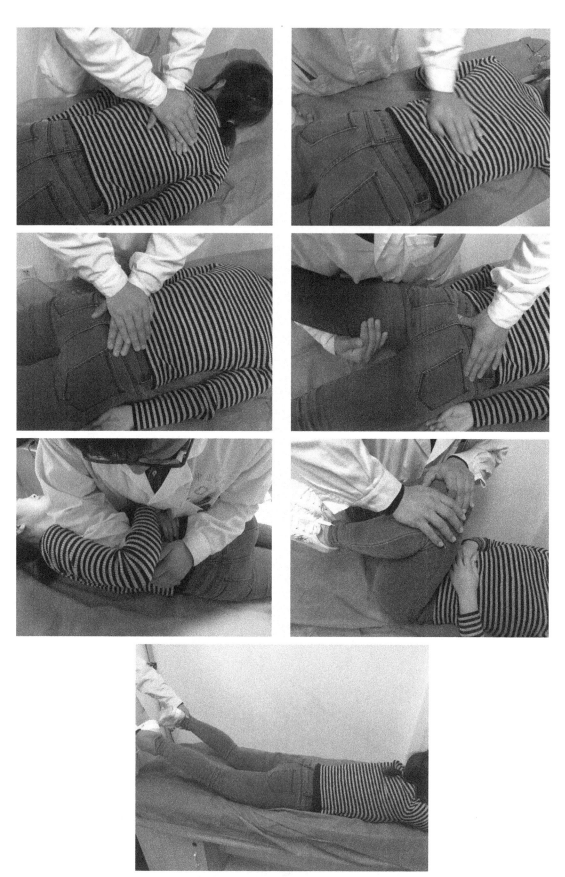

图 5 - 4 - 25　骶髂关节错缝手法

影像学检查：X线片多数显示正常，部分可见患侧间隙增宽，关节面排列紊乱，后期见关节边缘骨质增生或骨密度增高；CT可见关节面明显不对称。

【手法治疗】

患者俯卧位，术者在患者左侧，双手重叠从右侧肩胛骨下缘开始旋揉分推至骶髂关节，从左侧骶髂关节向上至左侧肩胛骨下缘，从胸椎棘突正中向下按到腰骶部，反复3次。

斜扳法 患者侧卧位，患侧在上，髋膝关节屈曲，健侧髋膝关节伸直，腰部尽量放松。术者立于患者前侧或后侧，一手置于肩部，另一手置于臀部，两手相对用力，使上身和臀部作反向旋转，即肩部旋后，臀部旋前，活动到最大程度时，用力作一稳定推扳动作，此时可听到清脆的弹响声，疼痛一般可随之缓解。

【固定与功能锻炼】

复位后症状立即减轻消失，新鲜性损伤一次复位即可，1周完全恢复。

伤后3周以上的陈旧性损伤，复位后可能再复发，再复发者应及时复位，不能拖延，复位后制动3周。复位后仰卧位休息，无需固定，细致不负重，新鲜性损伤休息1周；陈旧性损伤休息3周。

【注意事项】

腰部勿受风寒、勿劳累，避免久行及久坐。

十三、尾骨痛

尾骨痛为尾骨尖持续性钝痛、隐痛或烧灼痛，有时向臀部及腰骶部扩散。女性常见，本病往往迁延难愈，影响患者精神、情绪及工作。

【病因病机】

意外受伤如滑倒坐在地上、不当坐姿或幼时尾骨受伤、或骶尾部感染引发；女性骶骨宽、短，向前倾斜度较男性小，尾骨后移，在骨盆位置偏低，更容易受伤；女性怀孕后，盆骨韧带松弛，生产时尾骨被推出移位，初产或难产后，助产人员粗暴操作致产伤性尾骨痛，尤其耻骨弓狭窄者，或当胎头通过骨盆出口后三角时，尾骨前方遭受较大压力，容易造成骶尾部扭伤甚至骨折。

【诊断要点】

（1）有或无外伤史。

（2）久坐后骶尾部的异样感或疼痛，可为剧痛、刺痛、钝痛或持续痛，向会阴部、臀部、骶骨部甚至沿大腿后部放射；卧位时疼痛消失或减轻。

（3）肛门指诊可检查尾骨是否有摇动感、疼痛感及肌肉压痛及痉挛。必要时做直肠镜检查，对顽固性长期骶尾痛者更应进一步检查。

（4）影像学检查：既往有骨折脱位史者，X线检查可有相应改变；CT可除外骨破坏，对感染及肿瘤诊断有意义；MRI对除外骶尾部肿瘤块有意义。

【手法治疗】

患者俯卧位，采用按揉骶尾部（图5-4-26），然后点按腰阳关、肾俞、大肠俞、环跳、承扶、殷门、委中、承山、髀关、伏兔、血海、风市、阳陵泉、足三里、绝骨、解溪等穴。

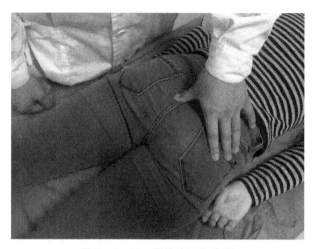

图 5 - 4 - 26　尾骨痛手法治疗

【固定与功能锻炼】

尽量用大腿部坐，以减少臀部持重和压力。

坐时可用气垫、气圈将痛处腾空，以防止局部压迫，从而缓解疼痛。

【注意事项】

腰骶部勿受风寒、勿劳累，定时改变坐姿，避免久行及久坐。

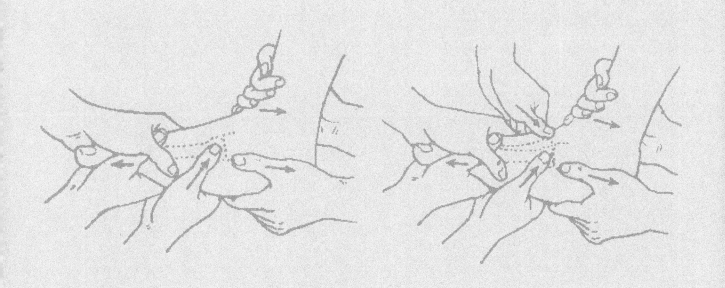

牵拉肘研究进展

本文引自 Progress in investigation in Pulled elbow. Truma 2004，6：255 – 259.

1 引文、定义与发病率

牵拉肘（Pulled elbow）是儿童最常见的脱位性损伤，很早就得到认识。据 Van Arsdale 记载，Hippocrates 和 Celsus 已提到该病。

1671 年，Fournier 首先定义为"肘关节面分离，烧骨伸长的结果"。1751 年，Duverney 描述："由于环状韧带破裂，桡骨头脱出。"

"牵拉肘"使用最普遍，它又称为保姆肘、愤怒肘、桡骨头半脱位、旋前性疼痛、Goyronds 损伤、Malgaigne 损伤等，分别从损伤机理、病因、症状学加以描述。

St Mary 医院儿科急诊开业的第一年，约 16500 位就诊者中，牵拉肘患儿有 101 人；Salter 等报告 Toronto 儿童医院一年有 112 例（未报告患儿总数）；Snellman 报告 12 年有 1000 例；Jongschaap 等报告，13500 人中有 162 人，平均发生率 1.2%；Illingworth 和 Salter 等均认为，由于该病可自行复位而痊愈，依据就诊的文献资料不能真正反映发病率。

1~3 岁是牵拉肘的高发期，5 岁以上少见。Newman 报道了 3 例 6 个月以内的患儿。Adeniran 记载了成人病例，但 Salter 等通过研究成人尸体标本，认为成人不会发生。发病率没有性别差异性，一些人认为男孩常见，有人认为女孩中常见。但一致认为左上肢更容易发生。

2 损伤机制与病理生理学

肘关节伸直或前臂旋前时突然被牵拉，或孩子的手被加速牵拉，或抓住胳膊抱起、摇摆孩子，或突然抓起孩子都可导致牵拉肘发生。Salter 通过尸体标本研究认为，前臂处于某种位置才会发生。桡骨头呈椭圆形，且较桡骨颈直径大，矢状径同冠状径相差 1mm。5 岁前，环状韧带附着于桡骨颈骨膜上，很薄弱，较大的孩子其强度大大增强。

前臂旋后时受到牵拉，由于桡骨头与颈前面交界处增大，环状韧带不能束缚桡骨头，结果在桡骨头前面形成皱褶，但 Salter 等研究"牵拉肘"尸体标本后，认为不是如此。前臂旋前时受到牵拉力，环状韧带处部分破裂，继续牵拉桡骨时，桡骨头由破裂处滑出。破口周围嵌入肱桡关节间隙，如果环状韧带未滑过桡骨头"赤道部"，则旋后即可复位；反之，即发生纽扣效应，则不能复位。

3 诊断

常有手或上肢突然牵拉史，可听到一弹响声，小儿因疼痛不适或哭啼，不能说清楚上肢疼痛范围。

上肢处于旋前伸直位，不愿活动。检查时小儿上肢不愿旋后。Amir 等认为，相对于患儿总人群，牵拉肘患儿有肘部运动过量史。桡骨头前外侧压痛，但痛点不局限，因此，上肢全面检查非常必要，包括锁骨、肩、腕和肘。

明确的病史和详细的查体即可确诊。X 射线检查可不必要，但肘部损伤诊断不确定时，可排除肘部骨折。需要注意的是，Kapian 认为，怀疑"牵拉肘"就诊患者中，骨折发生率有 6%。Mehara 在 X 线片上描述了近端桡骨长度，即：过桡骨近端骨骺边的直线与桡骨茎突水平线间的距离，复位前该距离增加，复位后恢复。超声检查在比较患侧与健侧肱骨头距离诊断中很有用。

4 治疗

有旋后和旋前 2 种复位方法。

旋后复位法：向孩子父母解释复位过程，获得小儿信任。一只手握住小儿手或腕部，另一只手托住患肘，同时拇指摁压桡骨头，保持肘部旋前、伸直位，即可复位。

旋前复位法：将腕部旋前同时伸肘，保持前臂旋前位，即可复位。Lewis 认为此法成功率较高，复位时疼痛较轻。

2 种方法在复位时均可听到"弹响声"。Illingworth 对 100 例患儿研究后发现，一次复位成功率达 96%。

5 失败原因

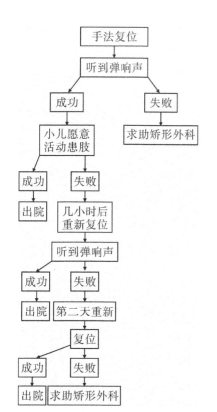

图 1 Sankar 牵拉肘急诊处理流程

最常见的复位失败原因如下：不当的复位技术、局部肿胀、环状韧带周围出血、延误就诊时间超过 12h）、桡骨头与环状韧带发生"纽扣效应"。

极少情况下，手法复位不能成功，需手术治疗，如 Triantafyllou 认为，环状韧带嵌入肱桡关节间隙，并被夹住。Sankar 将牵拉肘急诊处理总结如图 1）。

6 随诊

牵拉肘复发率为 5%（Snellman）～30%（Illingworth）。应向父母告知，对于复发患儿，父母通过电话咨询和自己复位即可成功。

7 结论

（1）学前儿童好发。

（2）需要仔细询问病史和详细查体，并排除其他损伤。

（3）大多数病例即可一次复位成功。

折顶成角手法在 Colles 骨折复位中的应用

2004 年 8 月至 2007 年 7 月，采用折顶成角手法治疗 Colles 骨折 68 例，效果满意，报告如下。

1 临床资料

本组 68 例，男 27 例，女 41 例；年龄 21~69 岁，平均 56 岁；左侧 45 例，右侧 23 例。损伤原因：均为行走不慎摔倒，手掌触地致伤。经 X 线片确诊，其中伴下尺桡关节脱位 15 例，伴尺骨茎突骨折 7 例，两者兼有 3 例。伤后至就诊时间 0.5~48h，平均 3.5h。

2 治疗方法

2.1 体位及麻醉

患者坐于椅上，患肢被动外展约 70°，肘关节屈曲 90°。2% 盐酸利多卡因注射液 5~10mL 于骨折畸形处血肿腔内注射，局部麻醉，3~5min 后，开始操作。

2.2 手法复位（双人操作）

术者双手拇指并列置于骨折远端背侧，其余指及手掌置于患肢腕、手掌、手背部，扣紧大、小鱼际，顺势拔伸牵引，结合手摸心会。助手立于患者患侧，双手握住患肢前臂近端，并逐步使前臂旋至旋前位进行对抗，持续牵引 4~5min，使骨折断端的嵌入或重叠移位、旋转移位得以矫正。维持牵引下轻度尺偏，术者一手拇指由骨折远端背侧移至远端桡侧，向尺侧用力以矫正桡侧移位，使骨折由背桡侧移位变为单纯背侧移位。然后术者双手拇指在背侧按住骨折远端突出部分，在较轻的牵引下，使远折端背伸，加大掌侧成角，同时双手拇指由背侧推按突出的骨折端，感到骨折远近端背侧骨皮质相顶后，骤然掌屈，拇指同时辅助用力。合并下尺桡关节脱位，则维持掌屈位，双手横向挤压下尺桡关节；伴尺骨茎突骨折，一般无明显移位，则暂不处理，复位完成。

2.3 术后处理

2.3.1 固定方法

骨折复位后采用普通石膏绷带，背桡侧石膏托掌屈尺偏位固定[1]。石膏绷带厚 12 层，石膏贴皮肤侧垫 2~3 层脱脂棉，避免石膏压伤皮肤。石膏托起自前臂中 1/3 处，止于掌指关节近端。

2.3.2 复查拍片

复位、固定完毕，待石膏托凝固定形后，立即复查腕关节正侧位 X 线片，了解骨折复位情况，以便及时调整。

2.3.3 功能锻炼

石膏完全干燥后，颈腕吊带悬挂胸前，即开始进行握拳锻炼，加强掌指、手指间关节的屈伸，疼痛缓解后开始肩、肘关节功能锻炼，防止关节僵硬及患肢肌肉萎缩等。

2.3.4 注意事项

石膏固定后，注意严密观察石膏松紧，患肢末端血液循环、感觉及手指活动情况。口服活血化瘀、消肿止痛中成药。嘱患者1周后门诊复查，2～3周后更换中立位或近功能位石膏托，6周拆除石膏托，逐步进行腕部功能康复锻炼。

3 结果

本组68例，1次整复成功63例，2次成功4例，1例因骨折粉碎特别严重，经1次整复，对位不理想，拒绝再次复位，要求到其他医院。68例中64例得到随访，随访时间4～24个月，骨折均愈合，无1例腕管综合征、压迫性溃疡、腕关节僵硬、拇长伸肌腱断裂等合并症发生。依据罗家良等[2]疗效评定标准：优，X线片示骨折对位对线良好，骨折愈合，功能完全或基本恢复；良，X线片示骨折对位对线较满意，骨折愈合，功能恢复尚可；差，X线片示骨折对位对线不良，骨折畸形愈合或不愈合，有压痛、叩击痛存在，功能受限。本组优57例，良5例，差2例，优良率96.88%。

典型病例治疗前后X线片见图1。

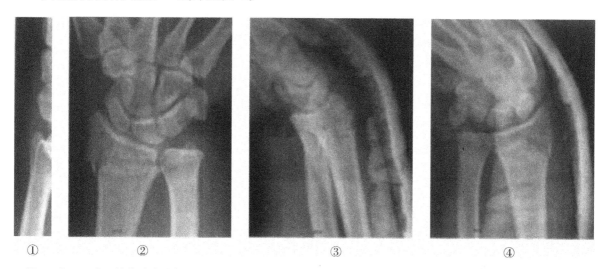

① ② ③ ④

图1 女，54岁，摔伤致右腕部肿痛畸形，活动受限2h，手法复位后，6周骨折愈合，经锻炼关节功能恢复正常
①术前侧位X线片 ②术前正位X线片 ③术后侧位X线片 ④术后正位X线片

4 讨论

绝大多数Colles骨折经手法复位、石膏或小夹板固定治疗均可得到令患者满意的治疗效果。手法复位要求及时、稳妥、准确，轻巧而不加重损伤，尽量一次复位成功，达到解剖对位或近解剖对位，避免反复多次复位。治疗目的应为无痛、无畸形、并发症少、有良好的腕关节功能。

Colles 骨折复位手法较多。而折顶成角手法常用于肌肉发达的横断形或锯齿形骨折，只靠牵引力不能完全矫正其移位，单纯前后方移位可正向折顶，同时有侧方移位的可斜向折顶，是一种比较省力的方法，前臂中下 1/3 骨折多采用。Colles 骨折断端多有重叠、嵌插、移位，且短时间肿胀明显，利用折顶成角手法复位原理，我们一次复位成功率达 92.65% （63/68），取得良好效果，操作省力、方便，患者乐于接受，基本达到手法复位目的。

拔伸牵引是骨折手法整复的基础，持久、有效的拔伸牵引，可以克服肌肉由于损伤刺激引起的拉力，使前臂肌处于较松弛状态，利于逐渐拉开骨折断端重叠，恢复肢体长度，摆脱桡骨骨折端的绞锁。本组 4 例，首次复位失败，究其原因，系牵引力量和时间不足。笔者以为，可以适当延长牵引时间，以利于操作。

Colles 骨折复位后，外固定方法和固定位置分歧很大。由于原始损伤时桡骨的远折端常有旋后畸形，固定在掌屈尺偏旋前位，可防止再度错位。石膏托固定简便易行、轻巧、牢固可靠，便于肘关节和手指的充分活动。本组病例，早期掌屈尺偏旋前位和后期中立位或近功能位固定均采用石膏托固定，效果良好，无再次错位。

参考文献

[1] 王亦璁. 骨与关节损伤. 第 3 版. 北京：人民卫生出版社，2002，661 - 662.

[2] 罗家良，李永炬，何胜文，等. 牵抖手法治疗桡骨下端骨折. 中国骨伤，2003，16 （10）：583.

牵引按摩疗法治疗颈椎病研究进展

颈椎病又称颈椎综合征，是临床上常见病、多发病，主要表现为颈部、颈肩部及枕部酸困疼痛，颈肌紧张、压痛，头颈部活动轻度受限，可分为颈型、神经根型、脊髓型、椎动脉型、交感神经型和其他类型，男性多于女性[1]。随着人们工作方式、生活习惯的改变和工作节奏的加快，目前本病的发展呈多发且年轻化趋势。临床中多应用牵引、手法按摩、理疗、针灸、扩血管、营养神经药物等来治疗。本文就近几年应用牵引按摩疗法治疗颈椎病做以综述。

牵引按摩疗法是治疗颈椎病常用的有效疗法，是一个调整椎体内外平衡的过程，可解除颈部肌肉痉挛、增宽椎间隙，有利于外突组织的复位、减轻其对神经根的压迫，同时可松解神经根与关节囊的粘连，缓解神经根所受刺激压迫，并改善或恢复钩椎关节与神经根以及椎体后关节等的解剖位置而达到治疗的目的[2]。颈部拔伸牵引可使椎间隙增宽，椎间孔扩大，改善或矫正颈椎小关节紊乱，调整椎间孔与周围血管的关系，有利于伸展黄韧带、后纵韧带，改变椎间与硬脊膜和脊髓的空间位置，改善脊柱颈段内平衡。棘突、棘上韧带、棘间韧带为颈椎后方韧带复合体，与附于其上的肌肉是维持颈椎静态稳定的主要因素，而以半棘肌为主的颈伸肌群是维持颈椎动态稳定的主要因素[3]。而按摩手法通过对皮肤、深筋膜和肌肉韧带起止附着点的柱颈段的外平衡。按摩手法在一定程度上可以恢复或改善局部解剖结构，解除神经根压迫，还有助于缓解肌肉痉挛，改善局部血液循环[4]。

胡芳[5]采用卧位推拿复位手法、坐位枕颌牵引、穴位注射治疗神经根型颈椎病，总有效率达97.8%，指出本法能舒筋活络，促进局部血运，松解软组织粘连，整复颈椎错位，纠正生理曲度的变异，重建颈椎力学平衡，改善和解除神经根的刺激。君志江[6]等认为，虽然通过坐位机械牵引也能缓解部分颈肩肌肉痉挛和疼痛，缓解椎间盘组织周缘的外突压力，减轻椎动脉的受压及扭曲程度，从而缓解症状，但最大缺点是不能快速改善脑部缺血、缺氧状态，治疗有效率较低，且消除交感神激惹功能较差。李秀彬等[7]以"脊柱微调以及滚、指揉等"基础手法治疗，治疗时间为20~30min，1次/d，10次/疗程，共治疗1个疗程。观察治疗作用及对颈椎动脉痉挛指数和寰枢关节的位移指数的影响。以症状评分、颈椎动脉痉挛指数（RI）、寰枢关节的位移指数（ADD为评价指标）。结果表明脊柱微调手法为主治疗椎动脉型颈椎病可明显改善临床症状、体征、颈椎动脉痉挛指数和寰枢关节的位移指数。张红[8]探讨"脊柱小角度扳转手法"原理认为，该手法可：①使突出物还纳。但临床症状的消除并非都要通过突出物还纳来实现，因为扳转法治疗后突出物并未见明显缩小。②松解粘连的神经根，促进神经根本身的血液循环。③消除炎性水肿。扳转法能使局部毛细血管扩张，加速淋巴回流，促进炎性递质的吸收、排泄，减轻或消除神经根周围炎症和水肿而达到镇痛作用。④缓解肌肉痉挛，纠正脊柱弯曲，有助于脊柱生理曲度和力学平衡的恢复，促使机体内外环境平衡协调。张淑萍[9]对比牵引和牵引后进行低频脉冲电治疗颈椎病的效果，结果后者的疗效优于前者。观察证明，治疗颈椎病最好是牵引与其他理疗综合进行。该法治疗优点是体积小、重量轻、使用方便，患者可根据病情和耐受情况在医师指导下自行操作。综合低频脉冲电疗，可使症状、体征较快地缓解和消失，且操作简便，无副作用。

黄锦军[10]采用手法为主配合中药内服治疗脊髓型颈椎病。治疗表明，头、颈部及全身的整体推拿，改善了颈椎局部内、外动力学平衡，有效地促进脊髓受损伤段的血液循环及代谢能力，调整四肢肌肉的收缩舒张功能，配合中药内服，可起到协同作用，增强治疗效果。进一步指出，推拿治疗能避免手术对这些肌肉、韧带的损伤，保留了棘上韧带、棘间韧带和颈部肌肉的连续性和完整性，使颈椎后方韧带复合体和颈伸肌群功能得到保护，防止颈椎曲度不良。

宋晓光[11]认为，骨关节病治疗器是一种更好的治疗神经根型颈椎病的方法。其选择了易于穿透机体的0.7~1.3mm波段的红外偏振光，实验证明可穿透人体组织5~7cm，从而形成"光针"效应，能到达机体较深部位进行治疗，既可起到传统针刺的刺激效应，又没有针刺的创伤和疼痛感觉，患者易于接受。无创伤，无侵袭性，不用药，无痛苦。主要治疗作用为减弱肌肉张力，解除痉挛，缓解疼痛；加速组织活性物质的生成和致疼痛物质的代谢，解除症状，扩张血管，增加组织血流量，改善局部微循环，加强组织营养，促进组织修复；还有调节自主神经系统、增加免疫力等作用，尤其对神经炎及炎性疼痛具有较明显的缓解作用，疗效快，敏感性好。一般在2~3次治疗后可获得一定的疗效。对疼痛病程短、年龄小、有明显痛点者疗效较好。同时，也观察到，个别患者经照射后出现红斑，甚至水泡，其镇痛效果反而更好，这可能与针灸学瘢痕灸有异曲同工之妙。丁香[12]选用微电脑多功能牵引机、按摩、结合功能锻炼治疗神经根型颈椎病，治疗20~30min/次，1次/d，1周为1疗程，总有效率为94.2%。提示：牵引可以解除颈部肌肉的痉挛，使椎间隙增宽，利于外突的组织复位或改变其对神经根的压迫。按摩在一定程度上可以恢复或改善局部解剖结构，解除神经根压迫，改善局部血液循环。配合颈部的功能锻炼，增加了颈项部肌肉的力量和舒缩协调性。杨杰[13]应用孙氏定位旋转手法治疗神经根型颈椎病，配合颈椎牵引、静脉滴注灯盏花素注射液、骨肽注射液等疗法。孙氏旋转手法是中国中医科学院骨科研究所老专家孙树椿教授治疗颈椎病几十年的经验，该手法的核心是头颈部的转动和扳动，疗效的优劣与手法施力的大小、方向角度及时间等量效、时效参数诸多因素有关，操作时动作要稳、准、轻、巧，旋转幅度及角度要适度，使用瞬间爆发力，忌用暴力。

倪小芬[14]依据本病"肝肾不足、筋骨失养为本虚，风寒湿阻经脉导致不通则痛为标实"的理论，应用牵引、针刺、红外线照射综合疗法治疗颈椎病。认为，头颈牵引能使椎间隙增宽，椎间孔增大，颈部痉挛的肌肉放松，椎关节紊乱得到矫正，使局部血流改善，水肿吸收，粘连松解；针刺治疗以扶正祛邪、疏通经脉为法，选取天柱、后溪、大椎等治疗颈椎病的要穴，通调督脉经气，颈臂穴为经外奇穴，从现代医学的解剖定位分析，该穴所处位置正处于臂丛神经经过之处，能使上肢筋脉舒通，颈肩背酸痛缓解。需要提醒的是，治愈后仍需注意颈椎保健，避免长期低头和使用高枕、软枕，加强颈肌锻炼。建议选择荞麦枕的软硬度，且可适当变形的枕具，以适应自己的颈椎曲度，避免病情的复发。

研究发现，颈椎病性头晕患者红细胞压积、全血黏度和血浆黏度、纤维蛋白原明显增高，红细胞电泳减慢，血液呈浓黏、凝聚状态。而且血液黏滞度增高又可能引发颈椎病性头晕和加重病情，故从血液流变学的改善入手，是中医药治疗椎动脉型颈椎病方法之一。复合手法颈椎病使临床症状改善，有研究显示该法能调节 NPY、ET、缩血管活性肽类物质通过神经、体液调节而发挥治疗作用[16]。

周泳瀚[17]全部采用颈椎牵引、手法治疗加中药药物导入 3 种方法相结合。每天治疗 1 次，10d 为 1 个疗程。治疗早期、中期脊髓型颈椎病，并进行 15 年的随访，结果近期优良率为 95.55%，好转率为 2.78%，未出现 1 例并发症。作者认为，中医治疗早、中期脊髓型颈椎病安全、速效；治疗后：①早期不主张锻炼，以免锻炼后发病或猝倒，后期可进行适当锻炼以"缩头乌龟法"站立，双上肢自然下垂，用力耸双肩，颈部肌肉同时用力收缩，保持椎体间位置的稳定。②注意调节枕头的高低，并且仰睡时枕头的调节应该是动态的调节，应随着颈椎生理曲度的变化而改变。③乘车时防急刹车损伤颈部，严重者最好佩戴颈托。早、中期脊髓型颈椎病宜首选非手术治疗，尤其是中医治疗，即使晚期，只要没有手法禁忌证也可以考虑中医治疗。

对于脊髓型颈椎病，虽有学者主张非手术治疗，但疗效不佳，且普遍反对推拿治疗，担心不恰当的推拿手法造成脊髓的损伤带来不良后果。宋海涛等[19]研究表明，对于轻型脊髓型颈椎病，出现脊髓信号增强，患者通过非手术治疗，也能有较好的功能恢复。在临床上，选择非手术还是手术治疗，应结合 MRI 检查判断。

近年来，高压氧已被逐渐应用于椎动脉型颈椎病的治疗，大大提高了疗效[20]。多数学者的研究资料表明，椎动脉型颈椎病行 TCD 检查结果显示以低流速度为主[21]。周肆华等[22]，探讨分析高压氧及脉冲牵引对椎动脉型颈椎病椎动脉血流速度的影响。采用德国吕内堡医疗公司的电脑控制脉冲牵引加微波透热治疗，通过作者观察分析，认为高压氧加脉冲牵引可以明显提高椎基底动脉血流速度，在高压氧的环境下，可以提高血氧分压及血氧含量，并可提高氧的有效弥散率，迅速缓解临床症状，运用高压氧及仰卧位颈椎脉冲牵引治疗椎动脉型颈椎病是一种较有效的方法。

笔者复习文献发现，牵引推拿疗法在治疗颈椎病发挥着重要作用，其安全、廉价、有效的特点，广受欢迎，同时，也发现以下问题值得进一步研究。

（1）牵引时间、重量、疗程及辅助疗法须规范、统一，以便更好普及和评价疗效。如牵引时间有15 ~20min/次、30min/次，牵引重量有 5 ~10kg、从 5kg 开始，一般维持重量15 ~25kg，最多不超过 40kg 等，而疗程有 1 周、10d，牵引频率有每天 1 次、每日上下午各 1 次等。

（2）治疗方法选择繁多。如采用牵引、手法加中药药物导入，牵引、按摩、结合功能锻炼，推拿复位手法、坐位枕颌牵引、穴位注射、牵引、针刺、红外线照射等，选择辅助疗法，种类繁多，主观性强，标准不一，很难做出明确的疗效评价和技术推广。建议采用1 ~2 种治疗方法针对某一型（或某一期）颈椎病进行研究，以便规范化治疗，利于疗效评价和技术推广。

参考文献

［1］吴平．补肝强肾益气活血法治疗神经根型颈椎病37例［J］．中国中医急症，2008，170：115－116.

［2］顾平里，潘子毅．枕颌牵引治疗颈椎病的临床研究［J］．中国中医骨伤杂志，2003，K1：44.

［3］刘永恒，张明友，周其璋，等．改良颈椎管扩大成形术治疗脊髓型颈椎病［J］．中国骨与关节损伤杂志，2006，2（2）：120－121.

［4］叶锐彬，罗小兵．牵引按摩治疗神经根型颈椎病的临床研究［J］．颈腰痛杂志，2005，26（2）：113－115.

［5］胡芳．推拿牵引配合穴位注射治疗神经根型颈椎病93例［J］．陕西中医，2008，29（1）：82－83.

［6］君志江，陈新民．仰卧位旋转手法对椎动脉型颈椎病患者椎动脉血速度的影响［J］．中国临床康复，2006，10（35）：90－91.

［7］李秀彬，王立新，李正祥，等．脊柱微调手法为主治疗椎动脉型颈椎病临床观察［J］．中国中医骨伤科杂志，2008，16（1）：11－12.

［8］张红．脊柱小角度扳转手法治疗颈椎病临床观察［J］．现代中西医结合杂志，2008，17（4）：565－566.

［9］张淑萍．牵引并低频脉冲电治疗颈椎病［J］．中国疗养医学，2008，17（2）：77－78.

［10］黄锦军．手法为主配合中药治疗脊髓型颈椎病的临床观察［J］．中医正骨，2008，20（2）：27－28.

［11］未晓光，王上增，郭发启，等．骨关节病治疗器配合牵引治疗神经根型颈椎病疗效观察［J］．中医正骨，2008，20（2）：12，14.

［12］丁香，何自立，那铜，等．牵引按摩结合功能锻炼治疗神经根型颈椎病120例［J］．陕西中医，2008，29（1）：91－92.

［13］杨杰．综合疗法治疗神经根型颈椎病120例临床观察［J］．国医论坛，2008，23（1）：25－26.

［14］倪小芬．综合疗法治疗56例颈椎病体会［J］．中国现代药物应用，2008，2（3）：75－76.

［15］颜贻站，谢作完，周明客，等．中医综合疗法治疗椎动脉型颈椎病疗效观察［J］．中医正骨，2008，20（2）：15，17.

［16］甘霈．复合手法治疗对椎动脉型颈椎病患者血浆神经肽、内皮素的影响［J］．中国中医药信息杂志，2003，10（12）：62.

［17］周泳瀚．脊髓型颈椎病的中医治疗［J］．北京中医药，2008，27（1）：35－37.

［18］吴毅文．脊髓型颈椎病的非手术治疗［J］．颈腰痛杂志，2004，25（2）：97－99.

［19］未海涛，贾连顺，田万成，等．信号改变对脊髓型颈椎病保守治疗效果的预测

〔J〕. 实用医药杂志, 2002, 19 (2): 417 - 418.

〔20〕周宏图, 谭文捷. 高压氧及颈椎牵引综合治疗椎动脉颈椎病的疗效观察〔J〕. 中华物理医学与康复杂志, 2006, 28 (7): 484 - 485.

〔21〕王莉闪, 蒋国卿. 经颅多普勒超声对颈椎病患者脑底动脉的评价〔J〕. 中国超声诊断杂志, 2004, 5 (6): 449 - 450.

〔22〕周肆华, 杨军, 郑瑞莲, 等. 高压氧及脉冲牵引对椎动脉型颈椎病患者椎动脉血流速度的影响〔J〕. 中医正骨, 2008, 20 (2): 10 - 11.

海桐皮汤熏洗治疗桡骨远端骨折后腕关节功能障碍 78 例

桡骨远端骨折经治疗后，常出现腕关节活动功能受限或僵硬，严重影响患者的正常生活。2006 年 7 月至 2009 年 6 月，我科应用海桐皮汤外洗配合适当的功能锻炼治疗桡骨远端骨折后腕关节功能障碍患者 155 例，经随访、筛选，获得有效资料 78 例（79 腕），疗效满意，报道如下。

1　临床资料

1.1　诊断依据

所有病例均有外伤史，经摄 X 线片，骨折诊断明确，且需手法复位者，不合并危及生命的损伤。

1.2　病例选择

155 例患者中，除 1 例伴股骨干骨折住院，行股骨干手术切开复位内固定、腕部骨折手法复位外，其余患者均门诊立即处理，交代骨折及石膏固定注意事项后回家，7 ~ 10d 后复查，6 ~ 8 周，卸除石膏，开始中药熏洗腕部，适当功能锻炼。随访过程中，排除失去联系、死亡、不配合、治疗中止、离开本地等因素，获得完整资料者，共 78 例。

1.3　一般资料

本组 78 例（79 腕，1 例男性，为双侧骨折），男 29 例，女 49 例。年龄 27 ~ 76 岁，平均 52.1 岁。其中，左腕 33 例，右腕 46 例；Colies 骨折 68 例，Smih 骨折 8 例，Barton 骨折 2 例，合并下尺桡关节分离 12 例，尺骨茎突骨折 19 例，同侧肱骨外科颈骨折 1 例，同侧股骨干骨折 1 例。受伤原因主要为行走不慎等摔伤（75 例），其余为打伤（1 例），坠落（2 例）。受伤到门诊处理时间 0.5 ~ 4h，平均 2.3h。

2　治疗方法

桐皮汤：海桐皮、透骨草、乳香、没药各 6g，酒当归 45g，川椒 9g，川芎、红花各 3g，威灵仙、白芷、甘草、防风各 24g，将中药放入搪瓷或铝盆中，加自来水 3000 ~ 4000mL，完全浸泡中药 20 ~ 30min，文火煎沸后煎至 15 ~ 20min，加入醋约 100mL，停止加热，用热气熏蒸患腕，根据水药液温度，调节肢体与药液面的距离，以皮肤发热而能耐受为度，直至将腕部完全浸泡至药液里，持续时间 25 ~ 35min，每剂使用 2 次，2 次/d，10d1 疗程，共 2 ~ 3 疗程。每次熏洗完毕，用健侧手帮助患腕被动屈伸、旋转，以能耐受为度，10 ~

15mh 次。

石膏固定期间即开始进行各手指屈伸锻炼，卸除石膏后，开始中药熏洗治疗。

3　治疗结果

依据改良 Green 和 OBrien 腕关节评分标准[1]（包括从疼痛、功能状态、活动度、伤肢背伸摩屈活动度、握力等项评分），优：90～100 分，良：80～89 分，可：65～79 分，差：65 分以下。本组，优：66 例，良：5 例，可：5 例，差：3 例，优良率为 91.14%。

4　讨论

桡骨远端骨折是骨科临床最为常见的骨折之一，最大患病人群为老年和青少年。由于骨质疏松的原因，也常见复杂的、粉碎性骨折，或波及关节内。本组 78 例，主要为摔伤所致，属低能量损伤，合并伤少，骨折相对轻；有 1 例双侧桡骨远端骨折，均为 Colles 骨折和 1 例 Colles 骨折伴同侧股骨干骨折，是高处坠落伤致伤，损伤重，疗效明显较差。同时本组病例年龄较大，反映了现代生活模式和人口老龄化对桡骨远端骨折流行性病学改变的影响。

关节功能障碍、疼痛是骨折等损伤本身及损伤后患者长时间固定、因疼痛对伤肢不愿活动所致。在骨伤科治疗方面，祖国医学一向比较重视外用药的使用。《伤科补要》"损伤之症，专从血论。"骨折中后期，气血瘀滞，经脉闭阻，筋骨关节失去气血温煦濡养，风寒湿外邪乘虚而入，故出现关节凝滞、粘连、僵硬，活动受限。治疗亘以舒筋活络、活血化瘀、祛风除湿。《体类要序》说："肢体损于外，则气血伤于内，营卫有所不贯，脏腑由之不和。"明确指出外伤与内损、局部与整体之间的关系是相互作用、相互影响的。强调熏洗法在治疗中的重要性，现代研究认为：熏洗法通过热力作用提高局部温度，使血管扩张，能改善局部血液循环，利于炎症的消退和致炎物质的吸收而恢复关节的屈伸功能[2]。尤其适用于四肢关节损伤的患者[3]。《外科精义》中有"其在四肢者，溻渍之……"。患肢软组织损伤后 4～12 周为疤痕形成挛缩期，所以在此期采取积极的治疗及功能锻炼是恢复关节活动功能的首要[4]任务。

海桐皮汤出自《医宗金鉴·卷八十八》用于治跌打损伤，筋翻骨错疼痛不止。方中海桐皮、透骨草为舒筋通络之要药，能缓解拘挛，滑利关节；川椒、威灵仙、白芷、防风通经活络，除湿止痛，兼能活血行滞；当归、川芎、红花活血化瘀，消肿止痛，乳香、没药化瘀镇痛、行气活血，有镇痛消炎、升高白细胞作用，加速炎症渗出、排泄，确有较强的镇痛作用，是伤科治疗瘀血症常用药，甘草调和诸药，醋能软坚散结，以通络散瘀止痛。能改善局部的血液循环，促进渗出物的吸收，消除肿胀，松解局部肌肉、肌腱及韧带的挛缩，软化疤痕，使肌肉、筋腱恢复弹性，促进肌力和关节功能的恢复。采用中药熏蒸浸洗，让蒸汽均匀地加热于腕关节部，使局部血管扩张，加速血液循环，疏通经脉，滑利关节，达到关节功能恢复的目的。将中药煎取汁外敷，取得较好效果[5]。

此方既可祛风湿、通经络，又能祛瘀血、止痹痛，用于跌打损伤中后期之痛证。药液熏洗、浸泡患处，使药物通过皮肤渗透、吸收，直达病处，直接发挥治疗作用，疗效显著，简便易行，且经济方便，安全可靠，有广泛的群众基础，被患者乐于接受。

参考文献

［1］蒋协远，王大伟．骨科临床疗效评价标准［M］．北京：人民卫生出版社，2005：34－35.

［2］范振华，胡永善．骨科康复医学［J］．上海：上海医科大学出版社，1999：89.

［3］周中．中药熏洗治疗手部创伤后关节功能障碍［J］．江苏中医药，2006：27（3）：40－41.

［4］龙炳新．中药熏洗配合手法按摩治疗创伤性腕关节僵硬83例［J］．中国中医骨伤科杂志，2003，11（6）：50.

［5］王进芳．活血消肿液治疗骨折局部肿胀［J］．湖北中医杂志，2004，26（5）：6.

骨盆牵引辅以中药外敷治疗腰椎间盘突出症 122 例

腰椎间盘突出症（LDH）是骨科的常见病和多发病，表现为腰腿疼痛、活动受限等症状，严重影响了人们的工作劳动，甚至降低了生活质量。目前临床治疗方法多样，笔者于 2013 年 1 月 ~2016 年 10 月，应用骨盆牵引辅以中药外敷治疗 LDH 患者 122 例，疗效满意，报告如下。

1 临床资料

1.1 一般资料

本组 286 例，严格按纳入标准和排除（以上）标准筛选，符合条件者共 244 例，其中男 141 例，女 103 例；年龄 22 岁 ~56 岁，平均年龄 42.16 岁，突出类型：单侧型 114 例，双侧型 78 例，中央型 34 例，其他类型 17 例（即有两者或两者以上表现病例）；突出节段：L4 - 5 97 例，L5 - S1 103 例，L4、L4 - 5 27 例，L4 - 5、L5 - S1 14 例，L3 - 4、L4 - 5、L5 - S 13 例。

按照门诊就诊顺序，将以上符合条件的病例随机分为观察组和对照组，每组 122 例，2 组在年龄、性别比、临床表现等方面无显著性差异。

1.2 纳入标准

其一，依据国家中医药管理局颁布的《中医病症诊断疗效标准》确定：①有腰部外伤、慢性劳损或受寒湿史；②腰痛或伴有下肢放射痛，腹压增加时加重；③腰椎生理曲度改变，可有脊柱侧弯，病变椎体旁压痛，可有下肢放射痛，腰椎活动受限；④下肢神经受累区有感觉过敏或迟钝，病程长者可出现肌肉萎缩，膝、跟腱反射减弱或消失；第一足趾背伸力弱；⑤经腰椎 X 线、CT 或 MRI 验证，均为 L4 - 5、L5 - S1 椎间盘突出者。其二，能遵医嘱，积极配合治疗的患者。

1.3 排除标准

①不符合以上纳入标准；②急性腰扭伤、强直性脊柱炎及其他内科疾患引起的腰腿痛患者，或有严重骨质疏松症、骨结核、骨肿瘤、腰椎滑脱、椎体压缩性骨折等患者；③出现二便障碍，或病情严重需要手术治疗的患者；④符合纳入标准但伴有严重内科疾病，如心脑血管、呼吸系统疾病、糖尿病等，不能完成治疗者；⑤妊娠期妇女。

2 治疗方法

2.1 治疗原则

依据"整体观念、动静结合"的原则，施以治疗。

2.2 治疗方法

2.2.1 治疗组

2.2.1.1 牵引

三维颈腰椎治疗牵引床（杭州立鑫医疗器械公司，型号：LXZ – 100D 型）。取患者仰卧位，腰骶部缚好牵引带后，用 10kg 重量作牵引，1h/次，1 次/d，10d 为 1 疗程，共 2 疗程。

治疗过程中，根据年龄、体质状态、腰部肌肉情况以及患者对牵引治疗的耐受性等，适当调节牵引重量和牵引时间，"观察患者耐受性"以患者耐受为宜。

2.2.1.2 外用中药方

腰伤二方（选自《炒卜伤科学》经验方）。组成：钩藤 12g，续断 12g，杜仲 12g，熟地 12g，当归 12g，独活 10g，牛膝 10g，威灵仙 10g，白芍 5g，炙甘草 6g，桑寄生 30g。

以上药物每剂加陈醋 250mL，搅拌均匀，装入布袋中，然后放入蒸笼内蒸约 40min 后，取出晾至适宜热度，牵引后敷于腰部，每次可用 2 个热敷包轮换中药热敷，20min/次，1 次/d，每剂药用 2～3d，10d 为 1 疗程，共 1 疗程。操作时因个人耐受，严格掌握热敷药物温度，避免烫伤。

2.2.2 对照组

采用单纯牵引治疗。

2.2.3 注意事项

治疗期间，2 组同时注意卧床休息，腰部保暖，进行适当的功能锻炼，禁止久坐久立、弯腰负重、腰部频繁扭转等不当动作。

2.3 观察指标及疗效评价标准

2.3.1 观察指标

疼痛改善率采用疼痛视觉模拟评分（visualanaloguescore，VAS），VAS 值"0"为无痛，"10"为最强烈疼痛。疼痛改善率计算公式如下：

$$疼痛改善率 = \frac{用药前评分 - 用药后评分}{用药前评分} \times 100\%$$

疼痛改善率分为：优：75%～100%；良：50%～74%；可：25%～49%；差：<25%。

2.3.2 疗效评价标准

治愈：腰腿痛消失，直腿抬高 70°以上，能恢复原工作；好转：腰腿痛减轻，腰部活动功能改善；未愈：症状、体征无改善。

2.4 统计学方法

使用 SP5S10.0 软件包分析，$P < 0.05$ 为差异有统计学意义。

3 结果

本组病例按要求完成治疗疗程，其间暂停服用止痛药、活血化瘀药等。2 例患者分别于首次牵引时和牵引后即刻出现疼痛明显加剧现象，经立即停止牵引和平卧休息处理，症状消失，其后治疗未出现不适；其余病例未出现不适及并发症。随访 6～24 个月，经 Ridit 分析，两组疼痛改善率（$P = 0.0197$）和治愈率（$P = 0.0344$），差异有统计学意义（$P < 0.05$），治疗组疼痛改善率和治愈率优于对照组。如下表（表 1、2）。

表 1 两组疼痛改善情况及疼痛改善率比较（n）

	优	良	可	差	优良率（%）
治疗组	82	30	73	91.80	
对照组	67	26	25	479.51	

注：治疗组优于对照组，有显著性差异（$P < 0.05$）。表 2 两组治愈率比较（n）。

表 2 治愈好转未愈治愈率（%）

治疗组	92	22	8	93.44
对照组	78	29	15	87.70

注：治疗组优于对照组，有显著性差异（$P < 0.05$）。

4 讨论

LDH 的主要因素是由于脊柱生物力学的改变影响了脊柱的稳定性。田志清认为针对 LDH 的发病机理、解除机械性压迫和减轻化学炎症的刺激、松解神经根的粘连是治疗关键所在。骨盆牵引治疗 LDH 应用较广、疗效可靠。其治疗机理在于使椎间隙增大，产生负压效应而降低椎间盘内压，增加后纵韧带张力，使突出物发生形变和位移，调整神经根管容积及椎间关系，从而解除机械性压迫和减轻化学炎症刺激，有利于神经根水肿与局部无菌性炎症的消除。丁全娃等应用骨盆牵引联合核心稳定性训练治疗 LDH 均有明显的改善，且复发率明显降低。

LDH 属中医"腰痛""痛痹"范畴，发病主要是风寒湿邪、肾亏劳损等原因所致。《素问·痹论》曰"风寒湿三气杂至，合而为痹""寒胜者为痛痹"，治宜通引阳气，温润经络。中药热敷，药物经热蒸后，药力与热力共作用腰部，使病变部位毛细血管扩张，血液循环加速，新陈代谢增强，从而减轻或消除致炎物质对神经根及软组织的刺激，达到抗炎镇痛的目的。本组以此立方，选用《腰伤二方》，由钩藤、续断、杜仲等组成，既能补养肝肾、温经活络，又能除湿止痛、缓解拘挛，尤适用于腰部损伤中后期、腰部酸痛者。

由于本病的发生多是一个慢性过程，而且在此漫长的过程中，多种致病因素反复交替发挥作用，使得本病诊治较为棘手，而且迁延难愈，反复发作。因此单一的非手术治疗方法很难奏效，往往需要综合治疗。本研究中经积极系统治疗，治疗组疼痛改善率和治愈率均优于对照组，提示牵引辅以中药外敷治疗效果优于单纯牵引治疗。牵引可调节脊椎周围肌肉、筋膜、韧带等软组织协调性和柔韧性，恢复力学动态平衡，间接利于椎间盘回纳；中药外敷可改善腰部血液循环和分布状态，利于局部疼痛物质浓度稀释；两法合用，更利于达到减轻或解除神经根刺激、改善症状目的。牵引、中药外敷是治疗 LDH 的重要方法。此法临床应用广泛，安全有效、副作用小，患者易于接受。这与文献报道的运用传统中医综合疗法治疗腰椎间盘突出症，比单纯采用物理疗法具有更好的临床疗效的研究结果相符。

本组大部分患者经治疗能恢复正常工作和正常生活。小部分患者出现疗效欠佳，经了解，考虑可能与治疗后未能坚持严格卧床休息、腰背肌功能锻炼及过早腰部过多负重活动等有关。

需要强调的是，本法对于 LDH 膨隆型、经骨突出型和部分神经根型突出型患者，疗效可靠，效果明显，而对于脱垂游离型、部分严重突出型不适于使用，甚至会加重，往往需手术治疗。

参考文献

［1］国家中医药管理局．中医病证诊断疗效标准［M］．北京：中国医药科技出版社，2012：21.

［2］俞斌，姚新苗．三联疗法治疗腰椎间盘突出症 96 例［J］．陕西中医药大学学报，2016，39（2）：60 - 62.

［3］田志清，刘鹏，张朝驹．椎板间入路小针刀治疗腰椎间盘突出症的临床观察［J］．湖北中医杂志，2011，33（1）：21 - 22.

［4］任晓刚，王涛．牵引与推拿治疗腰椎间盘突出症 186 例［J］．中国中医骨伤科杂志，2009，17（11）：61 - 62.

［5］丁全娃，祝芬花．骨盆牵引联合核心稳定性训练治疗腰椎间盘突出症临床研究［J］．陕西中医药大学学报，2017，07（3）：443 - 44，47.

［6］张堃，陈杰，米仲祥，等．手法配合中药热敷、机械牵引治疗腰腿痛 234 例［J］．中国中医骨伤科杂志，2012，20（2）：35 - 36.

［7］杜海波，那铜，张成虎，等．补肾活血汤加减内服外用配合牵引按摩治疗腰椎间盘突出症疗效观察［J］．陕西中医 2011，2（12）：1604 - 1605.

［8］周志成，王乘虎．推拿为主综合治疗腰椎间盘突出症疗效观察［J］．现代中医药，2016，36（1）：28 - 29.

撬拨复位治疗跟骨骨折 244 例

跟骨骨折是临床常见病，治疗不当易致创伤性关节炎，负重受限，活动障碍，甚至失去正常弹性步态等后遗症。我院自 2003 年 1 月 ~2005 年 12 月共收治跟骨骨折 244 例，300 足采用撬拨复位均获得满意效果，现报告如下：

1 临床资料

本组 244 例（300 足）男 224 例，女 20 例；20 岁以下 15 例，20~30 岁 42 例，30~40 岁 75 例，40~50 岁 89 例，50 岁以上 23 例。左足 85 例，右足 103 例，双足 56 例；高处坠落 203 例，复合伤 41 例；按 paley 分类，Ⅱ型 124 足，Ⅲ型 158 足，Ⅳ型 18 足。

2 治疗方法

对 244 例 300 足均采用撬拨复位，方法是常规消毒铺巾，选跟骨结节跟腱外侧缘处局麻（严重Ⅲ、Ⅳ型骨折选用硬膜外麻醉或腰麻），C 型臂透视下定位准确后选直径 3.5~4.0mm 骨圆针行撬拨，先纠正跟骨结节角，再用手法纠正跟骨增宽，对位满意后使骨圆针进入跟骨头颈部，为稳定跟骨，骨圆针可固定于跗骨。骨圆针末端埋于皮下，无菌包扎，石膏靴固定。

3 治疗结果

本组 244 例 300 足，随访 208 例 268 足，随访时间最短 6 个月，最长 22 个月，平均 13 个月。拆除石膏及取除骨圆针最短 1.5 个月，最长 4 个月。在 244 例 300 足患者中未发现有感染及皮肤坏死等病例。按张铁良改良足部评分系统[1]评估术后功能。随访 268 足，优：188 足占 70.15%，良：65 足占 24.25%，差：15 足占 5.60%。本组随访后我们认为按 paley 分型Ⅱ、Ⅲ型适合本法治疗，Ⅳ型只能作为相对指征，后期常需行融合术。

4 典型病例

患者王某某，男，23 岁，农民。该患者于 2003 年 4 月建房时不慎从 6m 高处坠下致双跟骨粉碎骨折，右足为Ⅳ型，左足为Ⅲ型，按上述方法治疗。左足固定 40d 拆除固定，右足固定 93d 拆除固定。1 年后随访复查左足活动正常，负重无疼痛。右足长时间负重时出现疼痛。

5 讨论

跟骨骨折多为从高处坠下所致，外伤以垂直暴力为主兼有内外翻暴力。其中外翻暴力多见，3/4 的病例合并关节内骨折[2]。由于跟骨和距骨之间解剖上的特殊关系，从跟骨外侧面上看，跟骨如楔状插入距骨中关节部，而此处下方正是跟骨疏松三角区，暴力首先损伤中关节而致其塌陷，其塌陷后留下的空隙为跟骨后关节面向前下方移动。跟骨结节部上移，见跟骨结节角变小，甚至为负角，所以我们认为恢复跟骨结节角和距下关节结构尤其重要，故本撬拨方法通过骨圆针撬拨使塌陷的跟骨结节骨折块恢复其高度，并通过挤压跟骨两侧使向外移位的后外侧部分有效复位，恢复后关节面的解剖位置，避免了后距下关节的不对称、不稳定所造成的创伤性距下关节炎[4]。对于跟骨Ⅱ—Ⅳ骨折国内外学者大多数采用钢板固定，易出现皮缘的坏死、伤口的感染等并发症[5]。我们用骨圆针从不同角度撬拨跟骨骨块，使其复位必要时可与跗骨连在一起，达到有效可靠固定。撬拨复位与单纯的手法复位和开放复位钢板内固定相比有以下优点：见表1、表2。

表 1　撬拨复位与手法复位的比较

	撬拨复位	手法复位
对位	优良	差
愈合	快	慢
固定时间	短	长
功能恢复	快	慢

表 2　撬拨复位与钢板内固定的比较

	撬拨复位	钢板内固定
愈合	快	慢
并发症	无	多
功能锻炼	快	慢
二次手术	正常	必需

通过本组 244 例 300 足治疗和临床研究，以及对 208 例 268 足的随访，认为本方法可明显提高跟骨骨折的疗效，具有操作简单，病人痛苦小，住院时间短等优点。是治疗跟骨骨折的好方法，便于推广。

参考文献

［1］张铁良．跟骨关节内骨折［J］．中华骨科杂志，2000.20（2）：117.

［2］王亦璁，孟继懋，郭子恒．骨与关节损伤［M］.2 版．北京：人民卫生出版社，1995：742.

［3］王全波，汪汉民，于鹏，等．经皮撬拨复位固定治疗距跟关节内跟骨骨折 11 例［J］．中华骨伤杂志，1998.14（4）：250.

［4］龚选民，孙义辉．撬拨治疗跟骨骨折［J］．中国骨伤，2003.13（4）：226.

［5］俞光荣，梅炯，朱辉，等．伴有跟骰关节损伤的跟骨骨折［J］．中华骨科杂志，2004，24（1）：15.

手法复位夹板固定治疗桡骨远端骨骺分离

桡骨远端骨骺分离是临床常见儿童损伤疾病，其占全身骨骺损伤的 50%[1]．我院自 2000 ~2005 年间采用牵引折顶手法复位、小夹板外固定方法治疗桡骨远端骨骺分离 66 例，疗效令人满意，现总结报告如下。

1 临床资料

本组患者 66 例，男为 50 例，女为 16 例；发病年龄在 9 ~ 16 岁；伤后至就诊时间在 1h ~ 7d 之间；左侧者 36 例，右侧者 23 例，双侧者 7 例。桡骨远端骨骺背桡侧分离者 61 例，掌桡侧分离者 5 例，所有患者的损伤均属闭合损伤，不伴发神经损伤症状，合并尺骨远段骨折者 13 例，下尺桡关节分离者 6 例，尺骨茎突骨折者 2 例。

2 治疗方法

2.1 手法复位

采用牵引折顶手法复位，以右侧为例。

2.1.1 背桡侧分离型

患者坐位，抬肩屈肘90°，前臂中立位。一助手持前臂下段，术者位于患者对面持患腕并作相对牵引 3 ~ 5min，再用双手拇指顶住桡骨远端骨骺背侧，余指环绕于腕部掌侧在维持牵引下稍向掌侧折顶再掌屈尺偏，即可复位。对合并下尺桡关节分离者，可用拇指向掌侧桡侧推挤尺骨头来复位，对合并尺骨远端骨折者，可用分骨折顶法来复位。

2.1.2 掌桡侧分离型

患者坐位，将患侧腕关节及前臂同时置于旋后位。一助手持前臂下段，术者位于患者对面，持患腕相对牵引 3 ~ 5min，再用双手拇指顶压桡骨远端骨骺掌侧，余指环绕于腕部背侧，在维持牵引下稍向背侧折顶再背屈尺偏，即可复位。对合并下尺桡关节分离者，可用拇指向桡侧推挤尺骨头复位，对合并尺骨远端骨折者，可用分骨折顶法来复位。

2.2 小夹板固定

复位后在患处外敷中药，对背桡侧型分离者在桡骨远端骨骺背侧加棉垫，用塑形夹板固定患腕于掌屈尺偏位。对掌桡侧型分离者在桡骨远端骨骺掌侧加棉垫，用夹板固定患腕于旋后背伸尺偏位。如患处肿胀剧烈可先用掌背侧石膏夹对其固定，待肿胀减轻后再换小夹板对其固定。固定时间为 4 ~ 6 周。固定期间及时观察患肢末梢感觉、血液循环、温度、活动度和固定的松紧度，肿消后固定松动者及时对其进行调整和定期 X 线片检查，观察对位及愈合情况。

2.3 药物治疗

按骨折三期辨证用药，采用我院自制药物来外敷内服。外治早期采用黄药膏（陕药监制字 2003 第 1740 号）外敷，中期采用红药膏（陕药监制字 2003 第 1737 号）外敷，均 5d 换药 1 次，后期去固定后采用伸肢洗剂（陕药监制字 2003 第 1743 号）熏洗浸泡患肢，每 d2 次，每次 10mh 内治早期口服骨伤三七片（陕药监制字 2003 第 1742 号），中后期口服接骨 1 号胶囊（陕药监制字 2003 第 1738 号），上述药物每次 2 粒，每 d3 次。

2.4 功能锻炼

固定后即嘱患者要适当握拳活动患手，握拳至最大范围时要坚持 30s，再伸指至最大范围时坚持 30s，2 周后要适当伸屈活动肘关节，外展、内收、前屈、后伸、环转活动肩关节。每次 10min，每 d 3 ~ 6 次。骨折临床愈合后，解除外固定，嘱患者逐渐加强腕关节屈伸功能锻炼。

3 治疗结果

本组患者 66 例，均使用手法 1 次复位成功，X 线摄片复查示解剖复位者 63 例，近解剖复位者 3 例。固定时间最短为 28d，最长为 38d，平均为 32d，经 1 ~ 3 年的随访，结果：患者腕关节功能均恢复正常，无肢体畸形。典型病例见图 1 ~ 2。

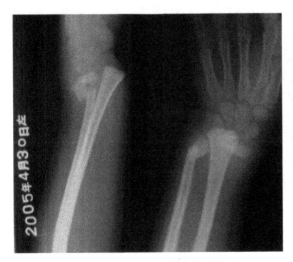

图 1 - 1 桡骨远段骨骺桡背侧分离
并尺骨远端骨折复位前

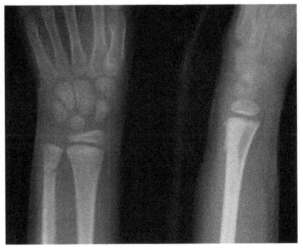

图 1 - 2 桡骨远段骨骺桡背侧分离
并尺骨远端骨折复位后

4 讨论

桡骨远端骨骺分离多发生于 9 ~ 15 岁的儿童，以 Salter - Harris Ⅱ 型最为多见。多因奔跑、跳跃、上下楼梯、高处跌落、从自行车上摔倒时手掌撑地，身体重力和地面支撑力交集于干骺之间所致，此外机器牵拉等扭转暴力也可导致。由于人的保护性反应，通常腕在背伸位着地，因此桡骨远端骨骺向背桡侧分离较为多见，而腕掌屈着地所致桡骨远端骨骺向掌桡侧分离相对较为少见。骺板是儿童骨质发育过程中的一个特殊结构，骺板的强度取决于细胞的排列结构和软骨细胞间基质。肥大细胞层由于细胞体积大，基质减少形成骺板中较薄弱部位，受到剪力及强力的作用而易使骨骺分离[2]，因此成人韧带损伤的外力在儿童身上能使骨骺分离，如果分离后对其复位不良，可造成骨骺生长停滞或不规则生长，最终导致肢体的严重短缩或者成角畸形[3]，所以对桡骨远端骨骺分离的治疗要尽量恢复其解剖关系，同时对其手法复位时应力争1次复位成功，因多次整复及暴力整复所造成的骺板破坏同样不利于骨骺发育。

牵引折顶法复位小夹板固定具有创伤小、成功率高、利于早期功能锻炼等优点。应用中需要注意的是：①复位时既要充分牵引，又要防止过牵。如牵引力不够，复位时易损伤骨骺骺板，过牵则影响损伤愈合。②在按压桡骨远端骨骺掌屈或背屈复位时，不能放松牵引。③正确使用压垫，及时调整夹板扎带松紧。压垫既可矫正残余移位，又可防止再错位，但放置位置一定要正确，并及时调整夹板扎带松紧如夹板扎带过松，压垫起不到作用，过紧易影响血液循环出现压疮。④对于未达解剖复位者，可加压垫后逐渐矫正，或愈后用手术矫正，不能强求解剖复位而多次整复。⑤要重视早期功能锻炼。夹板加压垫固定后，早期功能锻炼时既可通过夹板压垫的挤压作用矫正残余移位，防止再错位，又可促进局部血液循环，利于静脉回流，利于肿胀消退，防止肌腱粘连和肌肉萎缩，从而促进骨折愈合和患肢功能恢复。

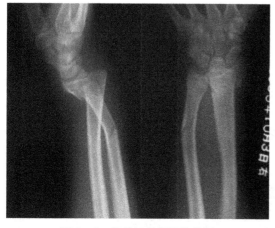

图 2-1 桡骨远段骨骺桡掌侧
分离并尺骨远端骨折复位前

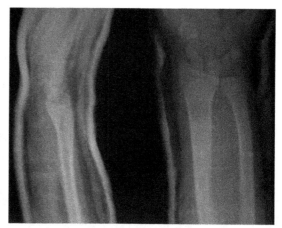

图 2-2 桡骨远段骨骺桡掌侧
分离并尺骨远端骨折复位后

参考资料

[1] 郭焕春.临床骨科医师手册［M］.天津：天津科学技术出版社，1994：641，629.

[2] 吉仕俊，潘少川，王继古.小儿骨科学［M］.山东：山东科学技术出版社，2001：21.

中西医结合治疗儿童肱骨髁上伸直型骨折68例

肱骨髁上骨折为儿童常见和最易产生并发症的肘部损伤，该类骨折占所有儿童肘关节骨折的55%~80%。如骨折有明显移位，旋转者行手法复位石膏外固定有相当部分出现畸形。2003~2007年，我们采用中西医结合治疗儿童肱骨髁上伸直型骨折68例，取得了良好效果，现报告如下。

1 资料与方法

1.1 一般资料

本组68例，其中男42例，女26例；左侧30例，右侧38例；年龄4~12岁，平均8岁。骨折类型：尺偏型46例，桡偏型22例。按Gartland分型，Ⅱ型骨折为21例，Ⅲ型骨折为47例。伤后就诊时间为1~3d内，经闭合复位失败15例。入院后24h内行手术治疗。

1.2 治疗方法

1.2.1 手法复位经皮克氏针内固定

术前拍健侧肘关节标准正侧位片以备用。术中采用静脉全麻或臂丛神经阻滞麻醉。排除神经及血管损伤，在C型臂X线机透视下牵引，观察正位片并用内翻、外翻手法纠正远折端移位。一旦正位像显示合适的长度和力线，则轻压鹰嘴，并使肘关节渐渐屈曲。在肘关节屈曲30°~40°是增加压力，使远折端复位前方骨折块上；继续过度屈曲130°左右，保持肘关节在中立位至轻度旋后位，然后旋转C型臂X线机拍肘关节侧位片。复位确认骨折对位及对线良好后，从肱骨外髁打入2枚克氏针固定，从肱骨内髁打入1枚克氏针固定，针尖必须穿过对侧皮质，针尾折弯留于皮下，无菌敷料包扎。术毕上肢支具托固定3~4周。

1.2.2 中药外洗解除固定后

此时患肘僵硬、活动疼痛、功能障碍，即用我院中药伸肢洗剂（药物组成：防风10g，桑枝15g，伸筋草15g，透骨草15g，秦艽10g，艾叶10g，红花10g，苍术10g），水煎后用药汁浸泡患肘部及前臂，然后主动及被动活动肘关节，2次/d，30min/次，1剂/d，使用2周左右。

2 结果

本组病例均获随访。随访时间为1~4年。所有病例获得愈合，无发生肘内翻畸形、Volkmann肌挛缩。按Flynn评定标准，丢失携带角和丢失屈伸功能在0°~5°为优，6°~10°

为良，11°～15°为一般，大于15°为差。结果本组优64例，良3例，一般1例，优良率为98.5％。

3 讨论

3.1

儿童肱骨髁上骨折中以伸直型为多见，所占比例高达98％。严重的肱骨髁上伸直型骨折，因骨折移位较大及骨折的稳定性差，可造成肱动脉和正中神经扭曲或压迫。又加之骨折时软组织遭受损伤和固定不良加重损伤，致血液循环障碍，静脉回流不良，肘关节及前臂明显肿胀、功能障碍。

3.2

儿童肱骨髁上骨折发生后，应根据骨折移位程度、类型及时作出积极的治疗方法，以阻断恶性循环，若处理不当容易引起Volkmann缺血性肌挛缩或肘内翻[1]和肘关节功能障碍。本组病例骨折移位明确，有21例经外院复位后骨折再次移位来我院治疗，行闭合复位内固定治疗。

3.3 手术要点

①本组病例均在C型臂X线机透视下进行，均达到解剖复位。②进针方法：从肱骨外髁打入2枚克氏针，如平行进针，则2针分开1.5cm左右，如交叉进针，则在骨折水平分开间距达1.5cm。然后从肱骨内髁打入1枚克氏针。克氏针直径一般为2.0～2.5mm，其中2.0mm为首选[2]，肱骨内髁进针时，一般采用肘关节伸直位，进针点在肱骨内上髁前下缘，这样可防止损伤尺神经。③操作要点：术中复位时操作精细，避免操作粗糙引起肘关节进一步损伤，而导致关节软组织反应性增生和骨化性肌炎的发生。术中骨折复位后在屈曲位打入外侧克氏针，然后伸直肘关节，在透视下确认骨折对位佳，也可以和健侧肘关节伸直位X线片对比，使骨折对线精确，为以后防止肘内翻提供有力保证。④注意要点：对肱骨髁上骨折内侧皮质压缩的骨折，打入内侧克氏针时必须尽量外翻位打入克氏针，使克氏针有支撑作用。⑤术后处理：屈肘90°～100°位支具托固定保护3～4周，克氏针术后8～10周取出。

3.4 中药外洗与功能锻炼

伸肢洗剂[3]集祛风胜湿、温经散寒、清热通络、活血化瘀等作用的药物为一炉，以辛味药物为主组方，水煎后熏洗患处，取其能辛能散，通过热能使药物深达患处，达到改善局部血液循环、松解粘连、消肿止痛的作用，再配合被动与主动活动结合，循序渐进，逐步加大肘关节活动范围，使关节功能得到恢复。

3.5 本方法优点

①此方法操作比较简单、经济，一般情况下急诊就可以手术，使损伤减轻到最低程度。

②闭合穿针内固定对皮肤要求比较低，在局部有张力性水泡出现时也可以手术，本组 19 例有张力性水泡，入院后 24h 内手术，术后未发生感染。③此方法及时提供即刻稳定固定，在复位和穿针后可评价提携角，可立即发现并纠正任何导致内翻的因素，这是牵引和石膏治疗很难做到的[4]。术中伸屈肘关节，对肘内翻的判定比一般复位后屈肘位拍片更加明确。④本方法有 3 枚克氏针固定，其中任意 2 枚均可达到稳定的固定，术中可任意选择 2 枚克氏针固定，但必须确认内固定在合适位置，对内侧进针损伤尺神经问题，随经验的积累完全可以避免。⑤此方法强调血管的安全性，如果存在末梢循环障碍，行闭合复位和骨折稳定后使 90% 的病例恢复脉搏。

综上所述，我们体会儿童肱骨髁上骨折，有严重移位者，手法反复复位及手术切开内固定会加重损伤，积极采用在透视下闭合复位克氏针内固定，后期配以中药外用及功能锻炼治疗，临床效果良好。

参考文献

[1] 胥少汀，葛宝丰，徐印坎．实用骨科学［M］．2 版．北京：人民军医出版社，2003：428.

[2] 赵奴平，杨朝华．儿童肱骨髁上骨折的手术治疗［J］．广州医药，2005，36（5）：34.

[3] 屈家祥．祛风湿药配合活血药与单纯用活血药对偏瘫患者血液流变学影响对比研究［J］．中医杂志，2002，43（3）：193.

[4] 卢世壁，屠冠军，李正维，等．骨科标准手术技术丛书［M］．2 版．沈阳：辽宁科学技术出版社，2005：50.

中西医结合治疗掌侧 Barton 氏骨折 15 例

桡骨远端骨折是四肢最常见骨折之一，桡骨远端不稳定性骨折常导致复位后再丢失及骨折塌陷，必须采用适当方法来恢复关节面的完整和桡骨远端的解剖，掌侧 Barton 氏骨折是桡骨远端骨折的一种特殊类型，由于掌侧 Barton 氏骨折临床复位困难，稳定性差，常遗留严重后遗症。作者自 2006 ~2010 年，采用手术切开复位，"T" 或斜角 "T" 塑性钢板掌侧固定及中医三期辩证用药治疗掌侧 Barton 氏骨折 15 例，取得了满意的治疗效果。现总结报告如下。

1 临床资料

本组 15 例，男 9 例，女 6 例。年龄 18 ~59 岁，右侧 11 例，左侧 4 例。均为摔伤闭合性有移位、波及关节面的桡骨远端掌侧缘骨折，桡骨轴向短缩 2 ~12mm，掌倾角 25°~45°，平均 36.9°；尺偏角 10°~22°，平均 15°。有 5 例伴有正中神经压迫症状。受伤至手术时间 3 ~9d，平均 4.5d。

2 治疗方法

2.1 手术方法

完善术前检查和准备，必要时行三维 CT 或 MRI 检查，CT 检查可以显示关节面及骨折块移位情况，MRI 可以了解是否伴随有三角软骨复合体和下尺桡关节等损伤。术中采用国产 "T" 或斜角 "T" 塑性钢板。对合并桡神经损伤症状采用掌侧入路，做一长折线切口，近侧始于桡骨干，远侧达腕远侧纹的尺侧，然后纵行沿鱼际纹达近侧掌横纹，于屈肌支持带的尺侧远处完全切断，在掌长肌和正中神经之间进入，将正中神经牵向桡侧以保护鱼际的感觉支及桡侧的屈肌和桡动脉，通过旋前方肌的桡侧切口显露桡骨。剥离桡骨骨膜时，注意保留桡骨上的旋前方肌止点，清理骨折端，打开关节囊，于直视下骨折复位，纠正桡骨长度及掌倾角、尺偏角。如有骨缺损给予自体骨植骨，塑形钢板给予固定。对没有桡神经损伤症状采用 Henray 切口（前外侧入路）于桡侧腕屈肌腱与桡动脉之间暴露，其余操作方法同上。

2.2 中药治疗

按照中医三期辩证：早期给予行气活血止痛，药用本院自制口服药骨伤三七片（方剂组成：三七 37g，自然铜 28g，红花 46g，土鳖虫 28g，乳香 28g，没药 28g，杜仲 37g，延胡索 28g，骨碎补 37g，雪上一枝蒿 9g，续断 37g，以上 11 味药加糊精制片 1000 片，3 次/d，每次 4 片），本方是在《杂病源流犀烛》中"气运乎血，血本随气以周流，气凝则血亦凝矣，气凝在何处，血亦在何处矣，夫至气滞血瘀则作肿作疼，诸变百出"的理论指导下，运用行气、止痛、活血、补益之品，用于治疗各种骨伤及跌打损伤、瘀血疼痛等病症，方中以"制血"之冠三七为君，以达到活血、定痛之首功，辅药有 2 类，其一有雪上一枝蒿、骨碎补、红花、自然铜、土鳖虫、延胡索散瘀、止痛、行气通经，其二为乳香、没药、杜仲、续断，补益肝肾之品，增强补肝肾行血脉续筋骨之功效，以符合"瘀不去则骨不能接"和"肾实则骨有生气"的观点；中期给予和营止痛、接骨续筋，药用本院自制口服药接骨一号（方剂组成：红花 41.7g，三七 41.7g，血竭 25.0g，海马 25.0g，当归 41.7g，乳香 41.7g，没药 41.7g，苏木 41.7g，自然铜 25.0g，杜仲 41.7g，土鳖虫 41.7g，川断 50.0g，五加皮 20.0g，川牛膝 41.7g，甘草 20.0g，骨碎补 50.0g，白芍 20.0g，木瓜 20.0g，桂枝 25.0g，以上 19 味药粉碎装胶囊 1000 粒，3 次/d，每次 5 粒），本方中以三七、红花之辛温，温通经脉、活血定痛，是为君药。臣药有 2 类，其一，为行气消滞之乳香、没药、苏木，此 3 药使气滞得以通畅，应"通则不痛"理论，加强君药镇痛的效用。其二，为破瘀散结之血竭、土鳖虫、自然铜，此 3 药破血瘀、使血行，消除肿胀，助君药活血。此方中佐药数量比较多，全部以补益药为之，其补肾有杜仲、海马、川断、骨碎补，应《素问·六节脏象论》"肾生骨髓"，只有肾中精气充盈，才能充养骨髓之论。其补肝之品有当归、白芍、五加皮，应之《灵枢》"肝主筋"，全身之肢体、关节之转动，皆为肝用。其补脾之品为醒脾之木瓜、和胃之甘草，两者合之补后天之不足，以养肝肾。最后配伍牛膝、桂枝为使药，牛膝"性善下行"（《本草经疏》），桂枝"性善升达"（《本草经疏》）。双药一升一降，使全身四肢百骸皆得所养，则可使气血行、经络通、筋骨利、脏腑合；后期给予补气养血、补益肝肾，药用本院自制口服药接骨二号（方剂组成：海马 15g，鹿角胶 15g，龟板胶 15g，枸杞子 30g，肉桂 15g，续断 18g，杜仲 18g，威灵仙 18g，熟地 65g，山茱萸 32g，山药 32g，茯苓 24g，泽泻 24g，丹皮 24g，山楂 20g，牡蛎 30g，黄芪 15g，以上 17 味药粉碎装胶囊 1000 粒，3 次/d，每次 5 粒），本方海马、鹿角胶、龟板胶血肉有情之品为君药。海马温肾壮阳，散结消肿。鹿角胶味甘、咸，性温。归肝肾经，具补肝肾、益精血之功。龟板胶味甘、咸，性寒。归肝、肾经，具滋阴潜阳、益肾健骨、养血之功。诸药共为君药，滋阴壮阳，以强筋骨、生髓养血。臣药为肉桂、续断、杜仲、山茱萸、山药、熟地、黄芪、牡蛎、山药、茯苓、山楂和丹皮。可分为 3 类：其一，补肾阳类，肉桂，味辛、甘，性热。补火助阳，散寒止痛，温通经脉。续断，味苦、甘、辛，性微温。补肝肾，行血脉，续筋骨。杜仲，味甘性温，补肝肾，强筋骨。其二，补肾阴类，熟地，性甘微温，养血滋阴，补精益髓。山茱萸，性酸微温，补益肝肾。其三，行气、益气健脾、活血散瘀类。黄芪，性甘微温，补气升阳。牡蛎，性微寒、味咸，软坚散结。山药性平味甘，益气养阴，补脾肺肾。茯苓，性平味淡，健脾利湿。泽泻，性寒味甘淡。利水渗湿，泄热。山楂，味酸微温，消食化积，活血散瘀。丹皮，味寒微苦，清热凉血，活血化瘀。阴阳滋补并用，应用行气健脾药，以防滋腻滞气。佐使药威灵仙，性辛、咸，微温，祛风湿，通经络，止痹痛。以强祛风散寒止痛之力。全方药物发挥整体调整作用，滋阴壮阳，强筋壮骨，益气和血，生精补髓，药证相符，药效明显。

2.3 术后处理

术后 3～4d 疼痛减轻后即在掌侧塑性支具固定保护下进行主动手指和腕关节屈伸功能康复锻炼，术后 1 周开始抓握练习，手术切口愈合后，所有病例用本院自制中药洗剂进行熏洗处理，中药配好后加水约 2000mL，煮沸后继续加热 15min 后，利用其产生的水蒸气对患腕进行熏蒸，待其水温下降至约 45℃ 时，用药水浸洗患肢 20min，2 次/d，可连续 4 周。6 周后增加腕关节各方位抗阻力练习。

3 治疗结果

本组 15 例，术后 X 线片示桡骨骨折轴向短缩移位均已经纠正；掌倾角 9°～20°，平均 12.2°；尺偏角 15°～22°，平均 20°。旋后 70°～80°，平均 76°；旋前 45°～80°，平均 69°；5 例正中神经压迫症状术后恢复良好。本组病例均获随访，随访时间 2～6 个月，平均 13 个月。骨折均愈合，愈合时间 1.5～3.5 个月，平均 2.5 个月。按 Gartland 和 Wer－ley(1) 功能评价标准评定，结果优 9 例，良 4 例，可 2 例，优良率为 86.7%。

4 讨论

Barton 氏骨折是桡骨远端掌侧缘骨折。Muller 等[2] 从切应力机制方面对 Barton 氏骨折进行分类，认为掌侧 Barton 氏骨折因涉关节面下的悬臂梁结构，骨折移位常出现骨折块的 90° 以上翻转或剪切作用。单纯的外固定很难达到关节面良好的复位及维持复位，骨折的开放复位及内固定的治疗结果是最好的。一般情况下处理损伤的手术应根据骨折移位的方向来确定，以便能准确判断和整复移位的关节碎片[3]。从桡骨远端解剖表明桡骨远端的掌侧面光滑稍凹，存在轻度向前的弧度，有旋前方肌附着；背侧比较表浅，位于皮下，背侧面隆凸，有一明显可摸到的结节（Lister），是伸拇肌腱的作用支点，结节内外侧有浅沟及纵棘，容纳多个肌腱通过。这些解剖特点使人们发现背侧存在问题很多，主要是植入钢板紧贴肌腱，容易导致术后肌腱的粘连、磨损及断裂。掌侧接骨板有骨面平整便于安放、张力侧骨骼容易连续软组织覆盖良好等优点。Liporace 等[4] 通过实验表明掌侧港版的生物力学稳定性优于其他 T 型钢板在背侧的固定。

"T" 或斜角 "T" 塑性金属钢板内固定和必要的自体骨植骨是目前较好常用方法。钢板应根据骨的解剖外形先给予塑性，安放远端螺钉要求是远端固定 3 枚螺钉，远端距关节缘 2～3mm 处。桡骨远端关节内骨折需解剖复位，甚至较小的分离及移位也可能导致创伤性关节炎。Tnumble 等[5] 认为腕关节内骨折移位 1mm 就会导致关节疼痛、僵硬。因此对粉碎严重的也要将关节面移位控制在 1～2mm 内，尽可能减少创伤性关节炎的发生。应纠正桡骨远端轴向短缩及掌倾角、尺偏角与正常范围内，对严重粉碎性骨折及老年患者致骨质缺损者可取自体骨植骨。术中保护桡骨上的旋前方肌止点是为了骨折固定完后能很好地给予缝合切断旋前方肌，这必将对术后前臂旋转功能恢复有很大的帮助。同时给予中药熏洗，可以防止关节内、外软组织的粘连，促进功能恢复。

本组 15 例经手术治疗纠正了桡骨远端的掌侧缘的骨折移位及桡腕关节的半脱位，通过中医三期辩证口服中药及结合中药外用最大限度地恢复腕关节及前臂的功能，取得了较满意的疗效。通过本组病例临床观察，我们体会到，只要坚持解剖复位、坚固的内固定及早期功能锻炼等原则就会取得良好的效果。虽然掌侧 Barton 氏骨折临床上并不多见，但它的治疗难度及治疗要求远高于桡骨远端的其他类型骨折，值得我们重视。

参考文献

［1］Harmess N，Ring D，Jupiter JB，et al. Volar Barton's fractures with concomitant dersal fracture in patient［J］. Hand Surg（Am）2004，29（3）：439.

［2］Muller ME，Allgower M Schneider R. 骨科内固定［M］. 荣国威，翟桂华，刘沂，等译. 北京：人民卫生出版社，1995：106 － 107.

［3］王世谦，娄思权，候筱奎，等. 创伤骨科学［M］. 天津：天津科技翻译出版公司，007：1285 － 1330.

［4］LiporaceFA，Gupta S，Jeong GK，et al. A biomechanical comparison of a dorsal 3. 5 － mm T － plate and a volar fixed － angle plate in amodel of dorsally unstable disal ra － diue fractures［J］. J Orthop Trauma，2005，19：187 － 191.

［5］TrumbleTE，Schmit，vedder NB，et al. Factors affecting functional outcome of infra － articular distal radius fracture［J］. J Hand Surg（Am）1991：21（2）：325.

参考文献

1. 刘柏龄，武春发，张安桢等．中国骨伤治疗彩色图谱．北京：北京科学技术出版社，2002，6.

2. 岑泽波．中医伤科学．上海：上海科学技术出版社，1985，12.

3. 丁继华，汤邦杰．中医骨伤科基础．北京：人民卫生出版社，1990，9.

4. 孙树椿，孙之镐．中医筋伤学．北京：人民卫生出版社，1990，6.

5. 岑泽波，朱云龙．中医正骨学．北京：人民卫生出版社，1990，6.

6. 陈孝平．外科学．北京：人民卫生出版社，2002，2.

7. 胥少汀，葛宝丰，徐印坎，等．实用骨科学（第3版）．北京：人民军医出版社，2005，3.

8. 程延，李成．折顶成角手法在Colles骨折复位中的应用．中国骨伤，2009，22（4）：313－314.

9. 程延，张玮．海桐皮汤熏洗治疗桡骨远端骨折后腕关节功能障碍78例．陕西中医学院学报，2010，33（4）：68－69.

10. 程延，燕勇．牵引按摩疗法治疗颈椎病研究进展．颈腰痛杂志，2010，31（5）：376－378.

11. 吴院学，田子军．中西医结合治疗儿童肱骨髁上伸直型骨折68例．陕西中医学院学报，2011，34（5）：50－51.

12. 田子军，王柏平．中西医结合治疗掌侧Barton氏骨折15例．陕西中医学院学报，2013，36（4）：77－79.

13. 王策，段永辉，田子军，等．手法复位夹板固定治疗桡骨远端骨骺分离．中国中医骨伤科杂志，2008，16（4）：36－37.

14. 田子军，王策．撬拨复位治疗跟骨骨折244例．现代中医药，2009，29（5）：53.